NATÜRLICH GUT

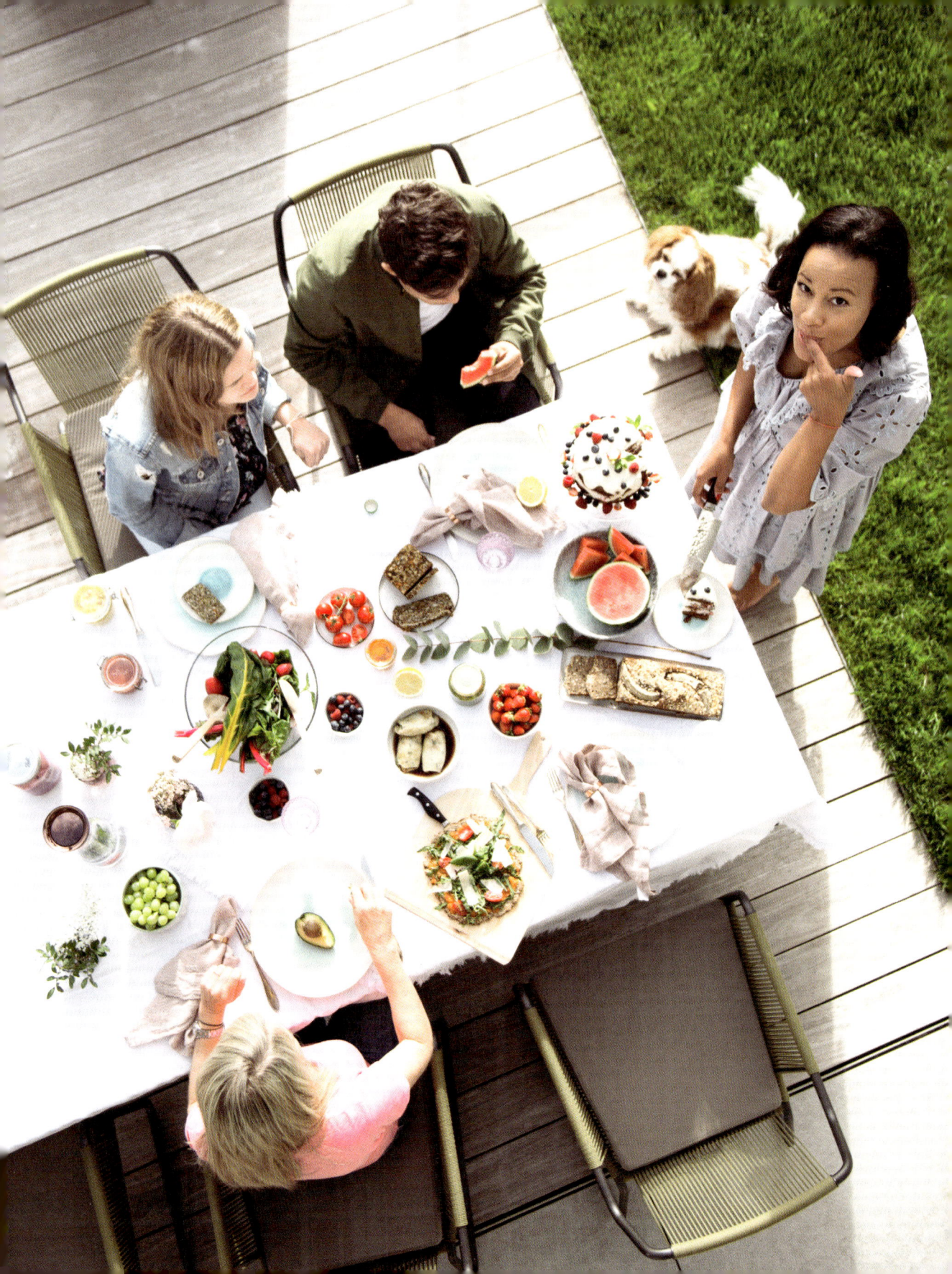

ADAEZE WOLF

NATÜRLICH GUT

*Entspannt essen,
gesund und glücklich leben*

JAN THORBECKE VERLAG

VERLAGSGRUPPE PATMOS

PATMOS
ESCHBACH
GRUNEWALD
THORBECKE
SCHWABEN
VER SACRUM

Die Verlagsgruppe
mit Sinn für das Leben

FÜR OMA DORLE

Dieses Buch ist meiner geliebten Oma gewidmet.

*Danke, dass du die Liebe und Leidenschaft zum Kochen in mir erweckt hast
und dass ich von dir lernen durfte.*

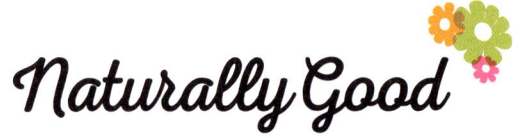

NATURALLYGOOD.DE

@naturallygood.de   @naturallygood.de   #iamnaturallygood

Haftungsausschluss
Meine Empfehlungen und Tipps basieren auf meinen persönlichen positiven Erfahrungen in Bezug auf ein ganzheitlich gesundes Leben in Balance. Sie ersetzen jedoch keine Therapie bei ernsthaften gesundheitlichen Problemen. Dort, wo medizinische Behandlung erforderlich sein könnte, sollte immer eine ärztliche Abklärung erfolgen.

Für die Verlagsgruppe Patmos ist Nachhaltigkeit ein wichtiger Maßstab ihres Handelns.
Wir achten daher auf den Einsatz umweltschonender Ressourcen und Materialien.

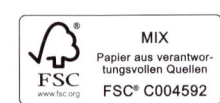

Alle Rechte vorbehalten
© 2020 Jan Thorbecke Verlag
Verlagsgruppe Patmos in der Schwabenverlag AG, Ostfildern
www.thorbecke.de

Gestaltung: Finken & Bumiller, Stuttgart
Fotos: Maria Schiffer Photography: Titelfotos, S. 2, 8, 10, 12, 14, 23, 27, 32, 34, 37, 40, 53, 66, 71, 76, 109, 111, 116, 117, 129, 133, 137, 143, 145, 146, 171, 173, 175, 178, 198, 203, 205, 219; Luisa Del Carmen Photography: S. 31, 70, 72, 149.
Alle übrigen Fotos: Adaeze Wolf.
Druck: Firmengruppe APPL, aprinta druck, Wemding
Hergestellt in Deutschland
ISBN 978-3-7995-1443-9

MEINE PHILOSPOHIE / 6

DAS NATURALLY-GOOD-PRINZIP / 11

Das Mikrobiom – dein achtsamer Wächter und Tor zum gesunden Glück / 13

Die Küche als positiver Mittelpunkt / 14

So nutzt du dieses Buch / 15

1. Kapitel ERNÄHRE DICH GESUND: BIOAKTIV ERNÄHREN / 32

Das Plus an Lebensenergie / 35

Das kleine Nährstoff-ABC (Kohlenhydrate, Eiweiße, Fette) / 36

Wie viele Mahlzeiten am Tag sind empfehlenswert? / 40

2. Kapitel ERNÄHRE DICH EINFACH:
EINFACHE TIPPS FÜR DEINE NATÜRLICH GUTE ERNÄHRUNG / 66

Meal Prep – Gesunde Mahlzeiten einfach vorbereiten / 70

Über Zutaten, die ich häufig verwende / 72

3. Kapitel ERNÄHRE DICH ENTSPANNT: ENTSPANNT GENIEßEN / 108

Tipps für den achtsamen Umgang mit Heißhunger und Zucker / 112

Tipps zum entspannten Backen / 114

Tipps für mehr Gelassenheit im Alltag / 116

4. Kapitel SEI AKTIV UND BLEIB IN BEWEGUNG: EIN LEBEN IN BEWEGUNG / 144

Wie du mehr Bewegung in deinem Alltag verankerst / 147

Wie Sport zu deiner Routine wird / 148

5. Kapitel SEI ACHTSAM MIT DIR: ACHTSAM ESSEN UND LEBEN / 170

Das liebt dein Mikrobiom / 172

Achtsam und bewusst essen / 174

6. Kapitel ENTSPANNT, GESUND & GLÜCKLICH LEBEN: GLÜCKLICH IN DEN TAG / 198

Meine Morgenroutine / 201

Gesunde Lebensgewohnheiten etablieren und dauerhaft dranbleiben / 202

ANHANG

Die Naturally-Good-Kuren zum (Wieder-)Einstieg in deine gesunde Lebensweise / 224

Saisonkalender / 228

Meine liebsten heimischen Superfoods für deinen Naturally-Good-Glow / 230

Register / 231

Dank / 232

Die Autorin / 232

MEINE PHILOSOPHIE

Wenn du mich fragst, woher meine Liebe zu einem gesunden Lebensstil in Balance rührt bzw. wie ich zu meiner Ernährungsphilosophie gekommen bin, dann wirst du vielleicht überrascht sein. Diesen einen Wendepunkt, der mit einer radikalen Umstellung meiner Ernährungs- und Lebensgewohnheiten einherging, gab es in meinem Leben nicht.

Einen Großteil meiner Philosophie führe ich auf meine Erziehung und die prägenden Erfahrungen während meiner Kindheit zurück. Als Deutsch-Nigerianerin bin ich in Deutschland geboren und in den ersten Jahren aufgewachsen, bevor es mit meiner Familie für mehrere Jahre nach Nigeria, in die Heimat meines Vaters, ging. Der Umzug nach Nigeria änderte viel – sowohl in Bezug auf unsere Ernährungs- als auch auf unsere Lebensgewohnheiten. Rückblickend würde ich sagen, dass unser Leben dort etwas langsamer, ursprünglicher und einfacher – also entschleunigter – verlief.

SLOW STATT FAST

Zum Beispiel gab es dort damals keine klassischen Supermärkte. Auch waren moderne Liefer- und Transportmittel oder erntefrisches Tiefkühlen unbekannt. Alles, was wir für unsere Mahlzeiten benötigten, wurde frisch auf dem Markt eingekauft und anschließend mit viel Zeit und Liebe zubereitet. Mit einem Schmunzeln erinnere ich mich noch heute an die stundenlangen Vorbereitungs- und Kochzeiten meiner Tanten und meiner nigerianischen Oma. Auch wenn uns Kindern bereits der Magen vor Hunger auf den Knien lag, bekamen wir die Antwort: Take your time! Ganz nach dem Motto: Gut Ding will Weile haben. Kochen und das gemeinsame Essen war etwas Besonderes und dafür wurde sich Zeit genommen.

Das, was heutzutage seine Grundsätze in der Slowfood-Bewegung findet, fand in Nigeria wohl schon vor 35 Jahren statt, denn Convenience-, Fast Food und die schnelle Art des Essens gab es dort einfach nicht. Auch Süßigkeiten waren Dinge, die es in Nigeria kaum gab. Vielleicht fragst du dich, ob wir als Kinder durch unseren Umzug etwas vermisst haben? Nein, es hat uns an nichts gefehlt. Ganz im Gegenteil. Wir durften während dieser Jahre unglaublich viel dazulernen, sowohl über Ernährung als auch über das Leben, und wie sagt man so schön: „Das, was nicht ist, lässt einen kreativ werden." Hatten wir zum Beispiel Lust auf etwas Süßes, dann gab es, anstatt Weingummis und Schokolade, köstliche exotische Früchte aus unserem Garten. Aus frischer Mango, Ananas, Guave, Banane oder Kokosnuss zauberten wir die leckersten Naschereien und stillten unsere Lust auf Süßes auf ganz natürliche Weise. Mein Bananenbrot-Rezept von Seite 132 ist eines dieser Rezepte, die genau zu dieser Zeit entstanden. Ohne raffinierten Zucker und ausschließlich durch die natürliche Süßkraft der Bananen passt es heute ganz hervorragend in den aktuellen Zeitgeist. Vielleicht hast du in den letzten Jahren ähnliche Bananenbrot-Rezepte in Food-Zeitschriften und Blogs entdeckt, die gerne als Trend-Rezepte bezeichnet werden? In Nigeria war das kein Food-Trend, sondern etwas Natürliches und eine köstliche Möglichkeit, das Angenehme mit dem Nützlichen zu verbinden.

FOOD- UND ERNÄHRUNGSTRENDS STEHE ICH GELASSEN GEGENÜBER.

Beim Lesen dieser Zeilen wirst du bereits erahnen, dass ich aus meiner Erfahrung heraus Food- und Ernährungstrends grundsätzlich gelassen gegenüberstehe.

Ich bin fest davon überzeugt, dass wir, statt immer nur neuen Trends nachzulaufen, mehr denn je zu unseren Wurzeln zurückgehen und auf die Kraft der Natur vertrauen müssen. Es geht nicht darum, das Rad der Zeit zurückzudrehen, aber wir sollten kritisch hinterfragen, ob sich unsere Gesundheit durch die moderne Gesellschaft, das wachsende Convenience- und Fast-Food-Angebot sowie die schnelle Art des Essens tatsächlich verbessert hat. Wir wissen, dass das Gegenteil der Fall ist und die jahrzehntelange Fehlernährung inzwischen ihre Spuren hinterlässt und immense Auswirkungen auf unsere Gesundheit hat. Ich finde, es ist längst an der Zeit, auf die „Bremse" zu treten und wieder mehr Wertschätzung und Achtsamkeit in Bezug auf unsere Nahrung, unsere Gesundheit und uns selbst zu finden.

Wenn ich noch etwas Wertvolles für meine heutige Ernährungs- und Lebens-Philosophie aus der Zeit in Nigeria mitnehme, dann ist es vor allem eines: Ich bin früh in dem Bewusstsein aufgewachsen, dass Nahrung kostbar ist. Es gibt viele Länder, und dazu gehört auch Nigeria, in denen das Thema Ernähren existenziell ist. Nicht alle wachsen mit dem Privileg auf, täglich auf eine warme Mahlzeit zurückgreifen zu können. In Situationen der Armut, Krankheit und Hungersnot wird der Fokus ein anderer. Nahrung wird noch kostbarer und jede Mahlzeit noch mehr wertgeschätzt.

Die Dankbarkeit für Nahrungsmittel und für das, was die Natur Wunderbares für uns bereithält, ist vielen von uns abhandengekommen. Nahrung wird als selbstverständlich angesehen, die überall und jederzeit verfügbar ist. Das hat zur Folge, dass viele gar nicht mehr wissen, was sie überhaupt in sich „hineinstopfen", geschweige denn wissen, wo ihre Nahrung herkommt, oder sich bewusst Zeit nehmen, um zu essen. Dem gegenüber steht wiederum das andere Extrem der Bewegung, welche das Thema „richtige" oder „falsche" Ernährung zum Lebensmittelpunkt macht. Anstatt auf Bauchgefühl und Intuition zu vertrauen, wird über zahlreiche Ansätze und Konzepte krampfhaft, ja teilweise sogar dogmatisch, versucht, die eine „richtige" Ernährungsform zu finden. Täglich wird über Essen sinniert, jede einzelne Mahlzeit bis ins kleinste Detail bewertet, ob sie gesund, ungesund, sauber oder schmutzig, gut oder schlecht, glutenfrei, mit oder ohne Zucker ist und zu viele oder zu wenige Nährstoffe für uns bereithält.

Da fehlen mir nicht nur der Respekt und die Dankbarkeit vor dem Leben, sondern auch der achtsame und liebevolle Umgang mit dem eigenem Selbst. Eine gesunde Ernährung ist wichtig und sie bildet die Grundlage für deine Gesundheit – keine Frage –, sie ist aber auch ein Privileg, das nicht jedem vorbehalten ist. Zu einem gesunden und glücklichen Leben gehört so viel mehr als gesunde Rezepte.

Entschleunigung, der Respekt vor Nahrung und dem Leben, der Natur und dem eigenen Selbst sowie der achtsame und bewusste Genuss sind für mich Voraussetzung, um ein ganzheitlich gesundes und glückliches Leben in Fülle zu leben. In Bezug auf deine Gesundheitsziele bedeutet das, im Alltag die nötige Balance zu finden und liebevoll mit dir zu bleiben, auch wenn es mal nicht so klappt. Ich denke, dass wir heute mehr denn je genau hier anknüpfen müssen. Das zu vermitteln ist mir ein Herzenswunsch und inspirierte mich, nach einer Weiterbildung zum Health & Life Coach, meinen Herzensthemen mehr Raum zu geben und 2015 Naturally Good zu starten.

Mit Naturally Good möchte ich andere inspirieren, wieder mehr Freude an einem gesunden, nachhaltigen und natürlich guten Lifestyle zu entwickeln. Ohne erhobenen Zeigefinger und auf eine entspannte Art und Weise möchte ich zeigen, dass gesund leben ein Lebensgefühl ist, das inspiriert und Raum für Wachstum bietet. Gleichzeitig ist es mir jedoch auch ein großes Anliegen, dich darin zu bestärken, in Bezug auf deine (Gesundheits-)Ziele entspannt zu bleiben und einen achtsamen Umgang mit den eigenen Bedürfnissen zu finden. Für mich bedeutet das, täglich das Beste für ein ganzheitlich gesundes Leben zu geben, wohlwissend, dass auch Tage dazwischen liegen, an denen es nicht so klappt. Toleranz sowie eine große Portion Gelassenheit sind für mich Grundvoraussetzungen, um entspannt, glücklich und gesund zu leben.

Es gibt nicht die eine Ernährungsform, die für alle passt. Ganz im Gegenteil. Starre Ernährungskonzepte mit erhobenem Zeigefinger engen ein und sind am Ende leider viel zu häufig Garant für Frustration. Das Gegenteil sollte der Fall sein: Unser Essen muss endlich wieder mit Liebe, Genuss und etwas Lustvollem verbunden sein – ohne schlechtes Gewissen im Anschluss. Nur so können wir auf allen Ebenen profitieren und am Ende das Ernährungs- und Lebenskonzept finden, das zu uns passt.

Ich bin fest davon überzeugt, dass ganzheitlich gesund und glücklich zu leben eine Entscheidung ist, die im Kopf beginnt. Wir alle tragen dieses Lebensgefühl als Urbedürfnis tief in uns, und wir können uns täglich entscheiden, wie wir leben wollen. Manchmal muss es lediglich (wieder-)entdeckt werden.

Meine Vision ist, dieses Lebensgefühl in dir zu entfachen und dich gleichzeitig auf allen Ebenen darin zu unterstützen, einen entspannten, lebensbejahenden und liebevollen Zugang zu deinen persönlichen Gesundheitszielen und dir selbst zu finden, damit du ein gesundes, glückliches Leben in Liebe und Fülle lebst, das dir entspricht.

Ich freue mich, wenn du Lust hast, mich zu begleiten und auf den nachfolgenden Seiten mehr über das Naturally-Good-Prinzip erfahren möchtest.

Deine

Solace

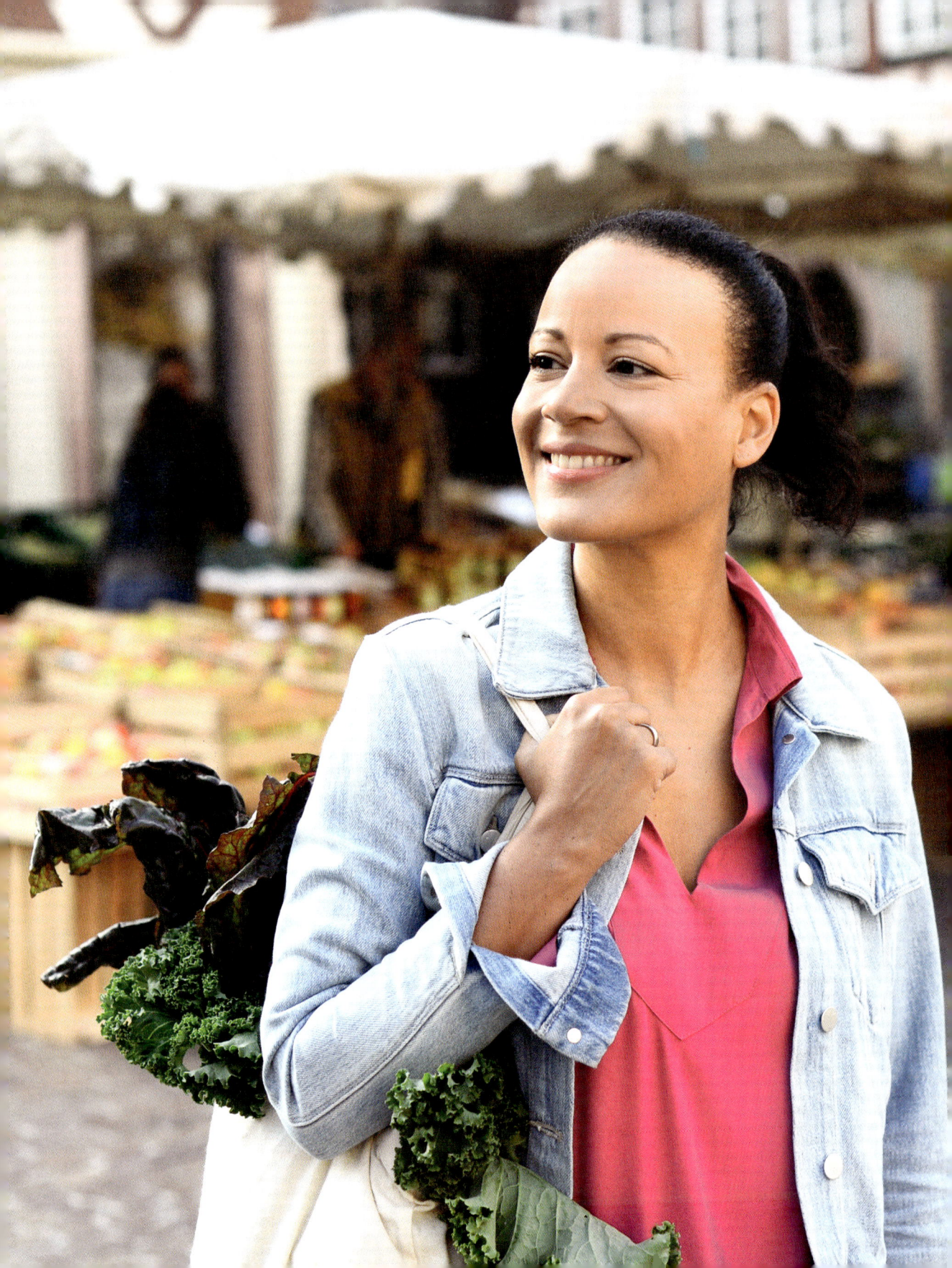

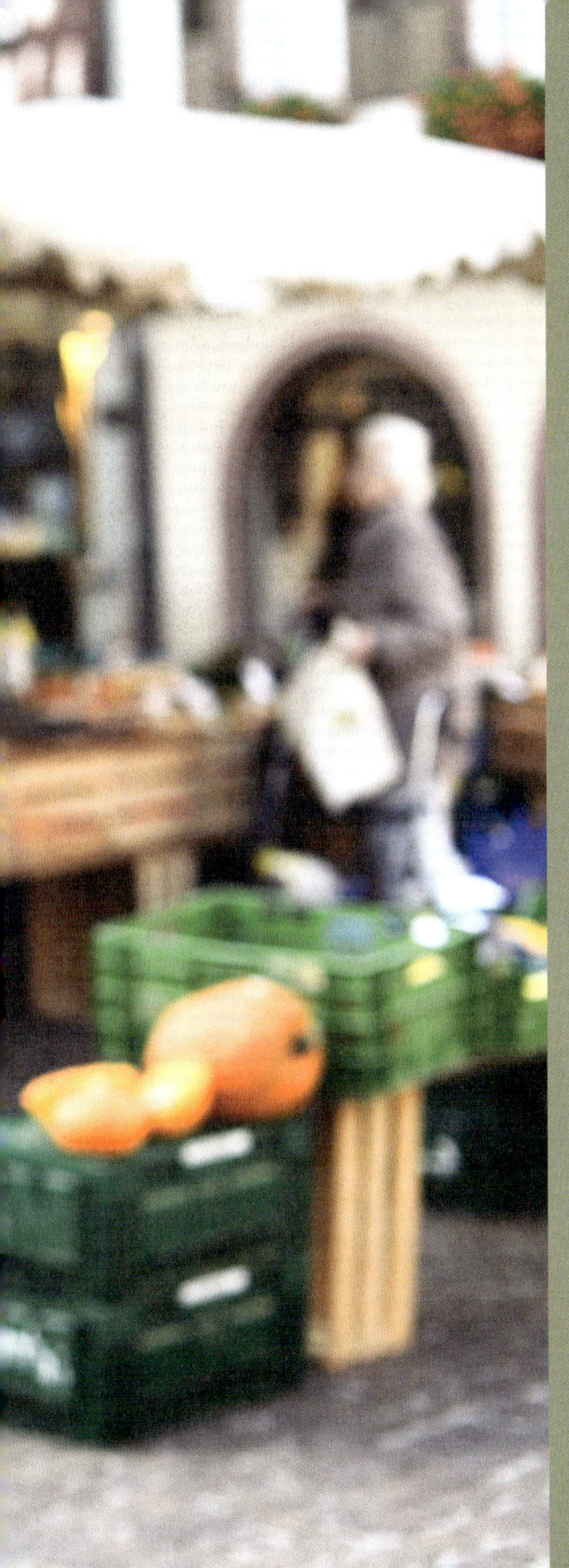

Dieses Buch ist für dich

Meine Vision ist es, dich auf allen Ebenen darin zu unterstützen, einen liebevollen, entspannten und lebensbejahenden Zugang zu dir und einem ganzheitlich gesunden Leben in Balance zu finden. Gesund leben ist ein Lebensgefühl. Ernährung darf nicht angestrengt oder von außen gesteuert sein. Vielmehr als sich immer wieder neuen Ernährungs-Trends anzupassen, geht es doch darum, das Ernährungs- und Lebenskonzept zu finden, das zu dir passt.

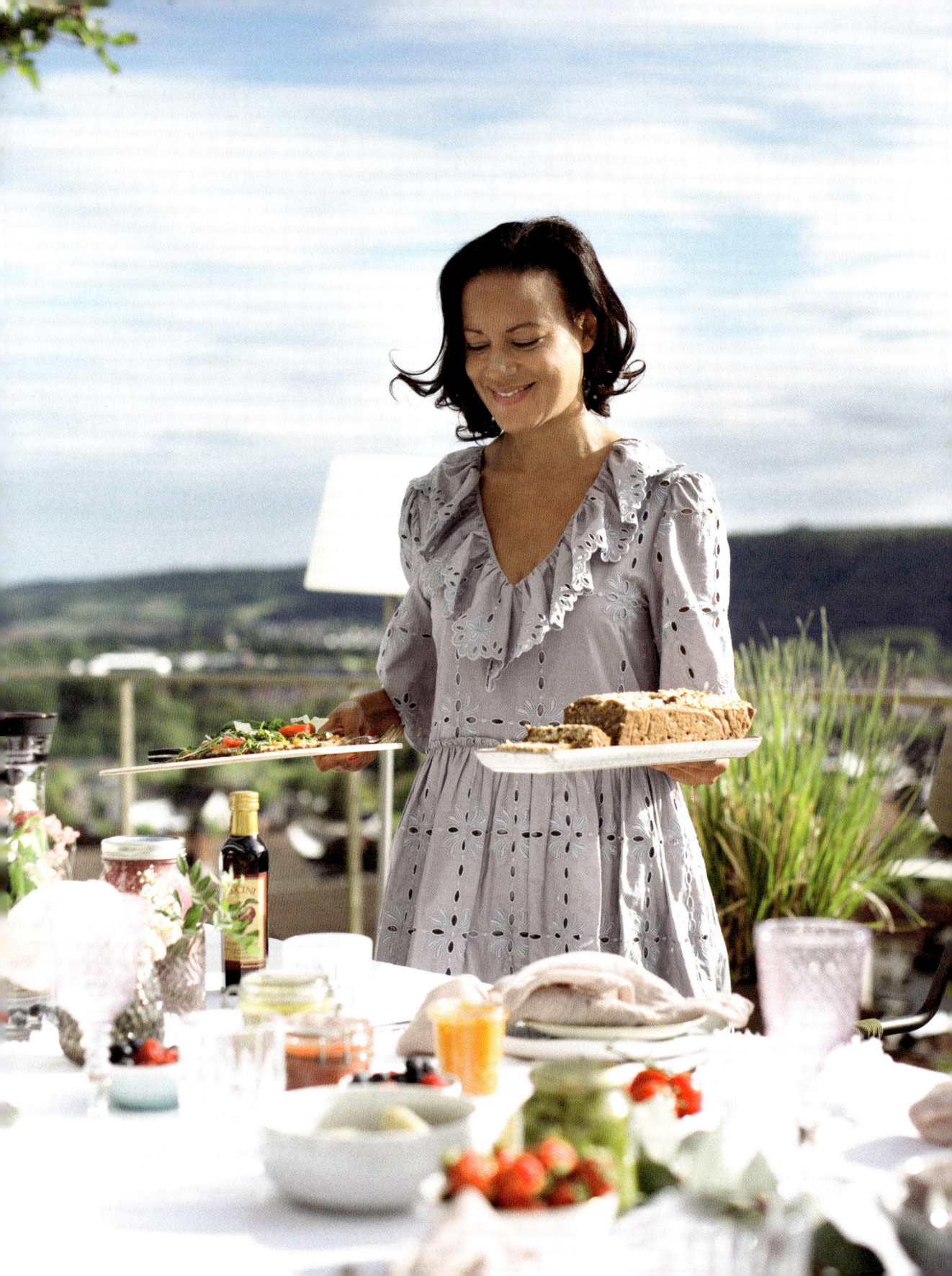

DAS NATURALLY-GOOD-PRINZIP

Naturally Good ist für mich mehr als ein Ernährungskonzept. Es ist ein Lebenskonzept, das dich darin unterstützt, ein achtsames, natürlich gutes und befreites Leben in Liebe und Fülle zu leben. Erst die Einheit von Körper, Geist und Seele führt zu einer tiefen inneren Zufriedenheit, zu mehr Glück, Gelassenheit und Wohlbefinden auf allen Ebenen. Diese Sichtweise nenne ich Naturally Good, nach der auch mein Blog benannt ist. Es ist mein Credo, nach dem ich lebe und worauf sich meine Arbeit als holistische Ernährungsberaterin und zertifizierter Health & Life Coach stützt.

Das NATURALLY-GOOD-PRINZIP unterteilt sich in drei Säulen zu Ernährung, Bewegung und Achtsamkeit und umfasst ein ausbalanciertes Lebenskonzept für mehr Gesundheit, Zufriedenheit und Wohlbefinden. Eine ausgewogene Ernährung und ein Leben in Bewegung bilden die Basis für deine Gesundheit. Zu einem ganzheitlich gesunden, glücklichen und entspannten Leben gehört jedoch mehr als das.

Gesund leben ist ein Lebensgefühl.

Wer auf sich achtgibt, stoppt nicht bei der Ernährung, sondern überträgt diese Sichtweise auf alle Bereiche seines Lebens (Blick über den Tellerrand). Deshalb unterteilen sich die drei Säulen auch in weitere Prinzipien, die du auch in der Unterteilung dieses Buches wiederfindest:
1. Gesunde Ernährung – Kapitel 1–3
2. Bewegung – Kapitel 4
3. Achtsamkeit/Mindset – Kapitel 5–6

Fragen, die ich für mich in meinem Leben beantwortet wissen möchte, um ein gutes Gefühl mit meinen Entscheidungen zu verbinden, sind:

- *Aus welchen Quellen beziehe ich und sind diese möglichst natürlich?*
- *Wie ist die Transparenz und Rückverfolgbarkeit in Bezug auf den Anbau und die Herstellung?*
- *Wie ist mein damit verbundener ökologischer Fußabdruck?*
- *Unterstütze ich mit meinem Kauf faire Bedingungen und, wie ist die Geschichte dahinter?*

Genauso wichtig wie der Respekt vor der Natur und der Nahrung sind mir Respekt und Dankbarkeit im Hinblick auf das Leben und das eigene Selbst. Der achtsame und liebevolle Blick nach innen auf mich und meine Bedürfnisse ist Grundvoraussetzung, um ein entspanntes, gesundes und glückliches Leben in Fülle zu leben.

Fragen, die mich täglich begleiten, sind:
Was wünsche ich mir für mich, was brauche ich, was tut mir gut, wofür bin ich dankbar, was kann ich bereits heute tun, um gesund, glücklich und erfüllt zu sein und was hilft mir dabei, liebevoll und achtsam mit mir zu bleiben, auch wenn die Dinge mal nicht nach Plan laufen.

Ich bin fest davon überzeugt, dass wir, um langfristig das Ernährungs- und Lebenskonzept zu entwickeln, das zu uns passt, endlich wieder einen liebevollen und entspannten Umgang mit uns und unseren Bedürfnissen finden müssen.

Gesund und glücklich leben beginnt im Kopf.

Die Kraft der Gedanken spielt in diesem Zusammenhang eine große Rolle. Mit einem positiven Mindset und mehr Achtsamkeit lernst du deine Bedürfnisse und persönlichen Ziele kennen und in den Fokus zu stellen. Es geht um Bewusstsein, den achtsamen Umgang und die tägliche Balance. All das führt am Ende zu mehr Glück, Zufriedenheit und Gesundheit, was sich nicht nur im Innen bemerkbar macht, sondern auch im Außen durch dein natürliches Strahlen sichtbar wird.

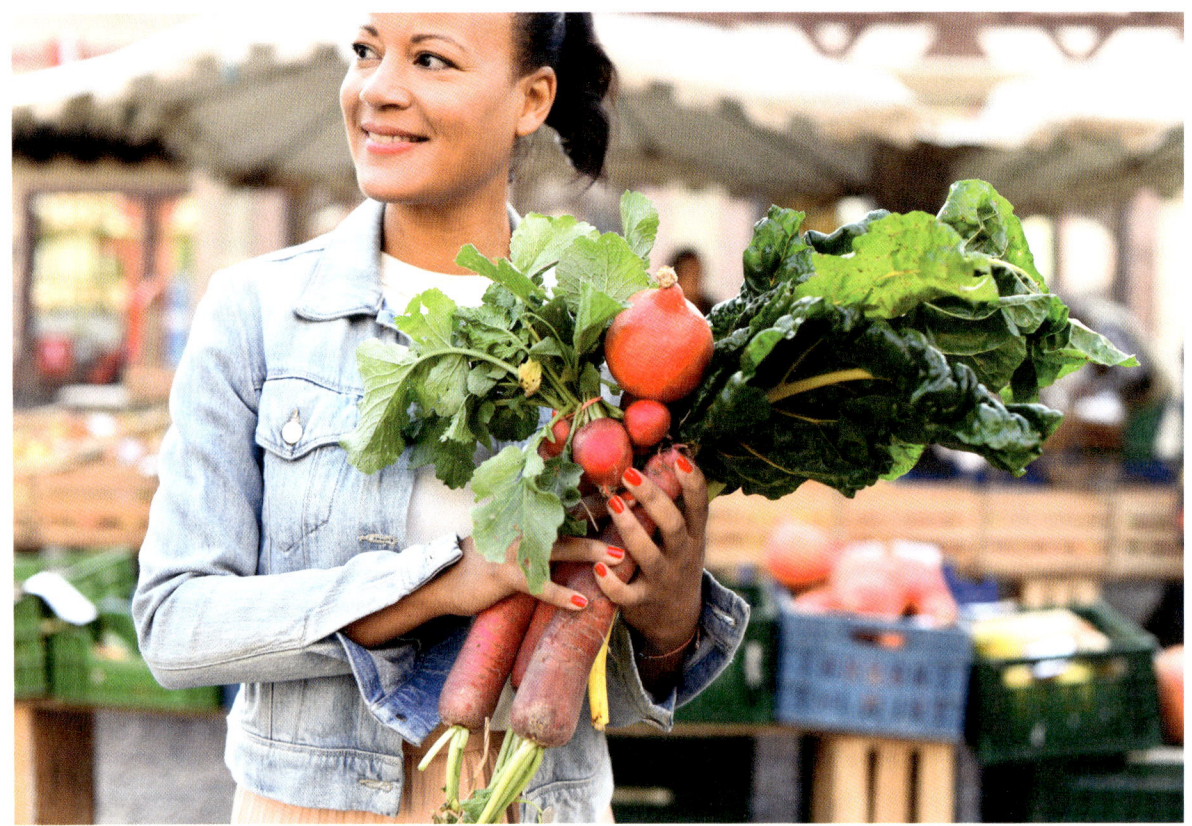

MEIN CREDO: NATURALLY GOOD

Lass Nahrung dein Heilmittel sein.

- Ernähre dich bioaktiv und entscheide dich für natürliche und lebendige Lebensmittel mit einem hohen Pflanzenanteil.
- Entscheide dich für regionale, saisonale und (wann immer möglich) biologisch angebaute Produkte.
- Verwöhne deinen Körper mit leckerem Essen und genieße es.
- Iss und lebe achtsam und so natürlich gut wie möglich.

Lebe im Einklang mit dir, deiner Umgebung und der Natur.

- Lebe bewusst und gestalte dein Leben ganzheitlich.
- Trage Verantwortung für dich und deine Mitmenschen.
- Halte es möglichst natürlich.
- Entscheide dich für nachhaltig und fair gehandelte Produkte und Lebensmittel.
- Schau über den Tellerrand und interessiere dich für die Geschichte dahinter.
- Schärfe deinen Blick fürs Wesentliche.

Hole täglich das Beste für dich und deine Gesundheit heraus.

- Lebe in Balance und verabschiede dich von Diäten und Verzicht.
- Sei aktiv und verankere Bewegung fest in deinem Tagesrhythmus.
- Finde einen Weg, die nötigen Entspannungsphasen einzubauen.

Sei achtsam und liebevoll mit dir.

- Sei dankbar für die kleinen Glücksmomente des Alltags.
- Bleibe entspannt und gelassen in Bezug auf deine Gesundheitsziele.
- Vertraue darin und sei dankbar, Gestalter deines Lebens sein zu dürfen.
- Richte deinen Blick nach innen und schaue, was Körper, Geist und Seele guttut.

Dein achtsamer Wächter und Tor zum gesunden Glück

Worauf baut ein ganzheitlich glückliches Leben auf und gibt es einen Schlüssel zu mehr Gesundheit, Glück und Zufriedenheit? Wenn es das eine Patentrezept gäbe, dann hätten wir heutzutage wohl nicht so viele unterschiedliche Ansätze und Ernährungskonzepte. Ich bin der Meinung, dass es nur ein Zusammenspiel aus unterschiedlichen Faktoren sein kann und wir die Balance auf allen Ebenen finden müssen. Wusstest du, dass dein Darmorgan das zentrale Element auf dem Weg zu mehr Gesundheit, Glück, Zufriedenheit und Wohlbefinden ist? Hier baut sich alles auf und fügt sich letztendlich auch alles zusammen.

Gehe achtsam mit ihm um! Damit du in den folgenden Kapiteln besser verstehst, worauf ich mich mit dem Naturally-Good-Prinzip stütze und wie alles miteinander zusammenhängt, möchte ich dir anhand eines kleinen Exkurses erklären, was es mit deinem Darmorgan – auch Mikrobiom genannt – auf sich hat.

Unser Verdauungstrakt hat eine Gesamtlänge von ca. 7,6 Metern; seine Oberfläche lässt sich mit den Abmessungen eines Tennisplatzes vergleichen. In ihm stecken um ein Vielfaches mehr Gene als in unserem gesamten übrigen Körper. Hierzu musst du wissen, dass sich in den Falten unserer Darmschleimhaut, auch Mikrobiom genannt, ca. 100 Billionen Darmbakterien, Hefen, Pilze und Viren tummeln, die wichtige Informationen enthalten. In unserem Darm befinden sich ca. 80 Prozent aller Immunzellen, die Krankheitserreger und Bakterien abfangen und bekämpfen können. Unsere Darmbakterien kümmern sich um das Aufspalten der Nährstoffe und übernehmen eine Schutzfunktion. Eine geschwächte Darmflora kann nicht nur mit Lebensmittelallergien und chronischen Erkrankungen einhergehen, sondern sich auch auf unser Gehirn und Wohlbefinden auswirken. Ein intaktes Mikrobiom ist damit gleichbedeutend mit einem stabilen Immunsystem.

Gut gekaut ist halb verdaut!

Deine Verdauung beginnt bereits im Mund. Durch die Zerkleinerung deiner Nahrung wird vermehrt Speichel produziert, der wichtige Enzyme freisetzt, um deine Nahrung bereits im Mund aufzuspalten. Diese Art Vorverdauung ist unglaublich wichtig, denn sie entlastet deinen Magen-Darm-Trakt und stärkt deine Gesundheit. Deshalb ist es so wichtig, dass du dein Essen nicht hastig „runterschlingst", sondern dir die Zeit nimmst, in Ruhe zu kauen und zu essen. Je achtsamer du deine Nahrung auswählst und diese zu dir nimmst, desto besser ist das für deinen Darm und deine ganzheitliche Gesundheit.

Dass die Auswahl unserer Nahrung auf unsere Psyche, unser Wohlbefinden und unser Lebensgefühl Einfluss nimmt, gilt inzwischen als erwiesen, weshalb unser Darmorgan auch als zweites Gehirn (Bauchhirn) bezeichnet wird. Unsere Darmbakterien nehmen unmittelbaren Einfluss auf die Entwicklung des Gehirns und des Zentralnervensystems. Über unsere „Datenautobahn", den Vagusnerv, schicken sie permanent vom Darm zum Gehirn und umgekehrt Signale hin und her. Ist unser Mikrobiom im Ungleichgewicht, begünstigt das nicht nur die Entstehung von Krankheiten, sondern kann auch zu negativen Stimmungen – im schlimmsten Fall sogar Depressionen – führen. Der Darm wird also nicht nur mit der Nahrungsaufnahme und Nährstoffverteilung in deinem Körper, sondern auch mit deiner direkten Lebensweise in Verbindung gebracht. Auch werden 95 Prozent des Glückshormons Serotonin, das Lebensfreude, guten Schlaf und Ausgeglichenheit fördert, im Darm und nur die übrigen 5 Prozent im Gehirn hergestellt. Ein Serotoninmangel kann wiederum Heißhungerattacken auslösen. Serotonin benötigt für die Synthese die Aminosäure L-Tryptophan, welche du z.B. in Bananen, Erdnüssen, Cashewkernen, Sonnenblumenkernen, Walnüssen, Mandeln, Haselnüssen, Quinoa, Amarant oder Hirse findest. Deshalb ist es so wichtig, auf eine ausgewogene Ernährung zu achten. Bei einer bioaktiven Ernährung nach dem Naturally-Good-Prinzip nimmst du diese Nahrungsmittel ganz automatisch über deine täglichen Mahlzeiten auf. Für mehr Gesundheit, Glück und Lebensfreude musst du also vor allen Dingen dafür sorgen, dass dein Mikrobiom gesund und in Balance bleibt.

Die Auswahl deiner Nahrungsmittel und gesunde Lebensstilfaktoren, wie ausreichend Bewegung und Schlaf, feste Essenzeiten sowie ein achtsamer Lebensrhythmus, sind entscheidende Faktoren für mehr ganzheitliches Wohlbefinden, Gesundheit und Glück. In den folgenden Kapiteln wirst du hierüber mehr erfahren.

DAS HÄLT DEIN MIKROBIOM IM GLEICHGEWICHT

- eine ausgewogene bioaktive Ernährung
- gründliches Kauen und langsames Essen
- außreichende Bewegungs- und Entspannungsphasen
- eine gelassene Grundeinstellung gegenüber Lebensthemen
- regelmäßige Mahlzeiten und feste Essenzeiten
- ein allgemein achtsamer Lebensrhythmus

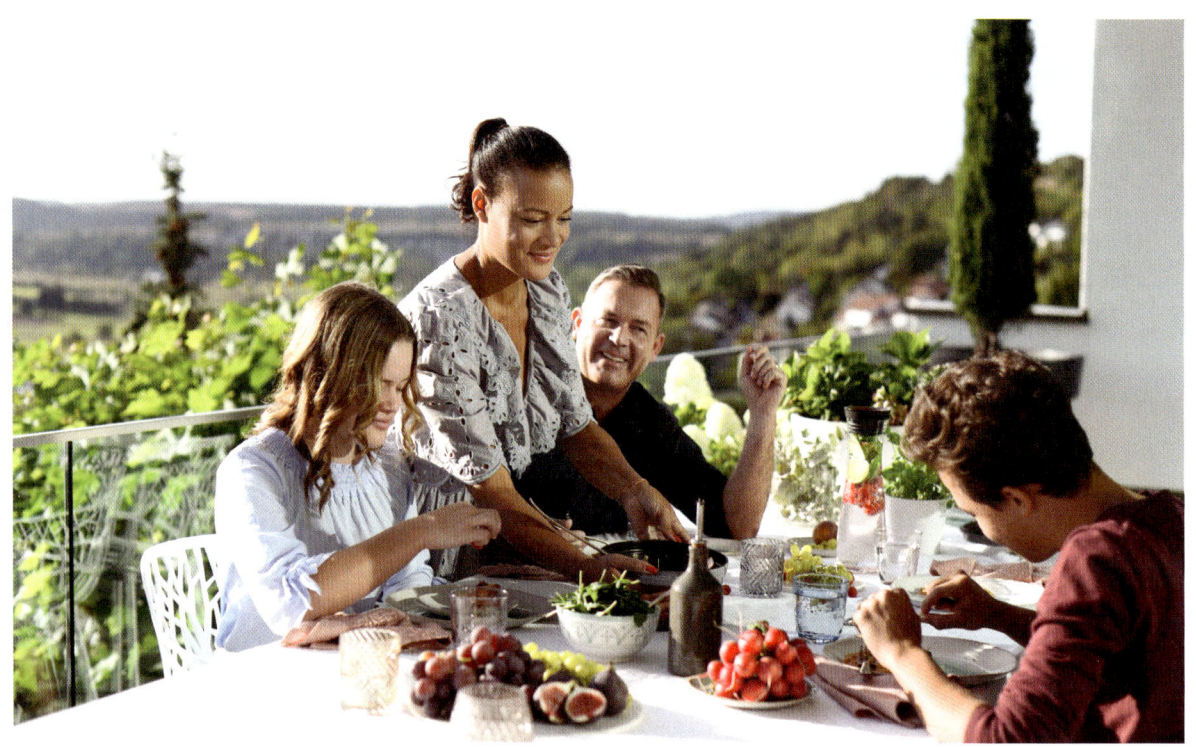

DIE KÜCHE ALS POSITIVER MITTELPUNKT

Ich bin ein totaler Genussmensch und habe schon als Kind gerne gegessen und gekocht. Mein entspanntes Verhältnis zu meiner Ernährung führe ich auf meine Erziehung und die vielen positiven Erfahrungen und Assoziationen in Bezug auf meine Mahlzeiten zurück. In meiner Familie wurde auf die Mahlzeitenzubereitung und das gemeinsame Essen sehr viel Wert gelegt. Mindestens einmal täglich wurde frisch gekocht. Unsere Küche war der Mittelpunkt und die Seele unseres Familienlebens, in der über das Kochen und Essen hinaus alles stattfand. Essenszeiten waren bei uns weitaus mehr als reine Nahrungsaufnahme. Hier stand das gesellige Miteinander im Mittelpunkt. Es ging um Gespräche, um Austausch und um das gemütliche Beisammensein innerhalb der Familie. Es wurde immer viel Wert auf einen schön gedeckten Tisch gelegt, am Abend wurden Kerzen angezündet, und sofort entstand eine warme und urgemütliche Atmosphäre. Essen in familiärer Gemeinschaft war bei uns ein Ritual, das bis heute so geblieben ist.

Vielleicht hast du ähnliche Situationen und Geschichten, mit denen du besonders schöne Erinnerungen verknüpfst? Ich finde das unglaublich wichtig, denn wir wissen, dass Essen viel mehr als die pure Nahrungsaufnahme für uns bedeutet. Nahrung beeinflusst unsere Psyche und löst bestimmte Emotionen aus. Dazu scannt unser Gehirn blitzschnell, ob es mit einem Essen bestimmte Erfahrungen verbindet, die sowohl positiv als auch negativ besetzt sein können. Sicherlich gibt es bei dir Dinge, die du aufgrund von bestimmten Erfahrungen einfach nicht gerne isst? Andersherum kann bereits der Geruch und Anblick deiner Lieblingsmahlzeit auf dich entspannend wirken, wenn du gestresst bist. Ohne dass du dir dessen bewusst bist, werden Emotionen und Assoziationen hervorgerufen, die du mit diesem Essen in Verbindung gebracht hast. Je positiver diese sind, desto sicherer, geborgener und vielleicht auch ein wenig getrösteter fühlen wir uns in Gedanken an das wohlige Umfeld, das wir mit unserem Leibgericht an Mutters Tisch oder mit gemütlichen Familienabenden verbinden.

Um einen entspannten Zugang und gesunden Umgang mit Ernährung zu finden, ist es deshalb absolut entscheidend, deine Nahrungsaufnahme mit möglichst vielen positiven Erfahrungen zu verknüpfen. Ich bin mir dessen bewusst, dass es nicht immer einfach ist, den Spagat zwischen Beruf, Schule, Kochen, einer gesunden Ernährung und ausreichend Zeit für das gesellige Miteinander zu finden. Es ist aber möglich und in dieser schnelllebigen Welt absolut entscheidend, um den Blick fürs Wesentliche nicht zu verlieren.

Fünf einfache Grundlagen für eine positiv assoziierte Nahrungsaufnahme:

1. Kaufe auf dem Wochenmarkt ein und lass dich von dem saisonalen Angebot inspirieren.
2. Koche so oft wie möglich selbst und in der Familie oder mit deinem Partner.
3. Schaffe dir für die Einnahme deiner Mahlzeiten eine schöne und positive Umgebung. Zum Beispiel durch einen schön gedeckten Tisch, Kerzenlicht und/oder Blumen.
4. Lege Wert auf Esskultur. (Achtsam speisen, am Esstisch speisen, langsam kauen, dem Essen Zeit und Raum geben, Essgeschirr verwenden, kein Smartphone am Tisch verwenden).
5. Versuche mindestens eine Mahlzeit am Tag gemeinsam mit der Familie bzw. mit dem Partner einzunehmen.

Vielleicht gelingt es dir nicht täglich, aber versuche dich so oft wie möglich daran zu halten. Indem du für deine Nahrungsaufnahme ein besonderes Umfeld kreierst, verknüpfst du sie automatisch mit positiven Gefühlen und Erinnerungen. Dies wiederum ist die Basis und der Schlüssel für einen entspannten Umgang mit Ernährung, was am Ende dir und deiner Gesundheit zugutekommt.

Und keine Angst: Um die fünf Grundlagen anzuwenden, müssen deine Mahlzeiten nicht aufwendig sein. Ganz im Gegenteil: Wenn ich mich zurückerinnere, so waren es oftmals sogar die ganz einfachen Gerichte, die bis heute besonders schöne Geschichten und Erinnerungen in mir hervorrufen.

EIN PAAR ANMERKUNGEN VORAB

So nutzt du dieses Buch

Mit meinen Rezepten und vielen Tipps möchte ich dir zeigen, dass eine gesunde Ernährung köstlich und genussvoll ist und sie mit Leichtigkeit in deinen Alltag integriert werden kann. Es geht hierbei nicht ums Kalorienzählen, sondern darum, auf Zutaten zu setzen, die das Beste aus der Natur für dich und deine Gesundheit bereithalten und dir gleichzeitig das Plus an Lebensenergie liefern. Jedes natürliche Lebensmittel enthält wertvolle Informationen für deinen Körper. Mein Wunsch ist es, sie dir so einfach und so köstlich wie möglich zu präsentieren, damit du noch mehr Freude an einer gesunden Ernährung entwickelst. Wenn dir eine Zutat nicht so zusagt, dann fühle dich frei, sie durch eine andere (natürliche) zu ersetzen. Um eine gesunde Ernährung dauerhaft in deinem Leben zu verankern, ist es wichtig, sie an deine Vorlieben anzupassen.

Die Rezepte

Die Rezepte in diesem Buch sind fast alle gluten- sowie laktosefrei. Viele Menschen reagieren auf diese Verbindungen sensibel. Deshalb möchte ich dir aufzeigen, welche wunderbaren Alternativen es zu den haushaltsüblichen Getreidesorten in deiner Küche gibt. Gleiches gilt für Milchprodukte. Hierzu gibt es unterschiedliche wissenschaftliche Ansichten. Da ich selbst keine Milchprodukte in meiner Küche verwende, zeige ich dir, welche pflanzenbasierten Alternativen du im Alltag in deiner Küche verwenden kannst. Bei Rezepten, die Joghurt enthalten, verwende ich einen natürlichen ungesüßten Kokos- oder Sojajoghurt. Du kannst diesen jedoch auch jederzeit durch einen herkömmlichen Naturjoghurt ersetzen. Alle Rezepte mit Fleisch oder Fisch lassen sich auch vegan zubereiten. Eine Empfehlung findest du direkt am Rezept.

Die Rezepte sind den einzelnen Kapiteln zugeordnet. So findest du in der Aufteilung zuerst gesunde Basics, die in keiner Küche fehlen sollten. Im ersten und zweiten Kapitel Rezepte, die du mit wenigen Zutaten schnell, köstlich und gesund zubereiten kannst, sowie meine besten Meal-Prep-Rezept-Tipps zum Kombinieren. Im dritten Kapitel leckere Schlemmereien, um vermeintlich Ungesundes im Handumdrehen gesund zu interpretieren. Im vierten Kapitel meine liebsten proteinreichen Rezepte für ein aktives Leben und im fünften und sechsten Kapitel alles, was dir für ein Leben in Balance besonders guttut. Natürlich lassen sich alle Rezepte jederzeit kombinieren. Ich wünsche dir viel Freude beim Ausprobieren.

Zeichenerklärung

 Rezepte, die dieses Symbol haben, tun deinem Darm besonders gut und eignen sich für die Naturally-Good-Kuren, die du auf Seite 224–227 findest.

 Diese Rezepte enthalten außer Eiern oder Honig keine tierischen Produkte.

 Diese Rezepte sind ausschließlich pflanzenbasiert und enthalten keinerlei tierische Produkte.

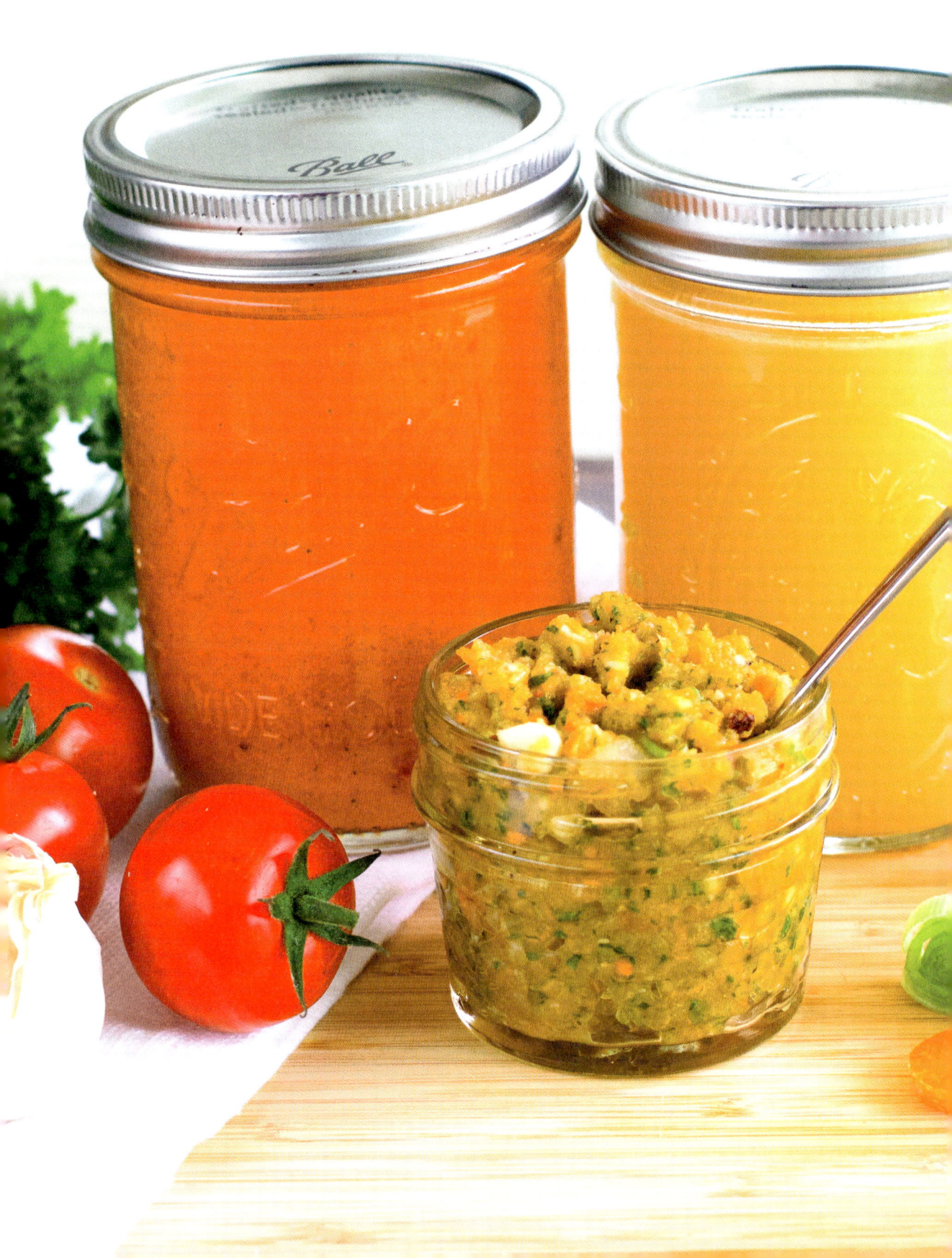

GESUNDE KÜCHENBASICS

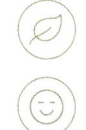

Leckere Basics wie Gemüsebrühe und -paste, Tomatensauce oder eine Pflanzensahne aus Cashewkernen kannst du ganz einfach selbst zubereiten, und das lohnt sich gleich in mehrfacher Hinsicht. Sie sind superschnell gemacht, außerdem kannst du mit gutem Gewissen sicher sein, dass nur die Zutaten darin enthalten sind, die du tatsächlich darin haben möchtest.

Gemüsebrühe
ZUTATEN FÜR 3–4 LITER

1 Zwiebel
1 Knoblauchzehe
500 g Gemüsegrün und frische Kräuterreste (z.B. Porree, Petersilie, Thymian, Rosmarin)
6 Stangen Staudensellerie
1 Fenchelknolle inklusive Schale und Fenchelgrün
2 Möhren
Olivenöl
2 Lorbeerblätter
10 Pfefferkörner
½ TL Majoran
1 Prise Muskatnuss

❶ Für die Suppe die Zwiebel und den Knoblauch schälen. Die Zwiebel grob hacken. Das übrige Gemüse waschen und grob hacken. Nun etwas Öl in einem ausreichend großen Topf erhitzen und die Zwiebel 3–4 Minuten glasig andünsten.

❷ Das übrige Gemüse zufügen und bei starker Hitze kurz anbraten. Mit ca. 3–4 l Wasser ablöschen und die restlichen Zutaten dazugeben. Alles kurz aufkochen und bei mittlerer Hitze ca. 1 Stunde köcheln lassen.

❸ Die fertige Brühe durch ein Küchentuch abseihen, in Gläser füllen und luftdicht im Kühlschrank aufbewahren. Die Brühe hält sich im Kühlschrank bis zu 5 Tage.

Gemüsepaste
ZUTATEN FÜR CA. 200 G

1 Möhre
1 Stange Lauch
1 Stück Knollensellerie (200 g)
1 Bund Petersilie
80 g Salz

❶ Gemüse und Petersilie waschen bzw. schälen, putzen und in grobe Stücke schneiden. Dann in einem guten Mixer fein zerkleinern. Das Salz zugeben und gut unterrühren. Die Paste in saubere (am besten heiß ausgespülte) Gläser füllen und im Kühlschrank aufbewahren. Gut verschlossen hält sie sich einige Monate.

MEIN TIPP: Gemüsepaste und -brühe kannst du wunderbar einfrieren. Ich verwende dafür Eiswürfelförmchen und entnehme sie beliebig nach Bedarf.

Eine frische, selbst gemachte Tomatensauce ist eine wunderbare Grundlage für viele Rezepte. Am besten schmeckt sie im Sommer zur Tomatensaison, wenn die Tomaten ihren höchsten Reifegrad haben und frisch geerntet sind.

Tomatensauce Grundrezept

ZUTATEN FÜR CA. 2 LITER

2 kg Tomaten
2 Zwiebeln
2 Knoblauchzehen
3 EL getrocknete Tomaten
4 EL Olivenöl
2 EL Kokosblütenzucker
4 EL Apfelessig
2 Handvoll italienische Kräuter (zum Beispiel Thymian, Rosmarin, Oregano, Basilikum)
Salz und Pfeffer

❶ Die Tomaten häuten. Dafür zunächst die Tomaten kreuzweise einschneiden, den Strunk herausschneiden und die Tomaten in einen großen Topf geben. Kochendes Wasser darübergießen und alles 30–60 Sekunden ziehen lassen. Anschließend mit einer Schöpfkelle herausnehmen und kurz warten, bis die Tomaten abgekühlt sind. Die Tomaten mit einem kleinen Küchenmesser vorsichtig häuten und danach würfeln.

❷ Die Zwiebeln und Knoblauchzehen schälen und klein hacken. Die getrockneten Tomaten hacken. In einem weiten Topf das Öl erhitzen. Knoblauch und Zwiebeln darin 3–4 Minuten lang andünsten. Kokosblütenzucker und die getrockneten Tomaten zugeben und kurz mit anschwitzen. Danach mit Essig ablöschen und die gewürfelten Tomaten zugeben. Alles miteinander verrühren. Kräuter grob hacken und in die Sauce einrühren, salzen und pfeffern und alles 20–30 Minuten lang köcheln. Die Kochzeit nach Möglichkeit einhalten, damit sich das volle Aroma der Tomaten und Kräuter entfalten kann.

Cashewsahne ist ein so wunderbar einfaches und gesundes Basic, das ich in meiner Küche immer anstelle von herkömmlicher Sahne verwende. Cashewsahne ist innerhalb von wenigen Minuten zubereitet und hat einen herrlich cremigen Geschmack. Ich verwende Cashewsahne für die Zubereitung von Cremetorten und Eis, für Suppen und als Grundlage für Saucen. Probiere sie unbedingt aus. Du wirst sie lieben.

Cashewsahne

ZUTATEN FÜR CA. 150 ML

50 g Cashewkerne

❶ Die Kerne 2–3 Stunden (oder über Nacht) in Wasser einweichen. Anschließend unter fließendem Wasser abspülen.

❷ Mit 100 ml Wasser in den Mixer geben und zu einer feinen Sahne mixen. Verschlossen im Kühlschrank hält sich Cashewsahne 2–3 Tage.

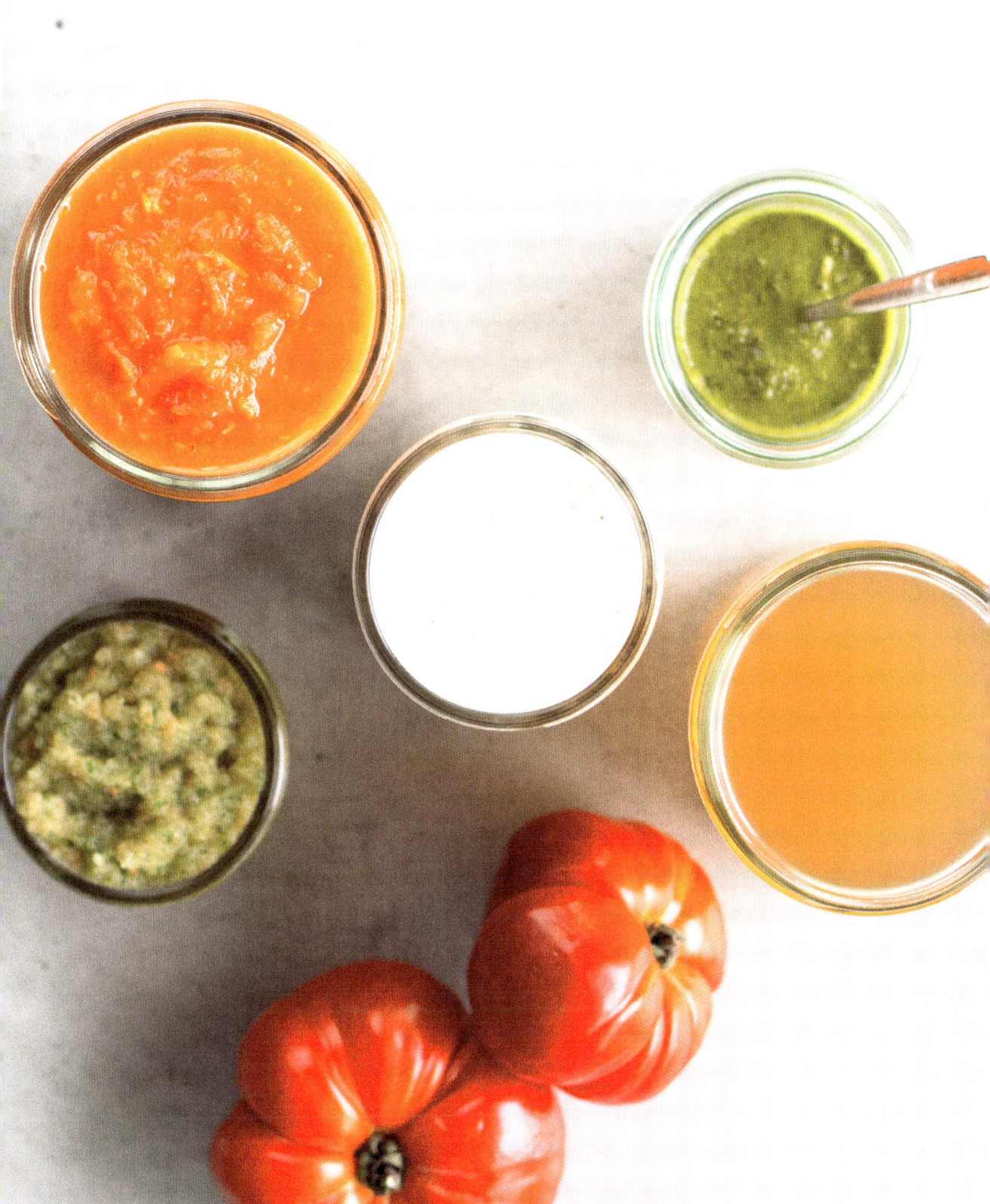

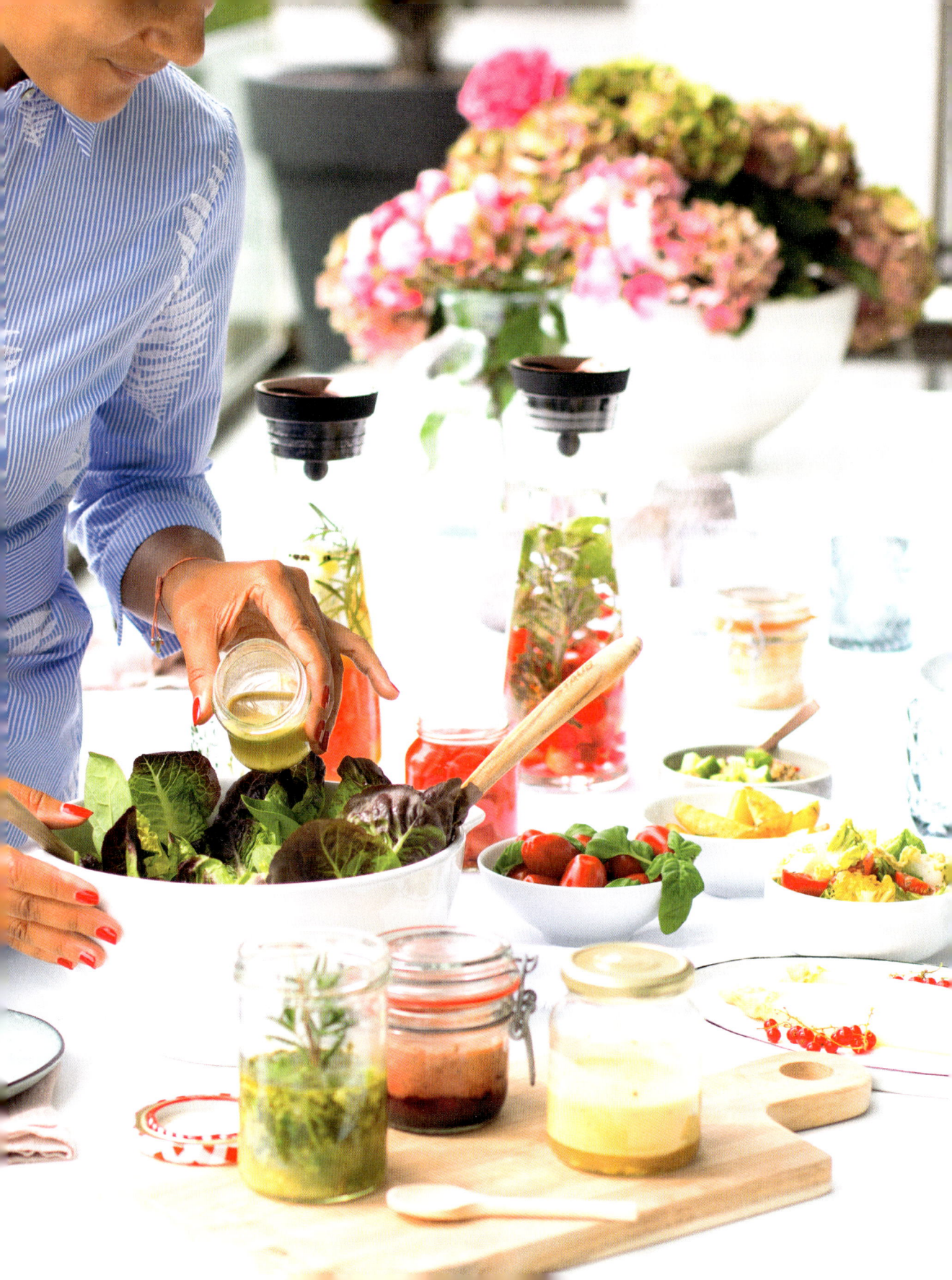

DREI LECKERE DRESSINGS

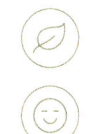

Dressing und Salatsaucen kannst du ganz einfach selbst zubereiten. Ein selbst gemachtes Dressing ist bei mir immer im Kühlschrank zu finden, um damit blitzschnell mal einen köstlichen Salat zuzubereiten. Mein Tipp: Bereite Dressings immer gleich in größerer Menge auf Vorrat zu. Somit bleibst du flexibel und hast nur einmal Arbeit.

Petersilien-Kräuter-Vinaigrette
ZUTATEN FÜR 3–4 PORTIONEN

2 Handvoll frische Petersilie
1 Knoblauchzehe,
    geschält und fein gehackt
2–3 Mandelkerne
150 ml kalt gepresstes Olivenöl
2 EL Apfelessig
1 TL Meersalz
etwas frischer Pfeffer

Fruchtiges Himbeer-Dressing
ZUTATEN FÜR 3–4 PORTIONEN

2 Schalotten, geschält
150 ml kalt gepresstes Olivenöl
200 g Himbeeren, frisch oder tiefgefroren
4 EL Weißweinessig
1 EL Honig
Salz und Pfeffer

Orangen-Sesam-Dressing
ZUTATEN FÜR 3–4 PORTIONEN

frisch gepresster Saft von ¼ Bio-Orange
frisch gepresster Saft von ¼ Bio-Zitrone
1 EL Tahini (Sesampaste)
100 ml kalt gepresstes Olivenöl
2 TL Senfkörner, im Mörser zerstoßen
1 EL Honig oder Ahornsirup
    für die vegane Variante
1 Prise Meersalz
frischer Pfeffer

❶ Für die Dressings jeweils alle Zutaten in den Mixer geben und zu einer glatten Sauce pürieren. Das Himbeerdressing kannst du, falls gewünscht, vor dem Verzehr durch ein Sieb streichen.

❷ Luftdicht verschlossen halten sich die Dressings bis zu einer Woche im Kühlschrank.

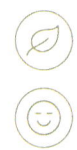

EINFACHE DIPS

Meine Dips sind wirklich vielseitig einsetzbar. Ich esse sie gerne zu gedünstetem Gemüse, als Dip mit Rohkost oder auch einfach nur mit einer Scheibe Brot. Sie sind alle schnell gemacht, leicht und halten sich einige Tage im Kühlschrank.

Kichererbsen-Kurkuma-Mayo
ZUTATEN FÜR 200 G

1 kleine Knoblauchzehe
3 EL Aquafaba von Kichererbsen
   (siehe Tipp)
300 g Kichererbsen aus dem Glas
1 TL Senf
1 TL unpasteurisierter Bio-Apfelessig
½ TL Kurkumapulver
Salz und Pfeffer
200 ml kalt gepresstes Olivenöl

❶ Den Knoblauch schälen und pressen. Aquafaba, Kichererbsen, Senf, Apfelessig, Kurkuma, Knoblauch und Salz in einer Schüssel mit einem Pürierstab mischen, sodass eine homogene Flüssigkeit entsteht.

❷ Öl nach und nach hinzugeben und die Masse dabei so lange aufschlagen, bis sie andickt und eine typische Mayonnaise-Konsistenz entsteht. Zum Schluss nach Wunsch mit Pfeffer und Salz abschmecken.

❸ Die Creme hält sich gut verschlossen im Kühlschrank ca. 4–5 Tage.

TIPP: Auquafaba ist das dickflüssige Kochwasser von Kichererbsen, Bohnen und anderen Hülsenfrüchten aus dem Glas oder der Dose. Durch die hohe Temperatur beim Kochen wird die Stärke der Hülsenfrüchte geliert, während lösliche Proteine und andere Stoffe in das Kochwasser übergehen. Auquafaba kann wie Eiweiß zu Schaum aufgeschlagen und in deinen Rezepten verwendet werden.

Cashew-Tomaten-Creme
ZUTATEN FÜR 3–4 PORTIONEN

200 g Cashewkerne, ca. 2–3 Stunden
   in Wasser eingeweicht
60 g getrocknete Tomaten
1 Prise getrockneter Oregano
Salz und Pfeffer

❶ Cashewkerne unter fließendem Wasser abspülen. Tomaten hacken und mit Oregano, Cashewkernen und etwas Wasser zu einer Creme mixen. Die Tomatencreme mit Salz und Pfeffer abschmecken.

❷ Die Creme hält sich gut verschlossen im Kühlschrank ca. 4–5 Tage.

Naturally Good

Sowohl Kichererbsen als auch Cashews sind sehr proteinreich und liefern viele gesunde Fette. Mit gesundheitsfördernden Gewürzen wie Kurkuma und Oregano werden nicht nur unsere Geschmacksnerven angeregt, sondern diese wirken sich auch äußerst positiv auf unseren Stoffwechsel und unser Immunsystem aus.

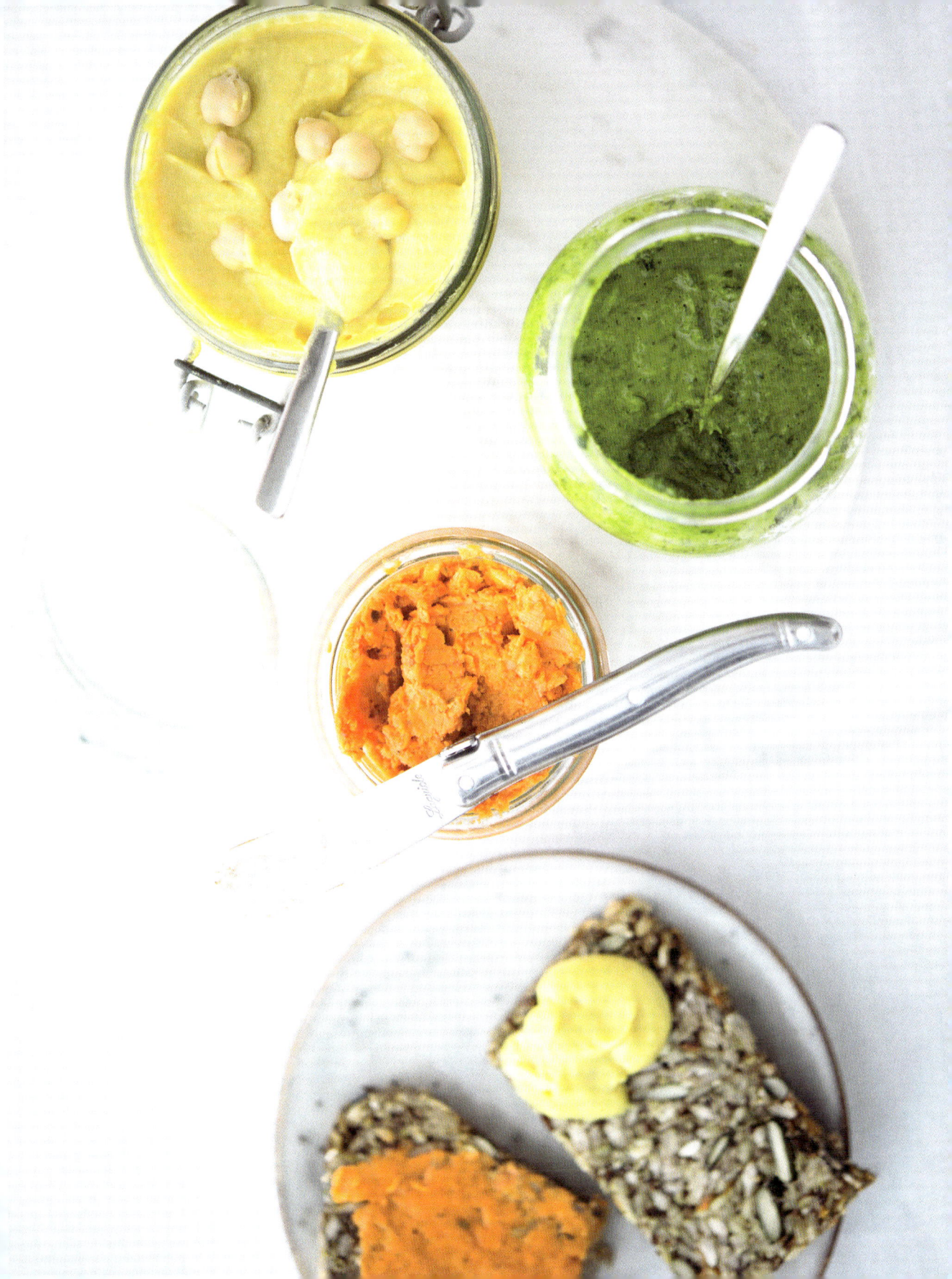

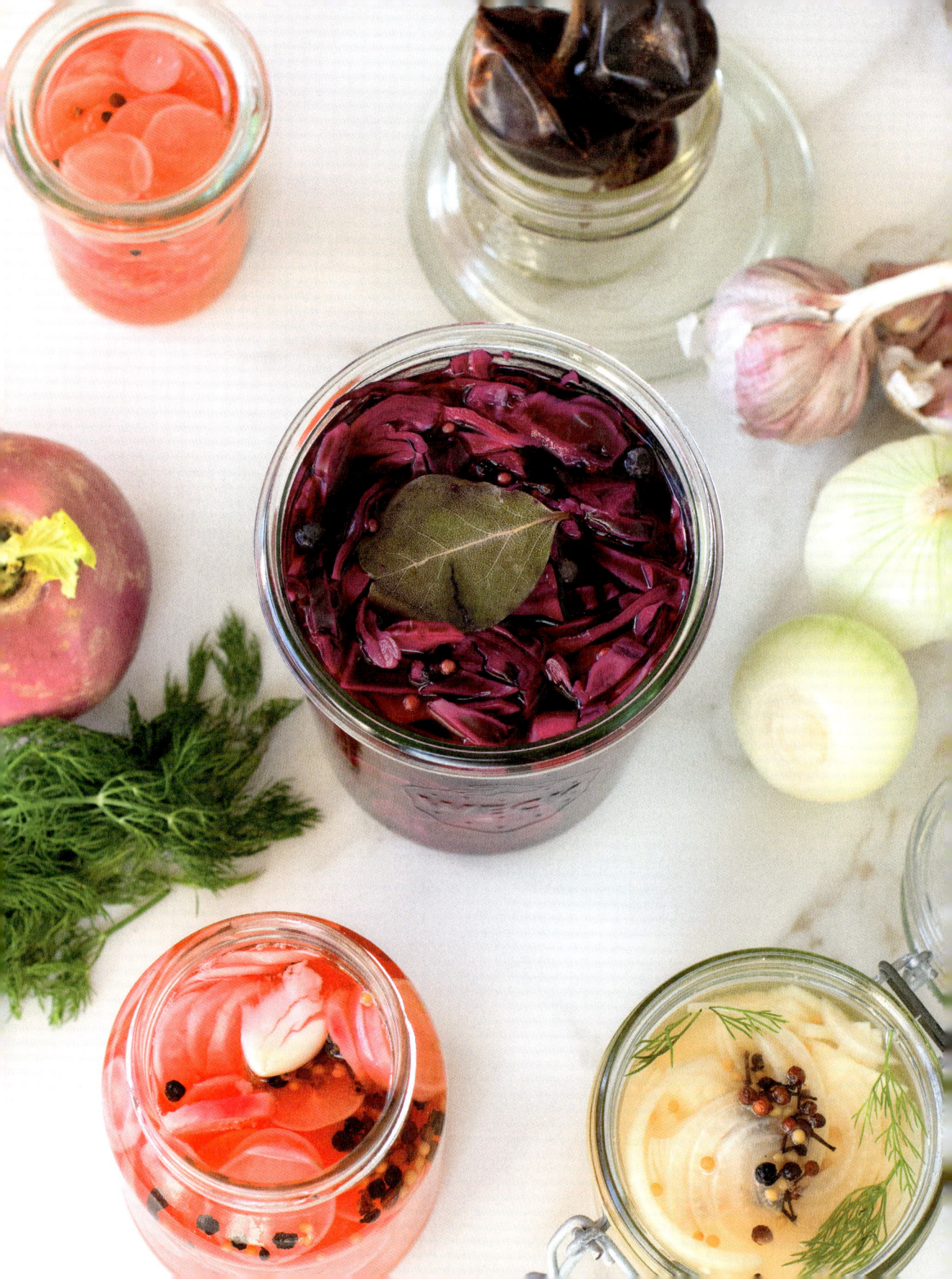

GEMÜSE-PICKLES

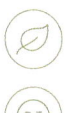

Ich liebe Pickles und fermentierte Lebensmittel. Sie sind unglaublich gesund sowie wertvoll für unser Mikrobiom und verleihen jedem Rezept das gewisse Etwas. Um von den vielen Health Benefits zu profitieren, versuche ich sie, wann immer möglich, zu meinen Speisen zu kombinieren. Zu Salat, aber auch Dips, Brotaufstrichen oder zu meinen selbst gemachten Gemüse-Sushi-Rollen passt die Kombination als Add-on ganz hervorragend.

Eingelegte Radieschen
ZUTATEN FÜR CA. 500 G

500 g Radieschen oder anderes Gemüse
1 TL Meersalz
1 TL schwarze Pfefferkörner
1 Lorbeerblatt
1 TL Korianderkörner
2–3 Gewürznelken
1 TL Vollrohrzucker
400 ml unpasteurisierter Bio-Apfelessig

1 Das Gemüse putzen und je nach Größe in Stücke oder in Streifen schneiden.
2 100 ml Wasser mit Gewürzen, Zucker und Essig aufkochen. Gemüse in die vorbereiteten Gläser schichten und viel Sud darübergießen, bis das Gemüse bedeckt ist.
3 Sobald alles abgekühlt ist, ist das Gemüse verzehrbereit.

Fermentierter Rotkohl
ZUTATEN FÜR CA. 500 G

500 g Rotkohl
2 EL unpasteurisierter Bio-Apfelessig
3 EL Meersalz

1 Den Rotkohl putzen, fein hobeln und in Ringe schneiden.
2 Apfelessig, Salz und 1 l Wasser in eine große Schüssel füllen und so lange verrühren, bis das Salz aufgelöst ist. Anschließend den Rotkohl dazugeben und alles in ein großes, sauberes und keimfreies Einmachglas geben.
3 Das Glas gut verschließen und an einem warmen, dunklen Ort 3–4 Tage lagern. Dabei den Deckel 1–2 mal pro Tag öffnen, um die entstehenden Gase entweichen zu lassen. Danach in den Kühlschrank stellen. Der eingelegte Rotkohl kann bis zu 1 Monat aufbewahrt werden.

Naturally Good

Fermentierte Lebensmittel enthalten viele lebende, „gute" Mikroorganismen, die unsere Darmflora ins Gleichgewicht bringen und unsere Verdauung unterstützen. Ein hoher Gehalt an B-Vitaminen, Eisen und Zink sorgt zusätzlich für schöne Haut, Haare und Nägel. Das gebildete Vitamin C stärkt das Immunsystem. Auch ist Fermentiertes besonders bekömmlich, weshalb Menschen mit Darmbeschwerden diese Lebensmittel besser vertragen können.

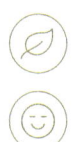

BLUMENKOHL-REIS

Blumenkohlreis ist ein tolles Basics-Beilagen-Rezept, das du jederzeit anstelle von Reis in deiner Küche verwenden kannst. Vor allem dann, wenn du es ein wenig „leichter" halten möchtest, ist Blumenkohlreis eine wunderbare Alternative. Auf Seite 188 findest du mein Rezept für gebratenen Blumenkohlreis asiatisch. Es schmeckt köstlich und du wirst den Unterschied zu gebratenem Reis kaum schmecken.

ZUTATEN FÜR 3–4 PORTIONEN
1 Blumenkohl
1 TL Olivenöl

❶ Für den Blumenkohlreis zuerst den Blumenkohl in größere Röschen teilen. Dann mit der Pulstaste in einem Mixer zerkleinern, bis etwa reisgroße Stücke entstehen. Du kannst ihn aber auch ganz einfach mit der Küchenreibe reiben (siehe Foto).

❷ Olivenöl in einer Pfanne erhitzen und den Blumenkohlreis bei mittlerer Hitze ca. 5 Minuten hellbraun anbraten.

Naturally Good

Blumenkohl ist ausgesprochen bekömmlich und gesund. Er enthält kaum Kohlenhydrate, dafür vor allem Ballaststoffe, was für unsere Verdauung und Darmgesundheit besonders wertvoll ist. Er besteht zu rund 90 Prozent aus Wasser, enthält praktisch kein Fett und auch kaum Zucker, dafür jedoch eine große Anzahl Antioxidantien und Nährstoffe, welche freie Radikale neutralisieren und die Gesundheit und auch die Schönheit der Haut fördern.

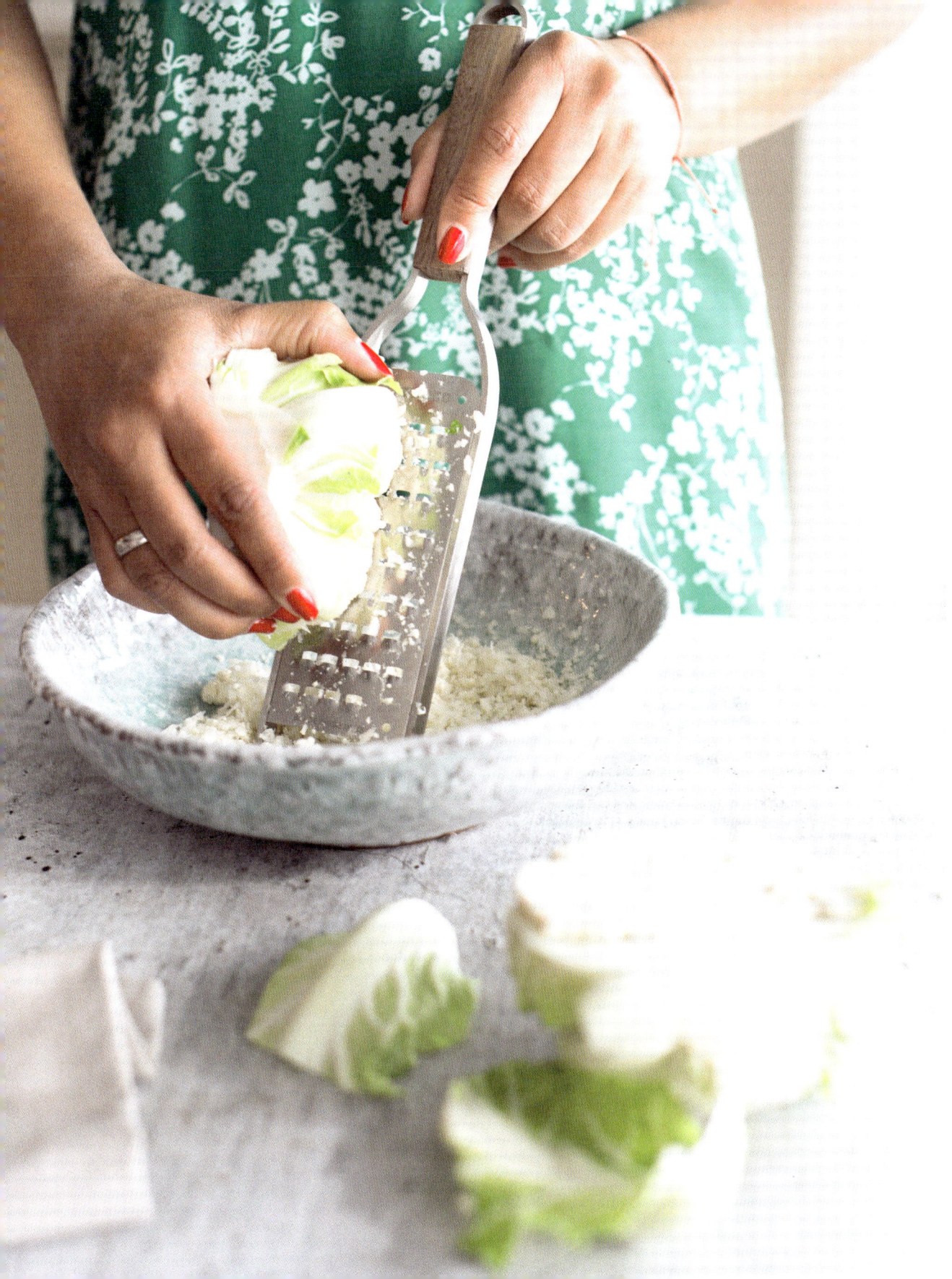

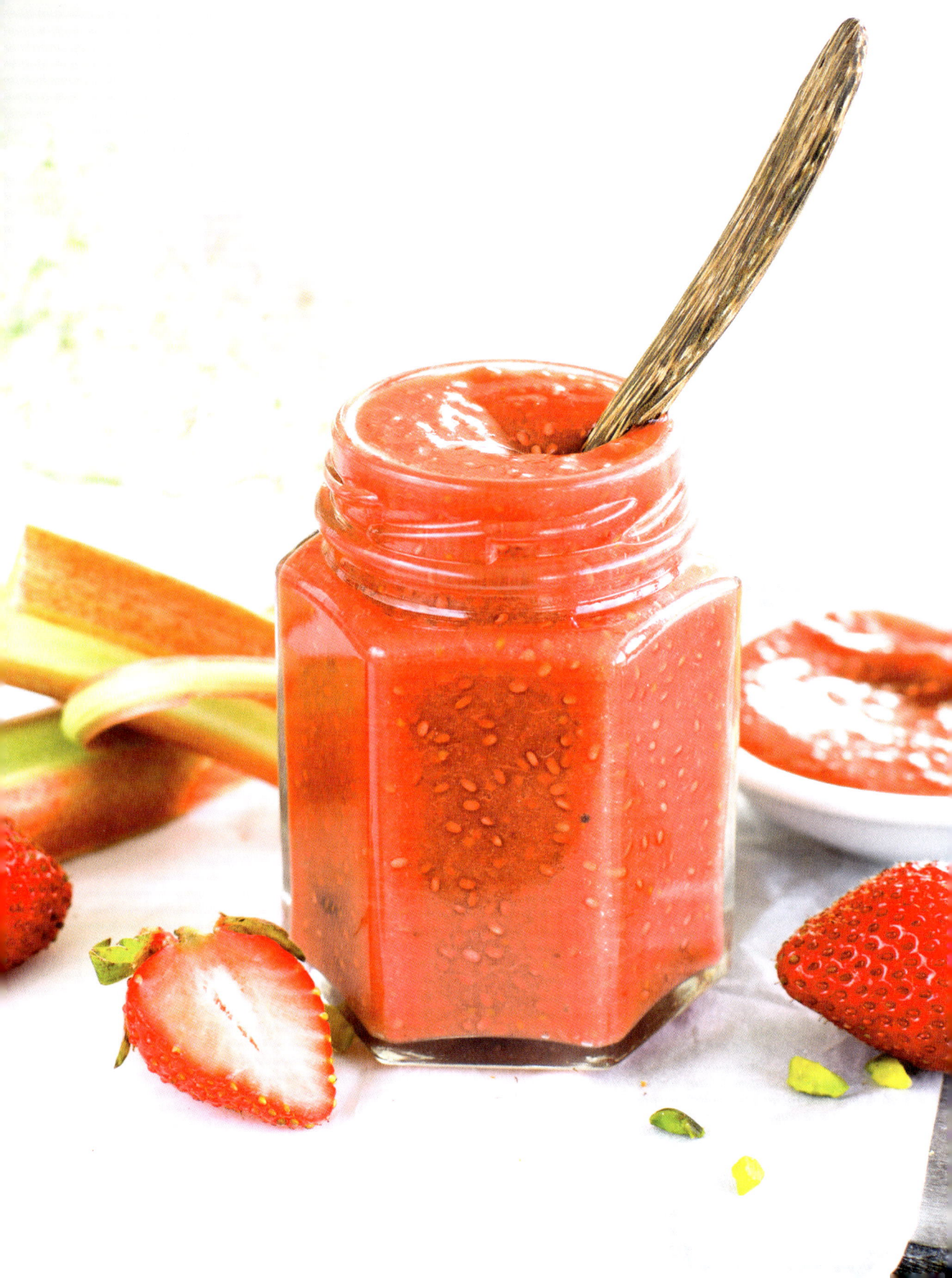

Gesunde
RHABARBER-ERDBEER-MARMELADE

Ob pur, zu Pancakes, Waffeln oder als fruchtige Süße im Porridge ... Als Frühstücks-Basic darf eine gesunde Marmelade nicht fehlen. Mein Marmeladen-Rezept wird ohne Gelier-zucker zubereitet und setzt stattdessen auf den vollen Fruchtgeschmack. Probiere es unbedingt aus. Es ist köstlich und funktioniert mit allen anderen Fruchtsorten genauso einfach.

ZUTATEN FÜR CA. 500 G MARMELADE

250 g frische Erdbeeren
250 g frischer Rhabarber
4 EL Kokosblütenzucker (nach Belieben)
½ TL Vanillepulver
6 EL Chia (ich verwende weiße Chiasamen)

1. Erdbeeren waschen, Erdbeergrün abschneiden und Früchte vierteln. Rhabarber waschen, schälen und in grobe Stücke schneiden.
2. Erdbeeren und Rhabarber mit 2 EL Wasser, Kokosblütenzucker und Vanille in einen Topf geben. Bei mittlerer Hitze unter ständi-gem Rühren so lange einkochen, bis die Früchte weich sind. Von der Herdplatte nehmen, die Früchte pürieren und die Chiasamen mit der Fruchtmasse verrühren. Die Masse ca. 15 Minuten quellen lassen und immer wieder umrühren, in ein Glasgefäß füllen und gut verschließen.
3. Falls dir die Marmelade zu flüssig erscheint, dann gib noch ein paar Chiasamen hinzu.

MEIN TIPP: Die Marmelade einfach in größerer Portion zubereiten und einen Teil einfrieren.

Naturally Good

Chiasamen sind proteinreich und liefern hochwertige Omega-3-Fettsäuren, die Entzün-dungsprozessen entgegenwirken. Da Chiasamen geschmacksneutral sind und nachquellende Eigenschaften besitzen, sind sie der einfachste Trick, um selbst gemachte Kompotte und Fruchtaufstriche gelierzuckerfrei zu halten. Als wahres Superfood sorgen sie in der Marmelade darüber hinaus noch für zusätzliche „Health Benefits". Die Marmelade hält sich gut verschlossen im Kühlschrank ca. 5–6 Tage und passt zu Joghurt, Pfannkuchen, Waffeln oder Müsli.

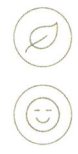

MANDELMILCH-BASISREZEPT

Ich habe tatsächlich kurz überlegt, ob ich die Zubereitung von Mandelmilch als Rezept mit ins Buch aufnehme – ganz einfach, weil sie so wahnsinnig schnell gemacht ist. Aus dem Feedback meiner Workshop-Teilnehmer weiß ich jedoch, dass nach wie vor nicht alle um die vielen gesunden Vorzüge und einfache Zubereitung Bescheid wissen. Deshalb darf es hier nicht fehlen. Mandelmilch verwende ich z. B. morgens im Latte Macchiato, trinke sie aber genauso gerne in eisgekühlten Shakes oder in Frühstücks-Smoothies. Übrigens kannst du dieses Rezept als Basisrezept für andere Nussmilch-Varianten verwenden. Wie wäre es zum Beispiel mit einer Walnuss- oder Pistazienmilch?

ZUTATEN FÜR 1 LITER MANDELMILCH
150 g Mandelkerne
1 Prise Meersalz

Die Mandeln über Nacht (8–12 Stunden) in reichlich Wasser einweichen. Vor der Zubereitung nochmals gut mit klarem Wasser abspülen. Mixe nun die Mandeln mit Salz und 1 l Wasser, bis alles sämig und fein ist. Anschließend wird die fertige Mandelmilch durch einen Nussmilchbeutel oder ein feines Haushaltstuch gesiebt. Die fertige Pflanzenmilch hält sich im Kühlschrank im Glasgefäß ca. 3 Tage.

MEIN TIPP: Verarbeite die ausgesiebte Mandelmasse! Du kannst sie zum Beispiel bei niedriger Temperatur im Backofen trocken und anschließend zum Backen verwenden.

BEAUTY-TIPP: Die Mandelmasse eignet sich ebenfalls hervorragend als Gesichtsmaske. Verwende dazu 2 EL Mandelmasse und mische diese mit 1 EL Honig. Die Haut ist nach dieser Maske wunderbar zart und weich.

REZEPT-VARIATION MIT DATTELN UND ZIMT Erwärme die Mandelmilch im Topf. Die Datteln in kleine Stücke schneiden und zusammen mit etwas Zimt in die heiße Milch rühren. Alles zusammen kurz aufkochen lassen und im Mixer fein mixen.

NUSSMILCH-VARIATIONEN Du kannst dieses Rezept als Basisrezept verwenden. Es funktioniert auch wunderbar mit anderen Nusssorten, wie zum Beispiel Walnüssen, Haselnüssen oder Pistazien.
Ich empfehle Nüsse vorher einzuweichen. Durch den Einweichvorgang lösen sich Stoffe wie Phytinsäure, Tannine und Enzyminhibitoren und nützliche Enzyme werden aufgebaut. Dadurch sind sie für deinen Körper verträglicher und können auch besser verwertet werden.
8–12 Stunden eingeweicht werden: Haselnüsse, Kürbiskerne, Mandeln, Paranüsse, Sesamsamen, Sonnenblumenkerne, Walnüsse, Pistazien.
Fetthaltige Nüsse wie Pekannüsse, Cashewkerne und Macadamianüsse müssen lediglich 2–3 Stunden eingeweicht werden.
Nicht eingeweicht werden Erdnüsse.

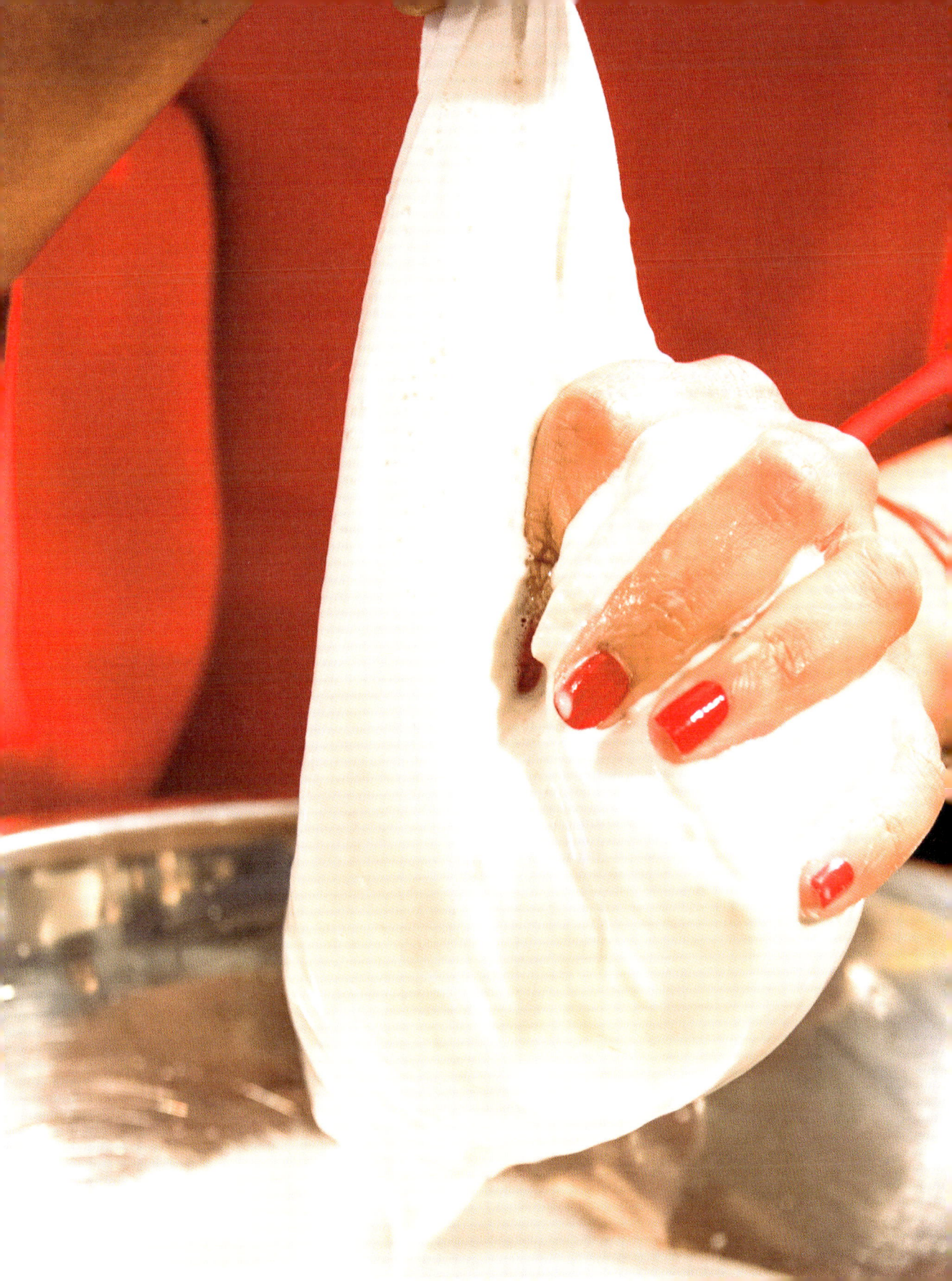

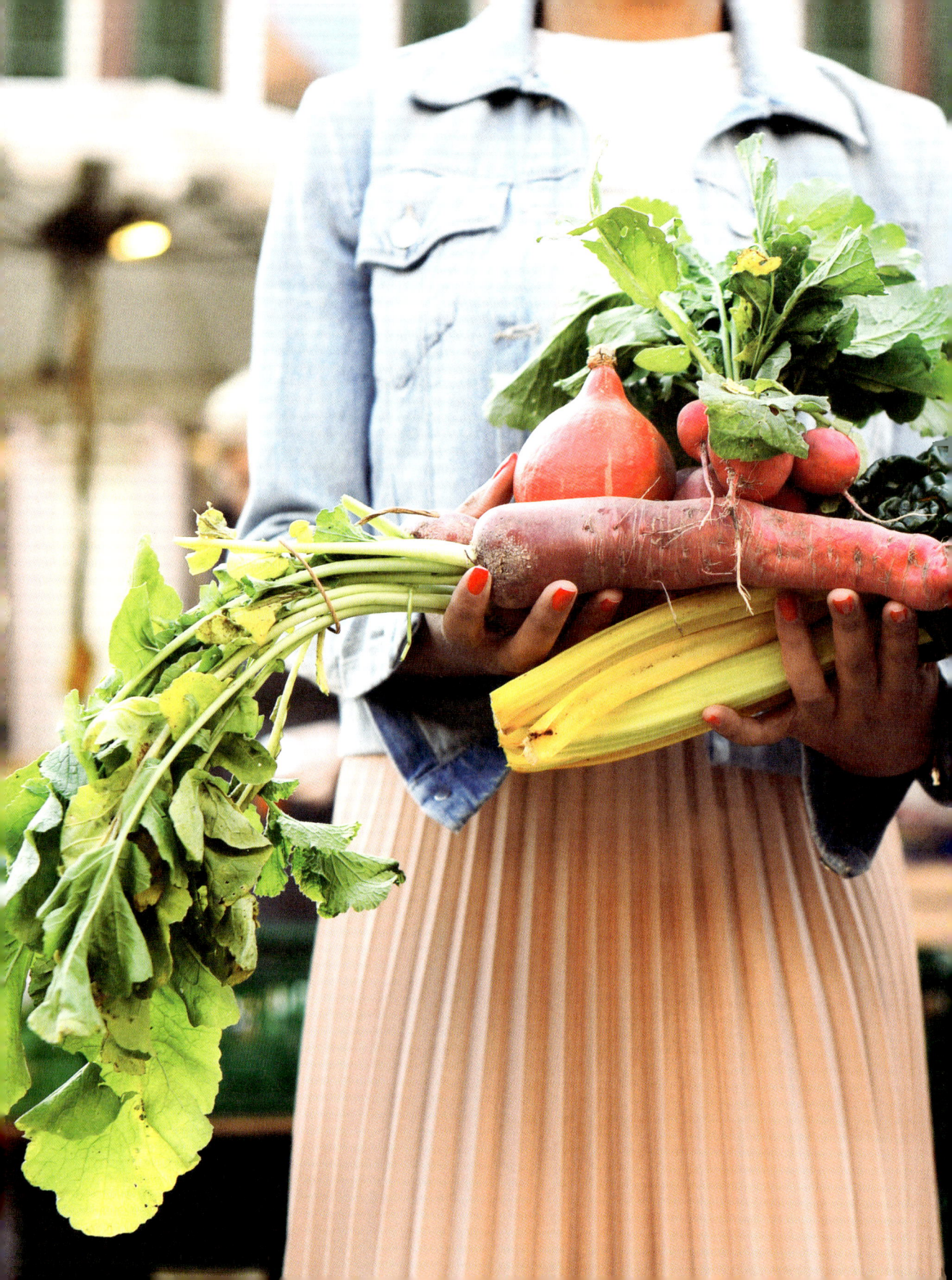

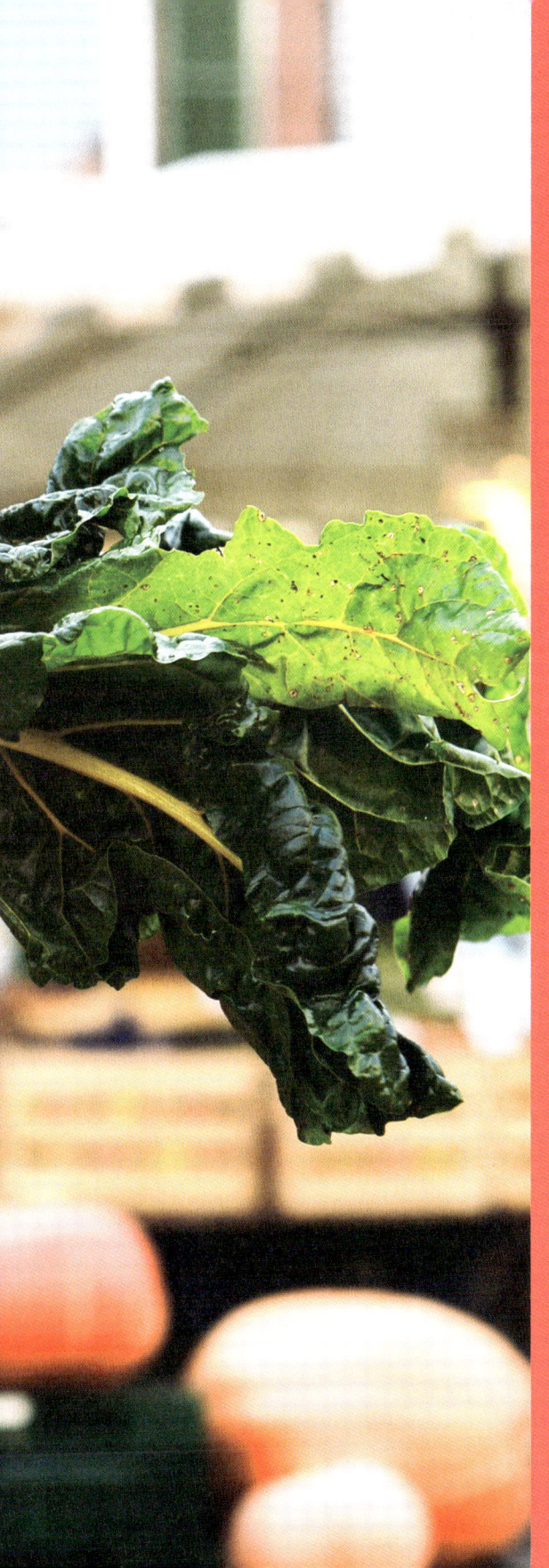

Ernähre dich gesund

*Lebensmittel sind Mittel, um zu leben.
Möchtest du ein einzigartiges Leben in
Fülle führen, dann achte auf dich
und iss gesund. Nutze das Beste, was die
Kraft der Natur zu bieten hat.*

Indem wir uns gezielt für oder gegen
bestimmte Nahrungsmittel entscheiden,
können wir gesundheitlich das Beste
für uns herausholen und das zusätzliche
Plus an Lebensenergie auf allen Ebenen
verbuchen.

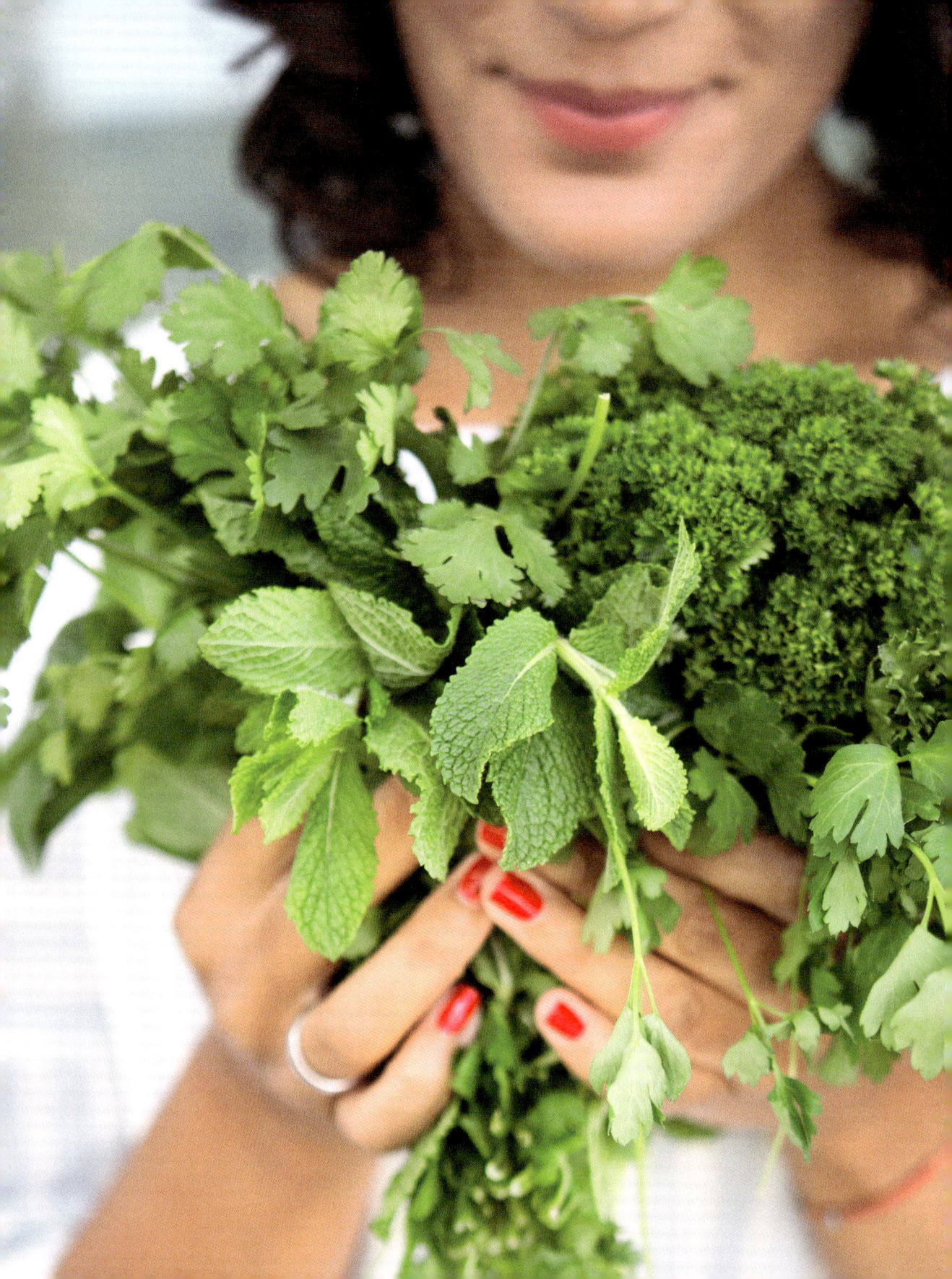

BIOAKTIV ERNÄHREN

Unsere Gesundheit, unsere Gedanken, unser allgemeines Wohlbefinden und unsere persönliche Ausstrahlung – all das ist untrennbar mit unserer Ernährung verknüpft. Nahrung nährt uns also nicht nur, sondern enthält gleichzeitig wertvolle Informationen, mit denen wir sowohl unsere positive Grundeinstellung als auch die Leistungsfähigkeit unseres Organismus zu seinem Vorteil beeinflussen können.

Indem wir uns gezielt für oder gegen bestimmte Nahrungsmittel entscheiden, können wir gesundheitlich das Beste für uns herausholen und gleichzeitig das zusätzliche Plus an Lebensenergie auf allen Ebenen verbuchen.

Bildlich gesehen kannst du dir deinen Körper wie einen Motor vorstellen. Damit er einwandfrei „läuft" und optimale Leistung bringt, benötigt er Energie. Bei deinem Körper ist das nichts anderes. Was für den Motor der richtige Kraftstoff ist, sind für die vielen hundert Billionen Zellen, aus denen du bestehst, die richtigen Nährstoffe. Mach dir bewusst, dass dein Körper jeden noch so kleinen „Happen" verwertet und zur Energiegewinnung nutzt. Der Schlüssel zu deiner Gesundheit liegt deshalb in der Auswahl deiner Lebensmittel. Je bewusster du deine Auswahl triffst und auf gute Quellen setzt, desto besser kannst du letztendlich auf ganzer Ebene davon profitieren.

In diesem Kapitel gehe ich kurz auf die Ernährungs-Basics ein, um dir vereinfacht zu erklären, wie alles miteinander zusammenhängt und was eine gute Ernährung ausmacht. Du erfährst alles über die positiven Effekte, die du durch eine Ernährung nach dem Naturally-Good-Prinzip verbuchen kannst, welche Quellen für dich ideal sind und wie du einen sanften Einstieg findest.

DAS PLUS AN LEBENSENERGIE

Wann immer möglich, entscheide ich mich für frische unbelastete Nahrungsmittel mit dem Plus an *bioaktiven Substanzen*. Das hört sich vielleicht im ersten Moment etwas wissenschaftlich an, ist es aber nicht. Bioaktiv ernähren heißt, sich für das Beste aus der Natur zu entscheiden und ganz nebenbei das Plus an Lebensenergie zu verbuchen. Bioaktive Substanzen sind in *Ballaststoffen, sekundären Pflanzenstoffen* und Verbindungen aus *fermentierten Lebensmitteln aus Obst und Gemüse* zu finden. Da sie antioxidativ, entzündungshemmend und blutdrucksenkend wirken, haben diese Substanzen eine besonders positive, gesundheitsfördernde Wirkung auf uns. Vor allem regionales Obst und Gemüse von Pflanzen, die auf einem natürlichen Boden gewachsen sind, vor der Ernte ausreifen konnten und möglichst frisch verzehrt werden, weisen einen besonders hohen Anteil bioaktiver Substanzen auf.

Über diese Ernährung führst du deinem Körper genau die Nährstoffe zu, die er dringend benötigt, um in Balance zu bleiben, kannst die vielen positiven Effekte sofort für dich verbuchen und brauchst dir über deine Nährstoffversorgung keinerlei Gedanken zu machen. Falls du jetzt der Meinung bist, dass diese Form der Ernährung eintönig oder aufwendig ist – keine Sorge, das Gegenteil ist der Fall. Es ist mir wichtig, bei meinen Rezepten auch das Plus an Genuss zu garantieren und darauf zu achten, dass alles mit Leichtigkeit in deinem Alltag verankert werden kann.

Den Tag starte ich zum Beispiel mit einem Glas Zitronenwasser mit Apfelessig (Seite 227), um die Stoffwechsel- und Ausscheidungsprozesse anzuregen. Im Anschluss daran gibt es ein köstliches Frühstück wie einen Hirsebrei mit Beeren, Nüssen und Samen (Seite 48). Wenn mittags wenig Zeit bleibt, dann bin ich ein Fan der schnellen Küche und liebe z.B. mein Rezept für Gebratenen Blumenkohlreis (Seite 188). Suppen und Eintöpfe sind immer eine wunderbare Möglichkeit, um viel frisches Gemüse darin zu „verstecken". Eine nährende Gemüsesuppe (Seite 214) oder einen leckeren Eintopf (Seite 187) finde ich am Abend immer besonders bekömmlich. Und selbst der Lust auf Süßes kannst du mit dieser Form der Ernährung auf eine genussvolle und gesunde Art und Weise begegnen. Du wirst jedoch schnell feststellen, dass die üblichen Heißhungerspitzen oder Tiefs am Nachmittag nach wenigen Tagen verschwunden sind. Und falls du doch mal Lust auf einen leckeren Snack für zwischendurch hast, dann mach ihn ganz einfach zur gesunden Nascherei. Ich greife in diesen Momenten gerne zu meinen selbst gemachten Energiekugeln (Seite 168), die aus Trockenfrüchten, Nüssen und Samen zubereitet sind und zum Kaffee am Nachmittag wie kleine Pralinen schmecken. All das entspricht bereits einer bioaktiven Ernährung. Dass diese Form der Ernährung gentechnisch veränderte Nahrung, industriell gehärtete Fette, Konservierungs- und künstliche Zusatzstoffe, die vor allem in Fertiggerichten und Fast Food zu finden sind, ausschließt, ist selbsterklärend. Diese Nahrungsmittel haben keinerlei Mehrwert für unseren Organismus. Sie schenken uns keine Lebensenergie, weshalb ich sie als „tote" Nahrungsmittel bezeichne.

HEILMITTEL UND WUNDERBARER JUNGBRUNNEN

Auch im Äußeren wirst du automatisch von einer bioaktiven Ernährung profitieren. Durch die hohe Mikronährstoffversorgung wird deine Zellgesundheit gestärkt, was die Regulation von Entzündungsprozessen positiv beeinflusst und für ein klareres und strafferes Hautbild, einen strahlenden Teint und kräftigere, vollere Haare als natürliche Begleiterscheinungen sorgt. Ich spreche in diesem Zusammenhang auch gerne von „Beauty inside out", ganz einfach, weil du dem Alterungsprozess hierbei auf ganz natürliche Weise begegnest und ihn entschleunigst.

Du wirst insgesamt wieder mehr Lebensfreude und Leichtigkeit in deinem Alltag versprühen und diese Lebensenergie auch auf alle anderen Bereiche übertragen.

12 gute Gründe für eine natürlich gute Ernährung:

1. Du stärkst dein Immunsystem.
2. Dein Stoffwechsel läuft auf Hochtouren.
3. Du hast mehr Power im Alltag.
4. Du verlierst bzw. regulierst dein Gewicht.
5. Deine Verdauung bleibt in Schwung.
6. Du entkommst Heißhungerattacken.
7. Du schläfst besser.
8. Du hast gesunde Vitalwerte.
9. Du brauchst dir um deine Nährstoffverteilung keine Gedanken machen.
10. Du entkommst dem Tief am Nachmittag.
11. Du wirst aktiver.
12. Du entschleunigst den Alterungsprozess auf natürliche Weise und strahlst von innen und außen.

Aus meiner Erfahrung weiß ich, dass die Verunsicherung rund um die optimale Nährstoffverteilung groß ist. In der Regel geht es immer um Fragen wie: „Wie viel wovon ist überhaupt noch gesund?" Dazu besteht eine weitere Unsicherheit darin, den optimalen Bedarf über den Tag verteilt zu ermitteln. Ich finde, du solltest dich hier nicht verrückt machen lassen, sondern deinem Körper vertrauen. Ein gewisses Basiswissen hilft dir dabei, bestimmte Mechanismen besser zu verstehen.

Keine Angst vor Kohlenhydraten

Kohlenhydrate per se zu verteufeln, ist für mich der falsche Ansatz. Sie sind wichtige Energielieferanten für deinen Körper, auf die er im Bedarfsfall schnell zurückgreift. Ihre wichtigste Aufgabe ist es, dein Gehirn und deine Muskeln mit Energie zu versorgen. Je nachdem wie aktiv du bist, kann dein Körper auf diese Energiereserven besonders schnell zurückgreifen. Allerdings liegt genau hier der eigentliche Knackpunkt, denn heutzutage nehmen wir in der Regel täglich viel zu viele Kohlenhydrate auf. Dazu kommt der allgemeine Mangel an Bewegung, um den Kohlenhydrat-Überschuss zu verbrennen, weshalb dein Körper schnell mit dem Zuviel überfordert ist und dieses als Fettdepots am Bauch und in inneren Organen, wie der Leber, einlagert. In diesem Zusammenhang ist es für dich vielleicht auch interessant zu wissen, dass dein Körper nicht zwingend Kohlenhydrate benötigt, um seine Stoffwechselprozesse aufrechtzuerhalten. Zum einen, weil er sie in geringen Mengen selbst herstellen kann – nämlich aus Eiweiß – zum anderen, weil er auch mit Fett und Eiweiß leistungsfähig wäre. Allerdings entspricht es nicht meiner Philosophie, auf komplette Nahrungsbausteine zu verzichten, vor allem, weil diese Form der Ernährung auf die Dauer unentspannt, eintönig und nur schwer durchzuhalten ist. Kohlenhydrate sind ja nicht nur in Nudeln, Reis und Kartoffeln zu finden, sondern auch in Gemüse, Obst und Salat.

Im Körper werden Kohlenhydrate unterschiedlich verdaut. Wichtig zu wissen: Es gibt *einfache* und *komplexe* Kohlenhydrate, die zu einem unterschiedlichen Anstieg des Blutzuckers führen.

Sag ja zu komplexen Kohlenhydraten!

Bei komplexen Kohlenhydraten braucht dein Körper viel länger, um sie in seine Bestandteile zu zerlegen. Du bleibst länger satt und der Blutzuckerspiegel stabil, was Heißhungerattacken vorbeugt. Das merkst du zum Beispiel daran, dass ein Getreidebrei länger sättigt als eine Scheibe Weißbrot oder ein Schokoriegel.

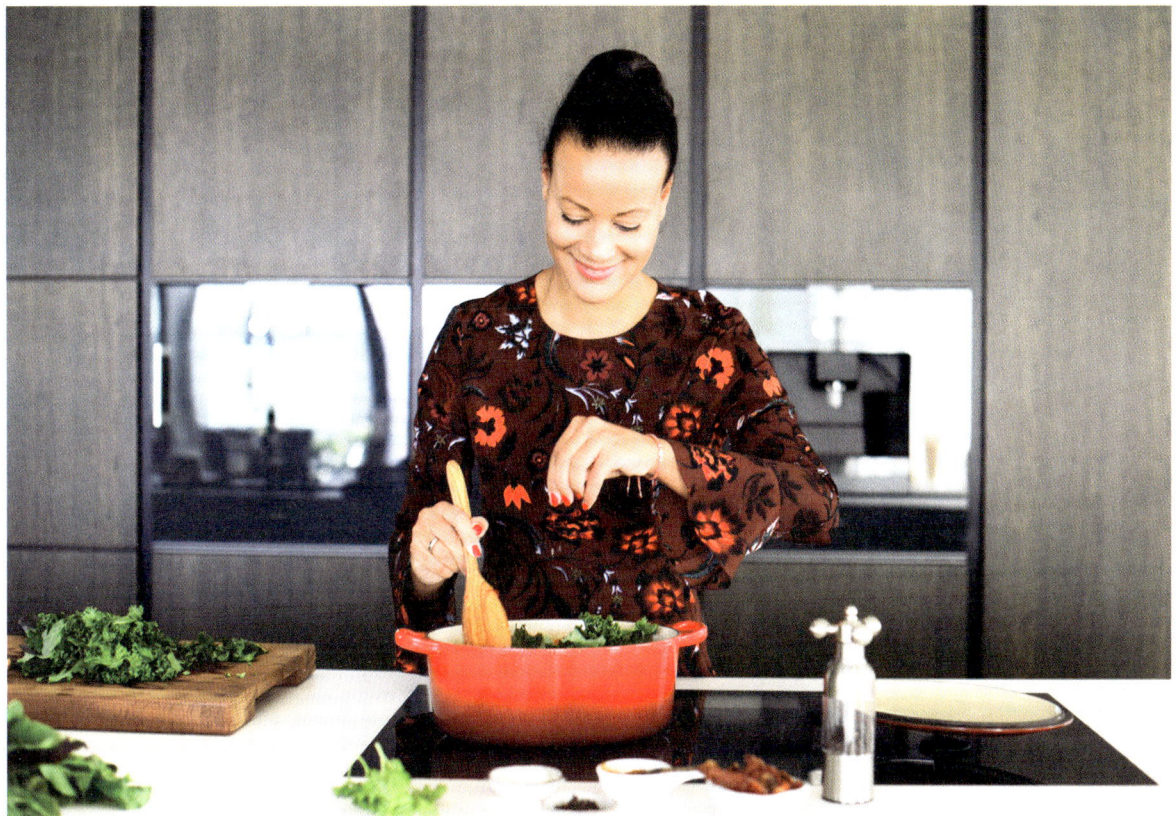

Einfache Kohlenhydrate hingegen, die in Fertiggerichten, Süßigkeiten oder zuckerhaltigen Getränken zu finden sind, fördern Heißhungerattacken und eine erhöhte Insulinausschüttung, was deine Fettverbrennung blockiert. Diese empfehle ich dir so oft wie möglich links liegen zu lassen.

ÜBRIGENS → Da Obst Fruchtzucker enthält, zählt es zwar streng genommen zu den einfachen Kohlenhydraten, liefert aber auch jede Menge wertvolle Vitamine, Mineralstoffe, Ballaststoffe und sekundäre Pflanzenstoffe, weshalb es zu den komplexen Kohlenhydraten gezählt wird. Mein Tipp: Greife auch bei Obst öfter mal zu zuckerärmeren Sorten, wie zum Beispiel Beerenobst, um Blutzuckerschwankungen vorzubeugen.

Gute komplexe Kohlenhydrate findest du in:
- Gemüse wie Spinat, Möhren, Pilzen
- Obst wie Beeren, Avocados, Rhabarber
- Nüssen und Samen wie Mandeln, Cashewkernen, Chia- und Leinsamen
- Vollkornprodukten wie Brot, Vollkornnudeln, Vollkorngetreide
- Pseudogetreide wie Amarant, Hirse, Buchweizen
- Hülsenfrüchten wie Linsen, Kichererbsen, Bohnen

MEIN RAT AN DICH FÜR DEN KOHLENHYDRAT-DSCHUNGEL → Viel wichtiger, als dir permanent den Kopf über Kohlenhydrate zu zerbrechen, ist es, die richtigen Quellen zu kennen und einen gesunden Mittelweg in Bezug auf deine Vorlieben zu finden. Alles andere wäre mit Blick auf ein entspanntes, glückliches Leben kontraproduktiv. Bei mir ist es zum Beispiel so, dass ich kohlenhydratreichere Mahlzeiten eher in meine Frühstücks- und Mittagsmahlzeiten verteile, auch weil ich am Morgen Sport treibe und es abends einfach bekömmlicher finde, wenn mein Körper nicht mehr ganz so viel Verdauungsarbeit leisten muss. Jedoch muss das, was mir guttut, nicht zwangsläufig auch für dich passen. Mein Devise heißt deshalb: Probiere dich aus, spüre in dich hinein und höre auf dein Bauchgefühl, finde einen Mittelweg.

Mach dich nicht verrückt in Bezug auf Eiweiß!

So heiß, wie Kohlenhydrate diskutiert werden … Eiweiß (Protein) steht ihnen in nichts nach. Protein gilt als Sattmacher und wunderbarer Figurschmeichler. Viele schwören auf das nötige Eiweißplus, weshalb sogar ganze Diäten auf einer eiweißbetonten Ernährung aufbauen. Aber was verrät der Blick hinter die Kulissen dieses großen Nährstoffbausteins? *Ist Eiweiß für unsere Ernährung wirklich so unentbehrlich und wenn ja, welche Quellen sind die richtigen?* In erster Linie ist Eiweiß für den Aufbau und die Instandhaltung bestimmter Körperstrukturen und Funktionen verantwortlich. Unsere Muskulatur ist mit einem Anteil von ca. 60 Prozent des Gesamtkörpereiweißes der Hauptspeicher für Protein bzw. Aminosäuren. Eiweiß benötigt unser Körper aber nicht nur zum Muskelaufbau und -erhalt, sondern für viele weitere wichtige Prozesse wie Stoffwechselfunktionen sowie als Hormone und Enzyme oder Antikörper bei einem Infekt. Eine ausreichende Eiweißzufuhr über deine Ernährung macht also durchaus Sinn.

Warum ist Eiweiß so wichtig?

Proteine bestehen aus Ketten von kleinen Bausteinen, den sogenannten Aminosäuren. Einige davon kann unser Körper nicht selber herstellen. Diese müssen über die Nahrung aufgenommen werden. Damit ist Eiweiß für deine Gesundheit essentiell. Es gibt aber noch viele weitere wichtige Aspekte, die für eine ausreichende Proteinzufuhr sprechen, denn wenn der Körper genügend Nahrungseiweiß aufgenommen hat, ist er zufrieden und sendet Sättigungssignale aus. Sprich: Über eine optimale Eiweißzufuhr kannst du Heißhungerattacken vorbeugen. Hier sind vor allem die pflanzlichen Eiweißquellen hervorzuheben, die aufgrund ihres hohen Ballaststoffgehalts lange satt halten. MEIN TIPP → Greife anstatt zur Tafel Schokolade öfter mal zu Nüssen und Samen. Mandeln sind zum Beispiel sehr eiweißreich und ein toller Snack für zwischendurch.

Wie viel Eiweiß pro Tag ist empfehlenswert?

Die empfohlene Dosis liegt bei etwa 25–30 Gramm Eiweiß pro Mahlzeit. Deinen individuellen Bedarf kannst du ganz einfach anhand deines Körpergewichts ermitteln. Hier rechnest du mit ca. 0,8–1,2 Gramm Eiweiß pro Kilogramm Körpergewicht. Berechnet an einer 60 Kilogramm schweren Frau ergibt sich somit ein Gesamttagesbedarf von ca. 72 Gramm Eiweiß. Für eine bessere Verwertung und Aufnahme deines Körpers ist es jedoch wichtig, diesen Bedarf nicht in eine Mahlzeit zu stecken, sondern ihn über den Tag zu verteilen. In diesem Fall ergibt sich eine Menge von ca. 24 g Eiweiß pro Mahlzeit.

MEIN RAT AN DICH → Lass dich von dem Rechenbeispiel nicht verunsichern. Wenn du dich ausgewogen und bioaktiv ernährst und keinen erhöhten Bedarf hast (z.B. weil du Leistungssportler bist), nimmst du ausreichend Eiweiß über deine tägliche Nahrung zu dir. Pflanzliche Quellen wie Hülsenfrüchte, Bohnen, Nüsse und Samen sind besonders gute Eiweißquellen, aus denen du immer wieder schöpfen kannst. Hast du zum Beispiel gewusst, dass in 100 Gramm Leinsamen fast 25 Gramm Eiweiß oder in 100 Gramm Linsen ca. 23 Gramm Eiweiß enthalten sind? Mit der richtigen Auswahl schaffst du es spielend, deinen Bedarf über den Tag verteilt zu decken.

Auf Seite 159 findest du ein einfaches Rezept für selbst gemachtes Eiweißpulver. Morgens oder nach dem Sport bereite ich mir daraus einen leckeren Shake zu und fühle mich rundum gut versorgt. Zusätzlich kannst du über den Tag verteilt immer wieder für das nötige Eiweißplus sorgen, indem du z.B. Salate und Frühstücksmahlzeiten mit Nüssen und Samen anrichtest. Das bringt nicht nur Geschmack, sondern sättigt zusätzlich, was Heißhunger ausschaltet.

In welchen Nahrungsmitteln steckt die meiste Proteinpower?

Proteine werden in tierische und pflanzliche Quellen unterteilt. Um dich ausgewogen und gesund zu ernähren, musst du dich nicht für oder gegen tierisches oder pflanzliches Eiweiß entscheiden. Alle essentiellen Aminosäuren sind sowohl in tierischen als auch in pflanzlichen Eiweißquellen enthalten.

Eine überwiegend pflanzenbetonte Ernährung ist jedoch insgesamt förderlicher für deine Gesundheit. Pflanzliches Eiweiß aus Nüssen, Samen, Gemüse, Hülsenfrüchten und Getreide enthält zusätzliche Mikronährstoffe wie Vitamine, Mineralien, Ballaststoffe und Spurenelemente. Gegenüber tierischem Eiweiß weist es daher einen deutlich geringeren Fett- und Kalorienanteil auf und ist zudem cholesterinfrei. All das kommt deiner Gesundheit zugute. Ein guter Richtwert, an den ich mich in meiner Ernährung halte, heißt: Mindestens 80 Prozent pflanzliches und maximal 20 Prozent tierisches Protein. Ich esse nicht viele tierische Lebensmittel und wenn, dann mit Bedacht. Hierbei ist es für mich wichtig zu wissen, wo sie herkommen, und diese ausschließlich aus nachgewiesener biologischer Herkunft einzukaufen.

MERKE → Eiweiß sättigt, kurbelt den Stoffwechsel an und steigert die Fettverbrennung. Über eine optimale Eiweißzufuhr kannst du dein Gewicht natürlich regulieren. Nimmst du dagegen zu wenig Eiweiß über deine Nahrung auf, bist du nicht richtig gesättigt und riskierst gleichzeitig einen Abbau deiner Muskulatur sowie der lebensnotwendigen Körperfunktionen.

Gute pflanzliche Eiweißquellen findest du in:

- Hülsenfrüchten wie (Kicher-)Erbsen, Linsen oder Bohnen …
- Vollkorngetreide wie Haferflocken und Dinkel-Vollkornmehl …
- Pseudogetreidesorten wie Amarant, Hirse, Buchweizen, Quinoa …
- Nüssen und Samen wie Mandeln, Kürbiskernen, Hanfsamen, Sonnenblumenkernen, Walnüssen, Chiasamen, Leinsamen …
- Sprossen und grünem Blattgemüse wie Spinat, Sojasprossen, Grünkohl, Mangold …

Keine Angst vor Fetten!

Bestimmt hast auch du schon mal Sätze wie: „Fett macht fett!" zu Ohren bekommen. Fett hat leider immer noch den Ruf, schlecht und ungesund zu sein, was sehr schade ist. Tatsächlich ist Fett ein wichtiger Energielieferant, der in vielen lebensnotwendigen Prozessen innerhalb des Körpers eine bedeutende Rolle spielt. Fett dient als Energiespeicher, Isoliermaterial, schützt unsere inneren Organe und ist für die Aufnahme der fettlöslichen Vitamine (E, D, K, A) zuständig. Wenn du dich für die „richtigen" Nahrungsfette entscheidest, kannst du sogar deine Fettverbrennung steigern und dein Gewicht regulieren. Fett ist damit essentiell, und ein Mangel an guten Fetten schadet deiner Gesundheit mindestens genauso sehr wie Fette kategorisch aus deiner Ernährung zu streichen. Zudem ist Fett in erster Linie ein wunderbarer Geschmacksträger in deinen Mahlzeiten und sorgt für ein natürliches Sättigungsgefühl. Warum solltest du darauf also verzichten, zumal ich mir eine komplett fettfreie Mahlzeit außerdem ziemlich unspektakulär und fade vorstelle.

Am meisten überrascht mich jedes Mal wieder die Frage danach, ob Nüsse ungesund sind. Nüsse gehören zu einer der gesündesten Fett- und übrigens auch gleichzeitig Eiweißquellen überhaupt. Nüsse, wie (ungesalzene) Erdnüsse, sind immer in meiner Vorratskammer zu finden. Ein klas-

sischer Snack-to-go und eine gesunde Gewohnheit aus Nigeria, wo es an jeder Ecke frische Erdnüsse mit Bananen zu kaufen gibt. Wenn ich unterwegs oder im Alltag sehr eingespannt bin, kann dieser Snack auch gerne mal eine ganze Mahlzeit überbrücken.

Aber zurück zu Fett und der Frage, ob Nüsse eine gesunde Fettquelle sind. Ja, das sind sie, aber sicherlich kann es nicht darum gehen, sich ausschließlich von Nüssen zu ernähren. Wie bei allem in Sachen Ernährung kommt es am Ende auf das gesunde Maß an. 1–2 Handvoll Nüsse am Tag, was ca. 30–50 Gramm entspricht, sind absolut empfehlenswert und gesund.

Entscheide dich für gesunde Fette und mach den Ölwechsel von Omega-6 zu Omega-3.

Hochwertige Nahrungsfette sollten unbedingt täglich auf deinem Speiseplan stehen. Du findest sie in Avocados, Nüssen, Samen und vielen Ölen. Sie stärken deine Zellgesundheit, regulieren die Insulinausschüttung und wirken der Entstehung von „stillen" Entzündungen entgegen. Das gilt vor allem für die essentiellen Omega-3-Fettsäuren, von denen wir über die Ernährung in der Regel zu wenig aufnehmen. Entscheidend ist deshalb: Achte bei deiner Auswahl auf die Qualität der Fette und nimm mehr der entzündungshemmenden Omega-3-Fettsäuren auf! Gute Omega-3-Quellen sind in Lein- und Chiasamen und -öl, Flohsamen, Weizenkeimöl, Algen, Lachs, Kabeljau und Hering zu finden. Aufgepasst: Da hochwertige Öle hitzeempfindlich sind, eignen sie sich im Alltag besser zum Verfeinern deiner Gerichte. Leinöl gebe ich zum Beispiel über meine Salate oder auch morgens ins Müsli. Eine Auswahl für gesunde Fette für den Alltag findest du ab Seite 73.

Bitte meiden!

Trans-Fettsäuren, die durch industrielle Härtung, durch eine starke Erhitzung und in Fertignahrungsmitteln wie Chips und Fast Food zu finden sind, gehen mit einem erhöhten Risiko für Stoffwechsel- und Herzerkrankungen einher. Diese solltest du deiner Gesundheit zuliebe so oft wie möglich links liegen lassen.

MEIN TIPP FÜR DEN UMGANG MIT FETTEN IM ALLTAG → Bevorzuge gute Fettquellen aus Nüssen und Samen, Oliven oder Avocados. Setze auf hochwertige Omega-3-Fettquellen und senke (meide) die Zufuhr von Transfetten.

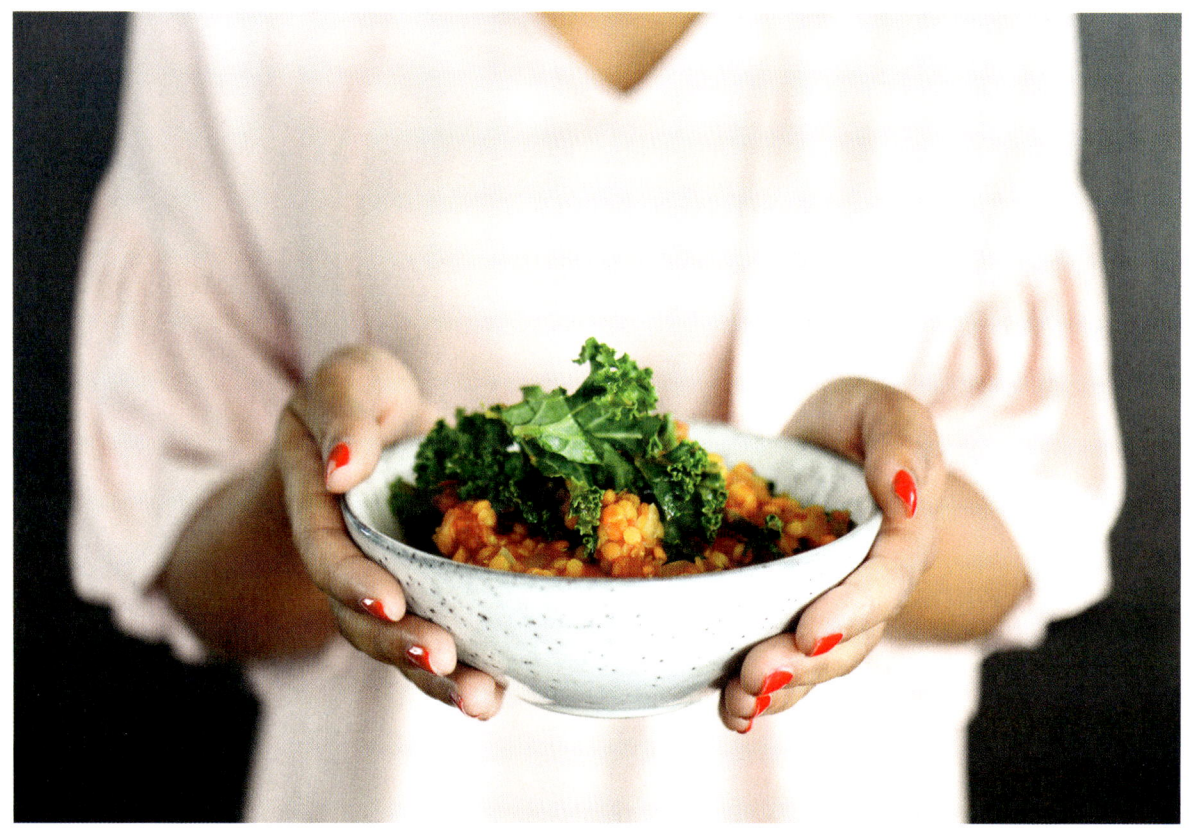

WIE VIELE MAHLZEITEN AM TAG SIND EMPFEHLENSWERT?

Diese Frage bekomme ich regelmäßig gestellt. Ich möchte deshalb hierauf kurz eingehen, jedoch keine generelle strenge Empfehlung hierzu abgeben, da ich davon überzeugt bin, dass unser Körper, wenn wir uns selbst und unsere Bedürfnisse endlich wieder besser spüren lernen, uns seinen eigenen Rhythmus ziemlich genau vorgibt. Sprich: Je achtsamer du deine Nahrungsaufnahme gestaltest und mit dir selbst umgehst, desto eher wirst du ein natürliches Gespür dafür entwickeln, was dein Körper wie oft und wann benötigt.

Aus meiner persönlichen Erfahrung heraus kann ich sagen, dass zwei bis drei Hauptmahlzeiten für dein allgemeines Wohlbefinden in der Regel bekömmlicher sind, als über den ganzen Tag verteilt zu snacken. Indem du deinem Körper zwischen den einzelnen Mahlzeiten 4–5 Stunden Ruhe gönnst, gibst du deinem Blutzuckerspiegel und Insulin ausreichend Zeit, vollständig abzusinken und Fett abzubauen. Isst du dagegen zu oft und zu viele der schnell verdaulichen Kohlenhydrate, blockiert Insulin als Fettspeicherungshormon deine Fettverbrennung und lagert dieses in den Zellen ein.

Es spricht grundsätzlich nichts gegen Snacks, weshalb du in diesem Buch eine große Auswahl gesunder Snackrezepte findest. Was ich damit sagen möchte, ist, dass du einen achtsamen Umgang für dich finden und das ständige Snacken deiner Gesundheit zuliebe nicht zur Gewohnheit werden sollte.

Gib dir Zeit. Längere Fastenzeiten sind empfehlenswert: Intervallfasten

Vielleicht hast du schon mal von Intervallfasten gehört? Beim Intervallfasten geht es darum, deinem Körper längere (13- bis zu 16-stündige) Essenspausen zu gönnen. Alles andere bleibt gleich. Du verzichtest beim Intervallfasten also nicht auf komplette Mahlzeiten, sondern dehnst lediglich die Abstände dazwischen aus, um deinem Verdauungssystem eine längere Pause zu gönnen.

Die gängigste Methode ist die 16:8-Methode, bei der du innerhalb von 8 Stunden isst und die restlichen 16 Stunden fastest.

Was passiert beim Intervallfasten?

Durch längere Essenspausen werden deine Zellen zum „Entrümpeln" angeregt (Selbstentgiftungsmechanismus/Autophagie). Während dieser Phase greifen sie auf ihre eigenen Reserven wie eingelagertes Fett zurück und verwerten es zur Energiegewinnung. Dadurch werden sowohl Körperfett als auch das Fett in deinen Organen reduziert, was wiederum vor unterschiedlichen Krankheiten wie Demenz oder Stoffwechselerkrankungen schützen kann. Obwohl hierzu noch nicht alle Erkenntnisse abschließend vorliegen, soll regelmäßiges Intervallfasten äußerst positive Auswirkungen auf unser Wohlbefinden und unsere Gesundheit haben.

Ab und an eine längere „Pause" einzulegen, soll aber noch weitere gesundheitliche Vorteile haben. Nachts wird das Wachstumshormon Somatotropin produziert – allerdings erst nach einer zwölfstündigen Essenspause. Dieses Hormon fördert den Fettabbau, den Muskelaufbau und schützt deine Zellgesundheit. Hin und wieder ganz aufs Abendessen zu verzichten bzw. die Abstände zwischen den Mahlzeiten auszudehnen, macht also durchaus Sinn.

MEIN TIPP -> Greife abends zu tryptophanhaltigen Lebensmitteln wie Mandeln, Sesam, Datteln oder Cashews. Sie werden in das Glücks- und Beruhigungshormon Serotonin umgebaut und fördern einen entspannten Schlaf. Anstelle einer ganzen Abendmahlzeit kannst du hin und wieder auch meine Blaue Moon Milk (Seite 213) für eine „Himmlische Nacht" ausprobieren. Sie ist eiweißreich und aus tryptophanhaltigen Nahrungsmitteln wie Mandeln und Datteln zubereitet. Das sorgt für ein sanftes Ein- und gutes Durchschlafen.

So baust du Intervallfasten in deinen Alltag ein:

Da dein Körper nachts mit unterschiedlichen Verdauungs-, Abbau- und Entgiftungsprozessen beschäftigt ist, bietet es sich an, die Schlafens- bzw. Nachtzeit als längere Fastenperiode miteinzubeziehen. Im Grunde genommen gewährst du deinem Körper dadurch lediglich eine etwas längere Pause als sonst üblich, was neuesten Erkenntnissen viele gesundheitliche Vorteile haben soll.

Bei mir ist es zum Beispiel so, dass ich dieses Modell schon seit Jahren intuitiv praktiziere – einfach weil ich früh morgens noch keinen Bissen herunterbekomme. Als Kind war das für mich und meine Eltern gar nicht so leicht hinzunehmen, denn in die Schule zu gehen, ohne vorher ausgewogen zu frühstücken, entsprach nicht ihren Vorstellungen. Natürlich meinten sie es in den Momenten nur gut, aber für mich war das ehrlich gesagt ein Horror, morgens so früh essen zu müssen. Mein Frühstück habe ich ja auch nie komplett ausfallen lassen, sondern dieses einfach in den etwas späteren Vormittag zwischen 10.00 und 11.00 Uhr verschoben.

MEINE EMPFEHLUNG FÜR DICH -> Intervallfasten ist definitiv kein Muss, aber einen Versuch wert. In erster Linie geht es darum zu schauen, womit du dich wohlfühlst und was dir guttut. Um ein gesundes Gespür für den eigenen Körper zu entwickeln, ist es wichtig, auf die eigenen Bedürfnisse zu hören. Wenn du dich mit deinem Mahlzeitenrhythmus rundum wohlfühlst, dann gibt es keine Veranlassung, das zu ändern. Dein Körper sagt dir nämlich ziemlich genau, was er gerade braucht und was nicht.

Vielleicht fühlst du dich aber unwohl oder sehnst dich nach Entlastung? Dann probiere Intervallfasten einfach mal aus, um zu schauen, wie es dir damit ergeht. Gib dir jedoch Zeit. Bis sich dein Körper mit den neuen Gewohnheiten durch längere Esspausen angefreundet hat, können durchaus ein paar Wochen vergehen.

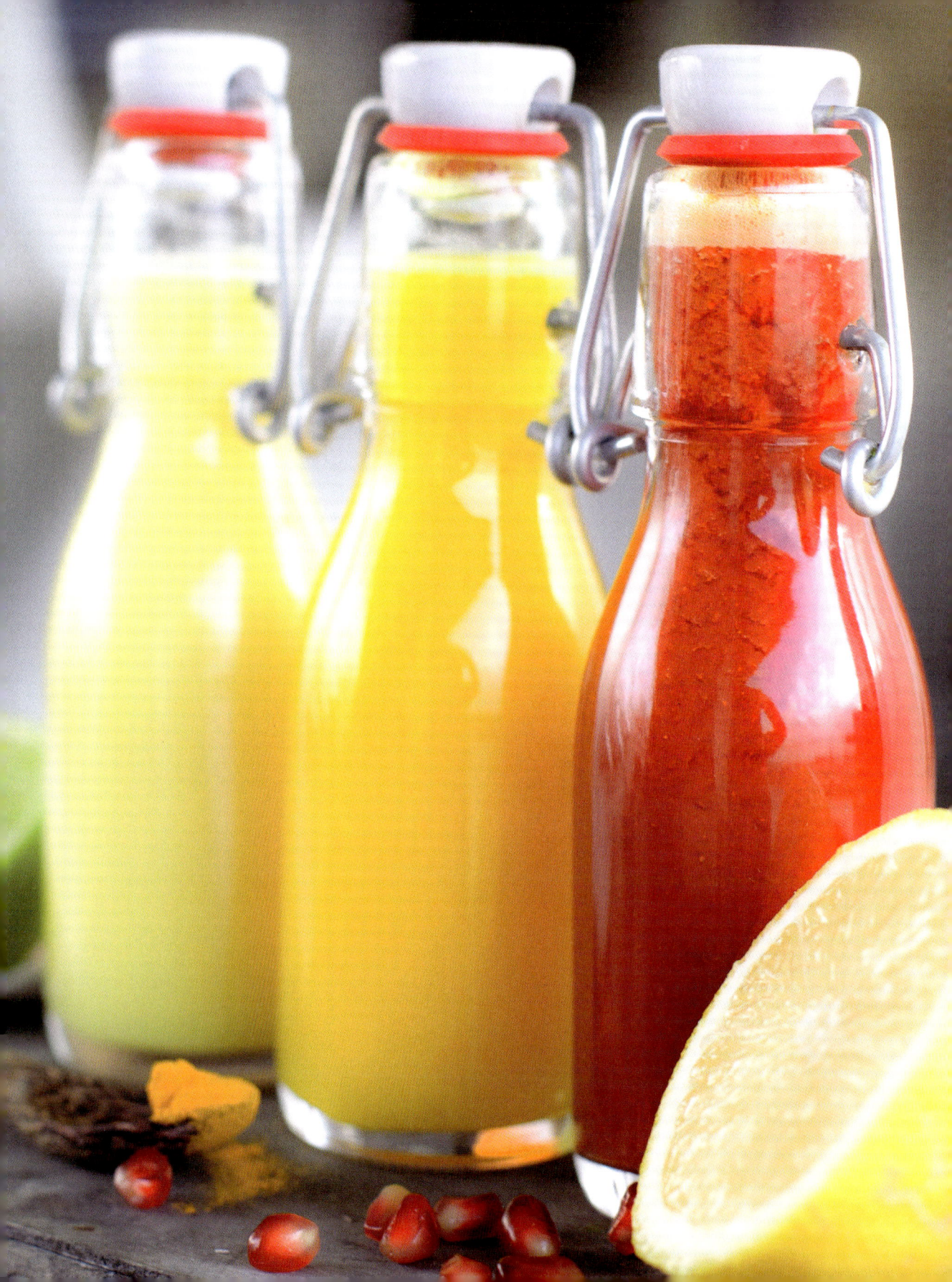

INGWERSHOTS

Wie sehr ich doch dieses kleine, hochkonzentrierte Getränk liebe, da seine Wirkung ordentlich wachrüttelt. Ein Ingwershot aktiviert das Herz-Kreislauf-System und den Stoffwechsel und sorgt am Morgen für einen richtigen Energy Boost. Die enthaltenen Scharfstoffe wärmen von innen. Vor allem morgens spürst du förmlich, wie Ingwer die körpereigenen Kräfte mobilisiert und als Wachmacher fungiert. Ich trinke Ingwershots regelmäßig als Teil meiner Morgenroutine.

Ingwershot klassisch
ZUTATEN FÜR 1–2 SHOTS
1 Orange
1 Zitrone
1 daumengroßes Stück Ingwer
1 Prise Cayennepfeffer
1 TL Reissirup oder Honig

Orange und Zitrone pressen. Ingwerknolle in der Saftpresse auspressen oder im Mixer fein mixen. Anschließend alle Zutaten miteinander mischen.

Ingwer-Kurkuma-Shot
ZUTATEN FÜR 1–2 SHOTS
1 Orange
1 Grapefruit
1 daumengroßes Stück Ingwer
1 daumengroßes Stück Kurkuma
  (oder ½ TL Kurkumapulver)
1 TL flüssiges Kokosöl

Orange und Grapefruit auspressen. Ingwerknolle und Kurkuma in der Saftpresse pressen oder im Mixer fein mixen. Anschließend alle Zutaten miteinander mischen.

MEIN TIPP: Bereite Ingwershots gleich in größerer Menge zu. Gekühlt halten sie sich nämlich wunderbar mehrere Tage im Kühlschrank.

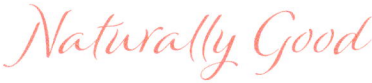

Ingwer stärkt dein Immunsystem, aktiviert den Stoffwechsel, steigert die Fettverbrennung und besitzt zahlreiche antientzündliche Eigenschaften sowie einen enorm hohen Antioxidantienanteil. Antioxidantien schützen unsere Zellen vor freien Radikalen, was sich wiederum positiv auf unsere Hautgesundheit auswirkt und mit einer Verzögerung von Altersvorgängen in Zusammenhang gebracht wird. Ein Ingwershot ist daher ein echter Alleskönner.

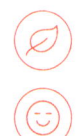

GOOD MORNING SMOOTHIE
mit selbstgemachter Hafermilch

Wenn wenig Zeit bleibt, dann trinke ich ihn gerne als Frühstücks-Smoothie. Mein Tipp:
Bereite die Hafermilch selbst zu. Das geht wirklich einfach und schmeckt köstlich.

ZUTATEN FÜR 1 PERSON

1 Banane
2 getrocknete Datteln
200 ml Hafermilch
1 Prise Zimt
1 Prise Vanille
1 EL (glutenfreie) Haferflocken
½ TL Rise & Shine Mix für einen
    zauberhaften Morgen
    (Rezept siehe Seite 179)
½ TL Kokosöl
Kakaonibs (nach Belieben)

Alle Zutaten in den Hochleistungsmixer geben und mixen.

MEIN TIPP: Mit diesem Rezept kannst du die Hafermilch ganz einfach
selbst zubereiten.

ZUTATEN FÜR CA. 1 LITER

1 Prise Salz
80 g Haferflocken (blütenzart)

❶ 1 Liter Wasser in einem Topf zum Kochen bringen. Salz und
    Haferflocken zugeben. 5–10 Minuten köcheln lassen und
    gut durchrühren.
❷ Topf vom Herd nehmen und alles abkühlen lassen.
❸ Mischung in einen Mixer geben und sehr fein pürieren.
❹ Pürierte Mischung in einen Nussmilchbeutel (oder ein
    Leinentuch) geben und Flüssigkeit in einem Behälter auffangen.
    Gemisch gut auspressen, sodass die gesamte Flüssigkeit austritt.
    Hafermilch in eine Flasche füllen und bis zur Verwendung gut
    verschlossen im Kühlschrank aufbewahren. Selbst gemachte
    Hafermilch hält ca. 2–4 Tage im Kühlschrank.

Naturally Good

*Getrocknete Datteln enthalten viele Ballaststoffe, was die Verdauung ankurbelt und hilft,
den Cholesterinspielgel niedrig zu halten. In Datteln stecken auch reichlich Vitamin B
und C, jede Menge Kalium, was gut für unser Herz und den Blutdruck ist, und Eisen.
Dem Smoothie verleihen sie außerdem eine natürliche Süße.*

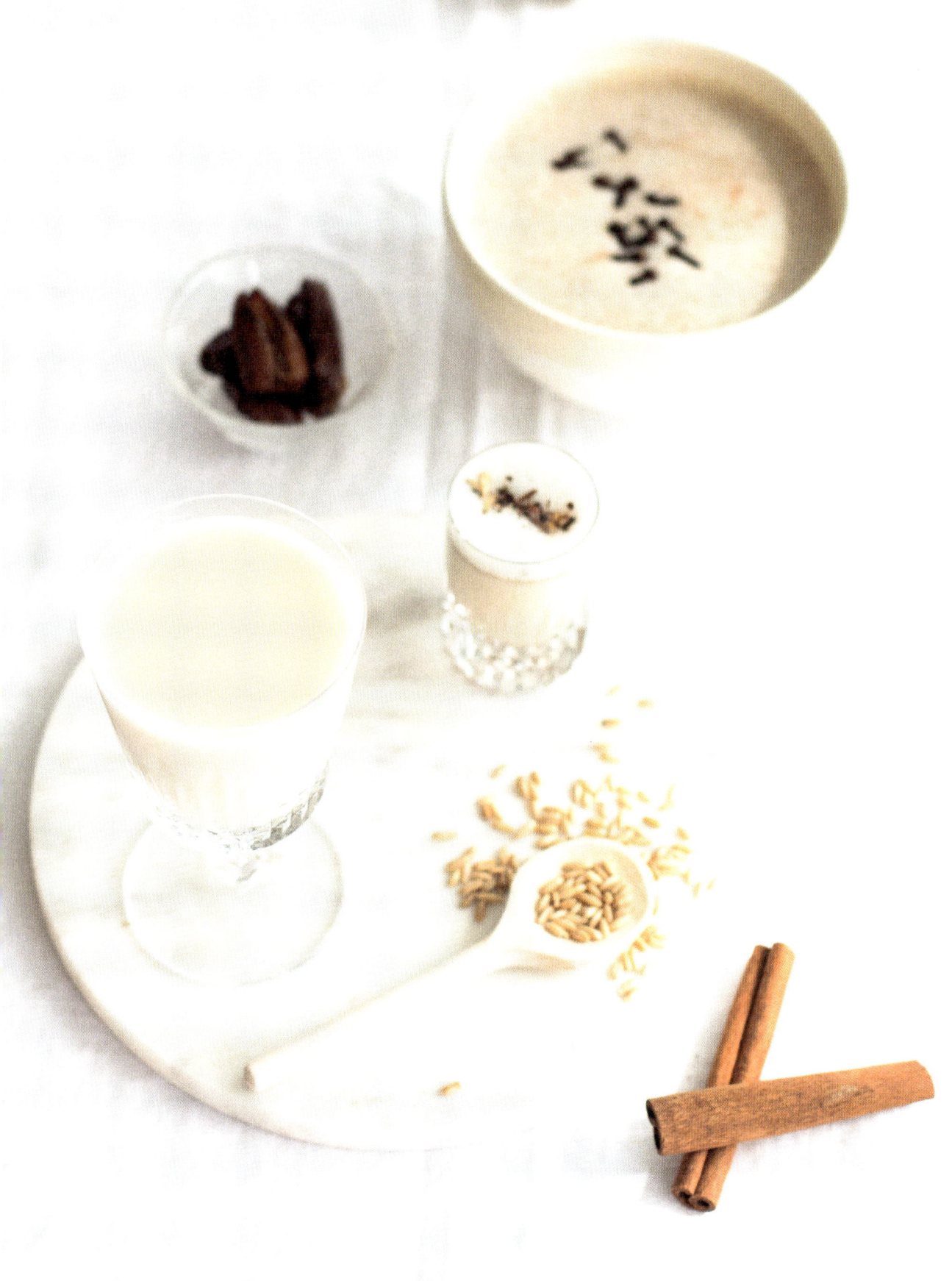

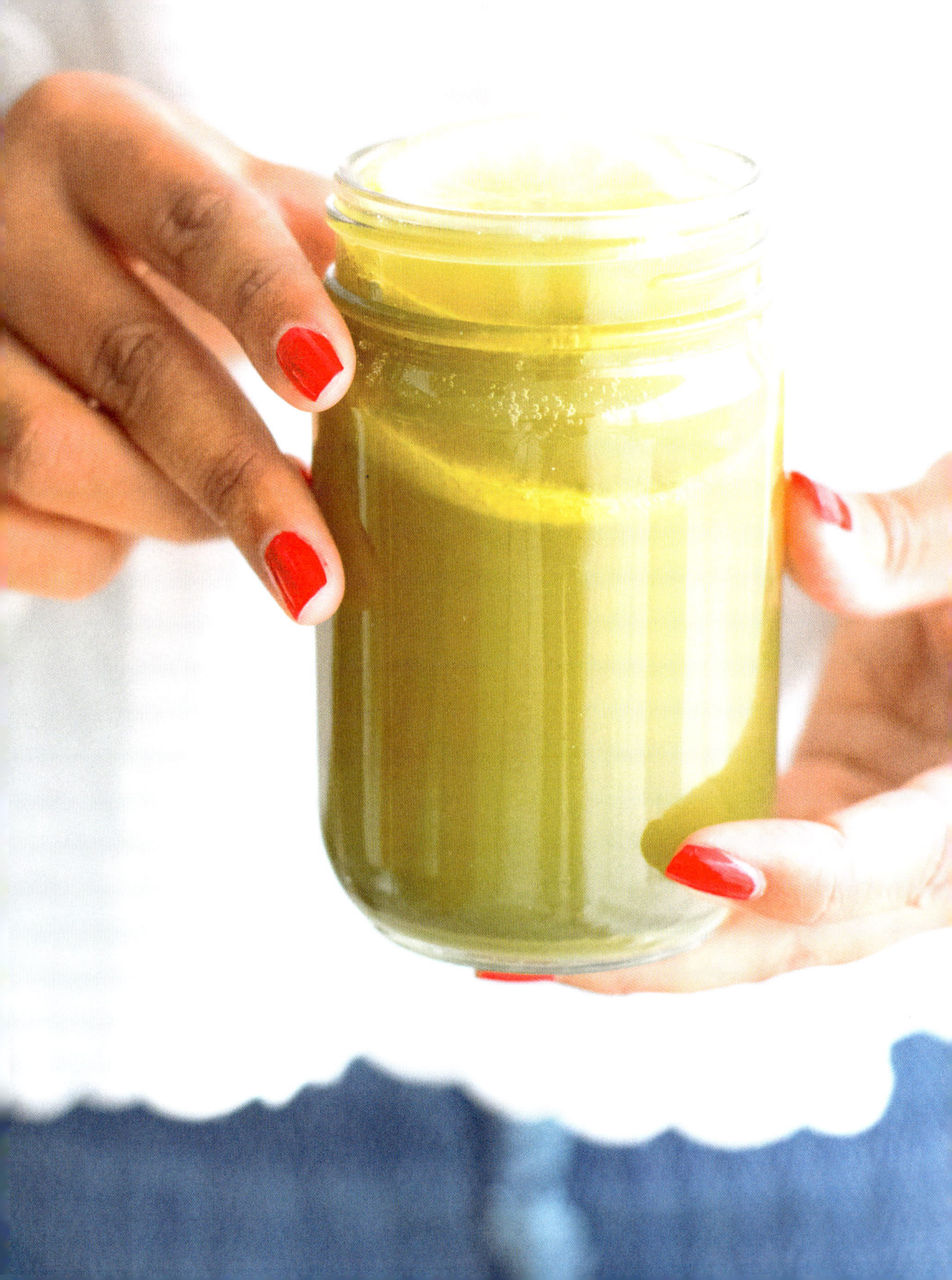

KOMBUCHA
mit Matcha

Während des Gärvorgangs stellt der Teepilz viele gesunde Inhaltsstoffe her, die der Darmflora schmeicheln und dein Immunsystem stärken. Gleichzeitig unterstützen diese eine sanfte Entgiftung. Um seine vollen Inhaltsstoffe zu entfalten, benötigt das Getränk ein wenig Zeit. Die Zubereitung selbst ist jedoch einfach und selbstgemachter Kombucha schmeckt fantastisch. Er hat inzwischen einen festen Platz in meiner Morgenroutine eingenommen.

ZUTATEN FÜR CA. 3 LITER

ca. 8 g Tee, z. B. Grün-, Schwarz- oder Kräutertee (Wichtig ist, dass du keinen Tee mit Aromastoffen verwendest. Ich habe Matcha-Grüntee verwendet.)

210–270 g Vollrohrzucker

1 Kombucha-Pilz mit mindestens 300 ml Kombucha-Getränk als Ansatzflüssigkeit pro Liter

AUSSERDEM

1 Gärgefäß aus Glas

1 luftdurchlässiges Abdecktuch aus Baumwolle

Verschlussspanner (z.B. Gummiring) zum Befestigen des Baumwolltuchs auf der Gefäßöffnung

Zum Abfüllen benötigst du Folgendes: einen Trichter, ein Mull- oder Küchentuch sowie Flaschen oder Gläser, in die du dein fertiges Kombuchagetränk abfüllen kannst.

❶ 3 l Wasser aufkochen. Matcha mit etwas Flüssigkeit in einer kleinen Matcha-Schale aufschäumen. (Anderen Tee am besten in ein Tee-Ei geben.)

❷ Anschließend mit dem gekochten Wasser und dem Zucker in ein Gefäß füllen und ziehen lassen. Der Zucker sollte sich während dieser Zeit vollständig auflösen. Den Tee auf Zimmertemperatur abkühlen lassen.

❸ Den Tee in ein sauberes Gärgefäß umfüllen und den Kombucha-Pilz zusammen mit dem Kombucha-Getränk als Ansatzflüssigkeit (mindestens 100 ml pro Liter) in das Gärgefäß geben.

❹ Gärgefäß mit einem Abdecktuch und einem Verschlussspanner (z.B. Gummiring) verschließen. Gärgefäß an einen warmen Platz stellen (mindestens 21 °C) und die nächsten Tage nicht bewegen.

❺ Nach 8–10 Tagen das fertige Getränk in Flaschen abfüllen und kühl stellen. Mindestens 10 Prozent des fertigen Getränks dienen zusammen mit dem Kombucha-Pilz als Ansatzflüssigkeit für die nächste Kultur.

WICHTIG! Achte bei jedem Neuansatz darauf, den Teepilz herauszunehmen und unter fließendem lauwarmem Wasser abzuwaschen. Die untersten, dunkel verfärbten Schichten kannst du entfernen und das Gärgefäß heiß ausspülen. Danach den Teepilz mit mindestens 10 Prozent Ansatzflüssigkeit und 70–90 g Zucker pro Liter Tee wieder hineingeben.

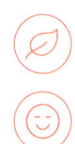

HIRSEBREI
mit Erdbeer-Kompott

Hirse war bei uns viele Jahre fast schon ein wenig in Vergessenheit geraten. Zu schade eigentlich, denn das kostbare Pseudogetreide liefert wertvolle Vitamine, Spurenelemente und Antioxidantien. Hirse ist wunderbar wohltuend und gilt als extrem nahrhaft. In Kombination mit frischen Zutaten wie Früchten, Nüssen und Gewürzen ist ein Hirsebrei die perfekte Mahlzeit am Morgen, um kraftvoll in den Tag zu starten. Dazu empfehle ich dir ein Fruchtkompott, zum Beispiel aus Erdbeeren.

ZUTATEN FÜR 2 PORTIONEN

Für den Hirsebrei

65 g ungekochte Hirse
Mark von 1 Vanilleschote (je ½ für
    das Porridge und das Kompott)
½ TL Zimt
250 ml Mandelmilch
Nüsse und Beeren nach Belieben

Für das Kompott

300 g frische Erdbeeren
frisch gepresster Saft von 1 Orange
1 Prise Zimt
2 EL Ahornsirup (nach Belieben)

❶ Hirse am besten über Nacht in 500 ml Wasser einweichen. Anschließend sorgfältig unter fließendem Wasser abspülen.

❷ Das Mark aus der Vanilleschote lösen. Die Hälfte mit Hirse, Zimt und Mandelmilch verrühren und das Ganze bei mittlerer Temperatur erhitzen. Gut umrühren und etwa 10–15 Minuten köcheln lassen, bis die Hirse weich und die Mandelmilch reduziert ist. (Achte darauf, dass der Brei währenddessen nicht anbrennt).

❸ Für das Kompott die Erdbeeren waschen, putzen und vierteln. Den Orangensaft mit Zimt, Ahornsirup, Erdbeeren und restlichem Vanillemark in den Topf geben und bei mittlerer Hitze leicht einköcheln lassen.
Je nach Belieben kannst du das Kompott anschließend pürieren. Das Fruchtkompott kannst du einige Tage im Kühlschrank aufbewahren.

❹ Das Porridge kannst du zum Schluss mit Nüssen und Beeren nach Belieben toppen.

MEIN TIPP: Koche das Kompott gleich in größerer Portion und friere einen Teil ein, den du nach Bedarf verwendest.

Naturally Good

Hirse ist äußerst bekömmlich, leicht verdaulich und hält aufgrund ihres hohen Eiweißgehalts und der komplexen Kohlenhydrate lange satt. Ein konstanter Blutzuckerspiegel und Schutz vor Heißhungerattacken sind dir mit diesem Frühstück auf jeden Fall garantiert. Beerenobst ist besonders zuckerarm und reich an Antioxidantien.

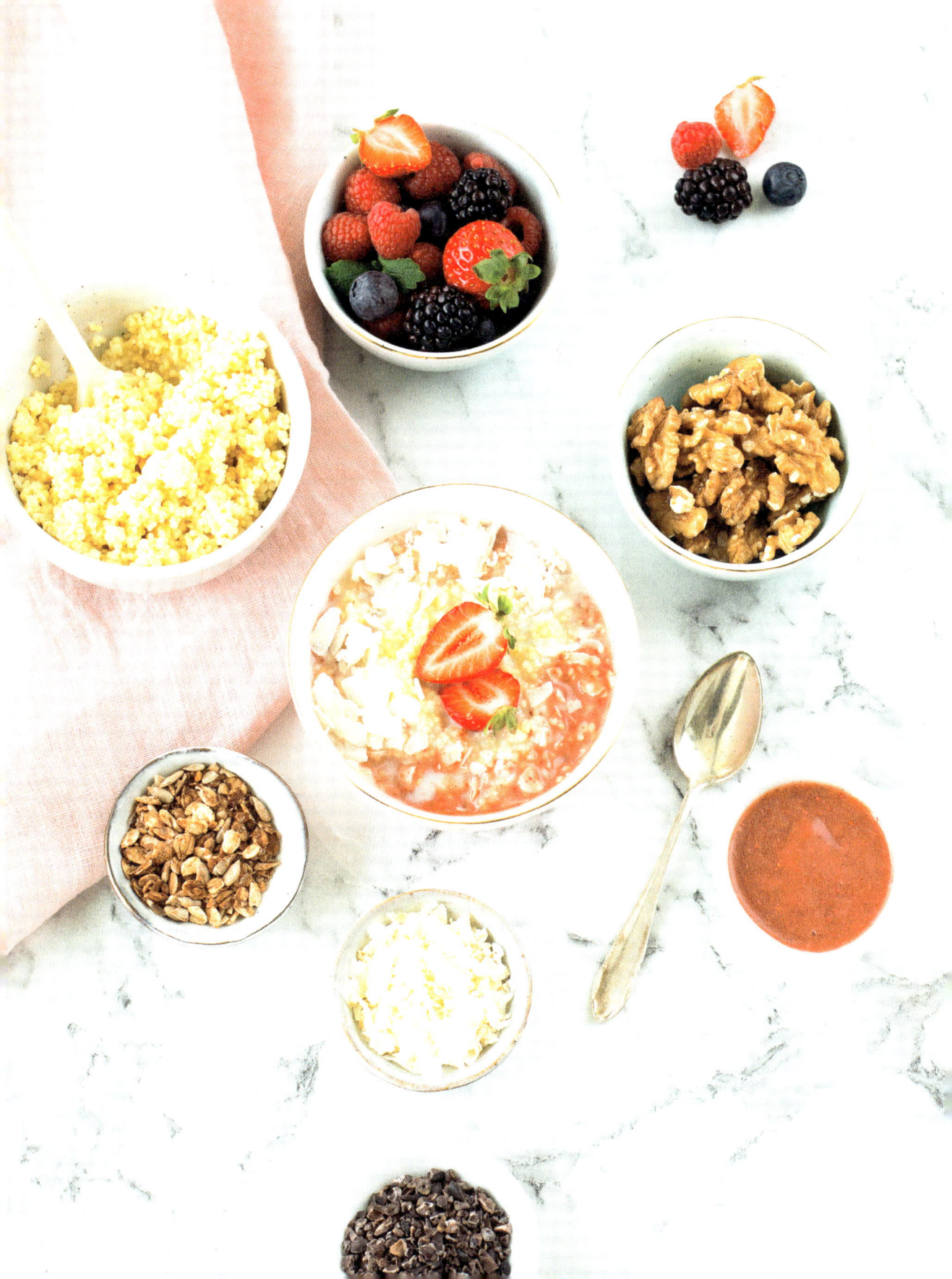

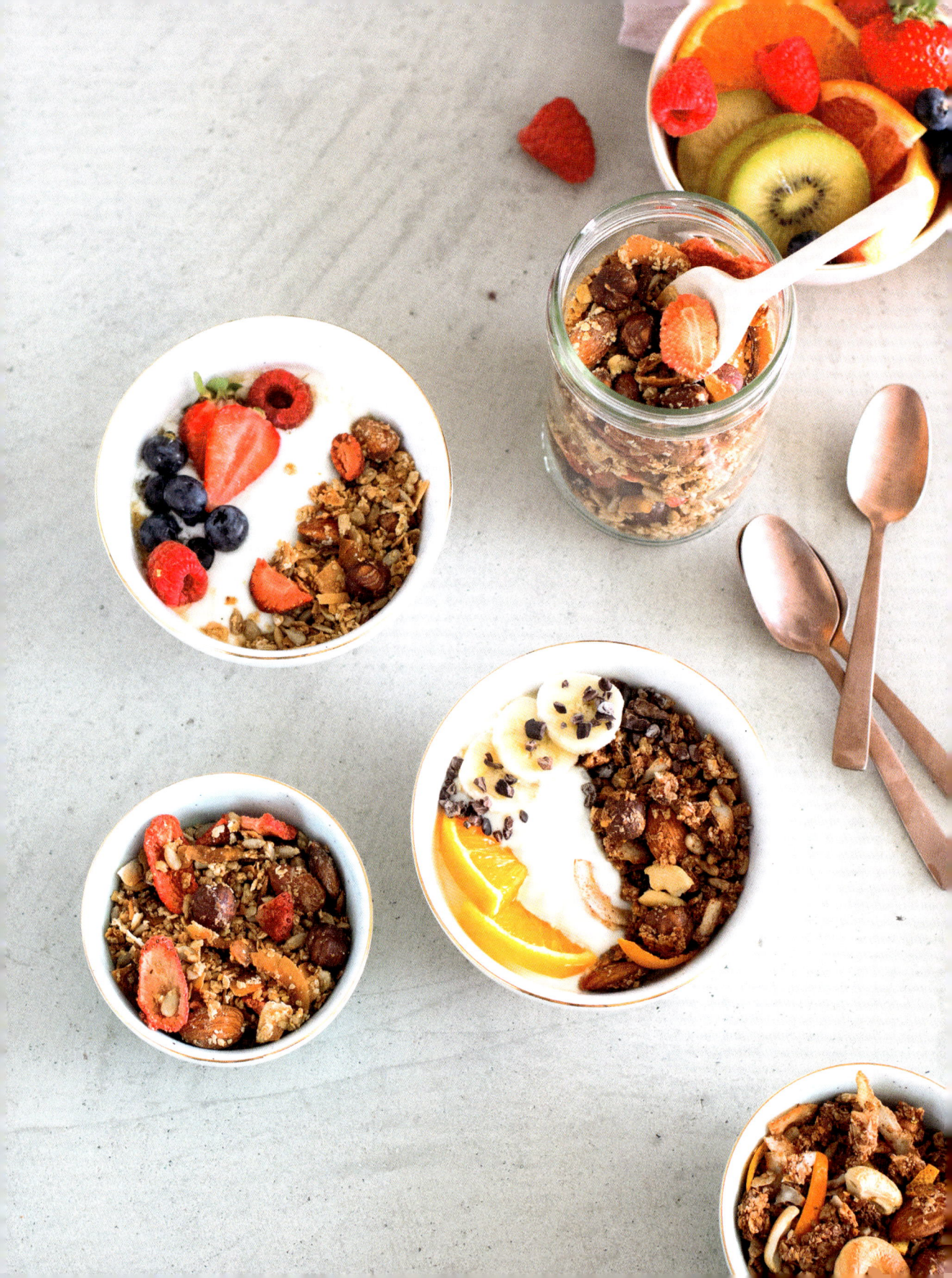

SCHOKOLADEN-ORANGEN-GRANOLA

Granola kannst du in den unterschiedlichsten Geschmacksrichtungen zubereiten. Tausche die Nüsse oder Trockenfrüchte einfach nach Belieben aus, falls dir eine Zutat nicht zusagt oder du sie aufgrund einer Unverträglichkeit nicht essen kannst. Granola kannst du ähnlich wie Müsli verwenden. Als kleinen Snack am Nachmittag liebe ich Granloa mit etwas Joghurt und Beeren.

ZUTATEN FÜR CA. 1,2 KG

100 g Cashewkerne
500 g Buchweizen- oder Haferflocken
50 g Sonnenblumenkerne
70 g Kürbiskerne
1 TL Zimtpulver
1 EL Rohkakao
55 g gehackte Mandeln
1 TL frisch geriebene Orangenschale
   einer Bio-Orange
120 g Kokosöl
150 ml Ahornsirup oder Honig
80 ml frisch gepresster Orangensaft
   von Bio-Orangen
90 g getrocknete Aprikosen (nach Belieben)

❶ Den Ofen auf 180 °C Ober-/Unterhitze vorheizen. Die trockenen Zutaten (Cashewkerne, Buchweizenflocken, Sonnenblumenkerne, Kürbiskerne, Zimt, Rohkakao, Mandeln und Orangenabrieb) in einer Schüssel verrühren.

❷ Kokosöl in einem Topf schmelzen lassen, zusammen mit den flüssigen Zutaten (Ahornsirup und Orangensaft) zu der Trockenmischung geben und alles gründlich umrühren – am besten mit einem Holzlöffel.

❸ Aprikosen grob zerkleinern und zu den Müsli-Zutaten in die Schüssel geben. Die Mischung auf ein mit Backpapier ausgelegtes Backblech geben und verteilen.

❹ Granola-Mischung flach auf dem Backpapier ausbreiten und die Masse darauf verteilen. So lange backen, bis der gewünschte Bräunungs- und Knuspergrad erreicht ist (ca. 15–20 Minuten, je nach Ofen). Das Granola nach 10 Minuten wenden und weiterbacken. Beobachte das Ganze aufmerksam. Das Granola darf nicht anbrennen und wird auch erst fest, wenn es abgekühlt ist. Nach dem Abkühlen kannst du es in einem Vorratsglas mehrere Wochen aufbewahren.

VARIANTE Auf dieselbe Weise lässt sich ein *Haselnuss-Kokos-Granola* zubereiten. Zutaten: 150 g Kokosöl, 100 ml Ahornsirup oder Honig, 100 ml frisch gepresster Zitronensaft, Schale von ½ Bio-Zitrone, 1 TL Vanillepulver, 1 EL Kokosflocken, 100 g grob gehackte Haselnusskerne, 500 g Buchweizen- oder Haferflocken, 55 g gehackte Walnüsse, 90 g getrocknete Datteln, 50 g Sonnenblumenkerne, 50 g gepuffter Amarant, 70 g geschrotete Leinsamen

Naturally Good

Hafer und Nüsse liefern ebenso wie Samen und getrocknete Früchte wichtige Nährstoffe wie Eiweiß, Eisen, gesunde Fette und Ballaststoffe. Möchtest du den Zuckeranteil möglichst gering halten, dann reduziere die empfohlene Menge an Trockenobst bzw. Ahornsirup und Honig.

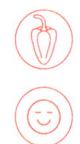

NUSS-KAROTTEN-FITNESS-BROT

Bei Brot bin ich sehr wählerisch. Wahrscheinlich auch, weil ich es gar nicht so gerne esse. Wenn ich mich also für Brot entscheide, dann muss es für mich das besondere Etwas haben. Dieses Nuss-Karottenbrot hat es. Durch die Kombination aus Nüssen, Samen und frischen Karotten bleibt es unglaublich saftig, und das auch nach Tagen, falls es überhaupt so lange hält und nicht vorher gegessen wird. Denn ich bin mir sicher, du wirst dieses Brotrezept genauso sehr lieben wie ich.

ZUTATEN FÜR 1 BROT

230 g (glutenfreie) Haferflocken
100 g Sonnenblumenkerne
50 g Kürbiskerne
70 g geschrotete Leinsamen
30 g Flohsamenschalen
70 g gehackte Mandeln
2 EL Chiasamen
1 TL Meersalz
¼ TL Kurkumapulver
3 TL Kokosöl
1 TL Ahornsirup oder Honig
1 Karotte

❶ Haferflocken, Sonnenblumenkerne, Kürbiskerne, Leinsamen, Flohsamenschalen, Mandeln, Chiasamen, Salz und Kurkumapulver in eine Schüssel geben und miteinander verrühren.

❷ Das Kokosöl schmelzen. Kokosöl und Ahornsirup in einer separaten Schüssel mit 200 ml Wasser verrühren und zu den trockenen Zutaten geben. Den Teig gut miteinander verkneten. Die Karotte auf einer Küchenreibe reiben und mit einem Küchenhandtuch die Feuchtigkeit gut ausdrücken. Anschließend vorsichtig unter den Brotteig heben. Falls die Masse zu trocken erscheint, kannst du noch ein wenig Wasser dazugeben.

❸ Eine ca. 35 cm große Brotbackform mit Backpapier auslegen und den Teig hineingeben. Lass den Teig 2–4 Stunden bei Zimmertemperatur ruhen.

❹ Den Backofen auf 175 °C Ober-/Unterhitze vorheizen und den Teig ca. 20 Minuten ausbacken. Um dich zu vergewissern, dass das Brot fertig ist, kannst du den Stäbchen-Test machen und mit einem Holzstäbchen in die Mitte des Teiges einstechen. Sobald das Holzstäbchen trocken ist und kein Teig mehr hängen bleibt, ist das Brot fertiggebacken. Das Brot kannst du im verschlossenen Behälter im Kühlschrank bis zu 1 Woche aufbewahren.

Naturally Good

Hierin steckt die geballte Nährstoffpower aus leicht verdaulichen Eiweißquellen, gesunden Fetten und komplexen Kohlenhydraten. Ich bezeichne es deshalb auch als Fitnessbrot. Sonnenblumenkerne sorgen nicht nur für zahlreiche Vitamine und gute Fette, sondern auch für gute Laune. Verantwortlich ist die Aminosäure L-Tryptophan, die in Sonnenblumenkernen enthalten ist. Aufgrund der vielen Ballaststoffe aus Nüssen und Samen bekommt auch dein Darm nach einer Scheibe Brot gute Laune.

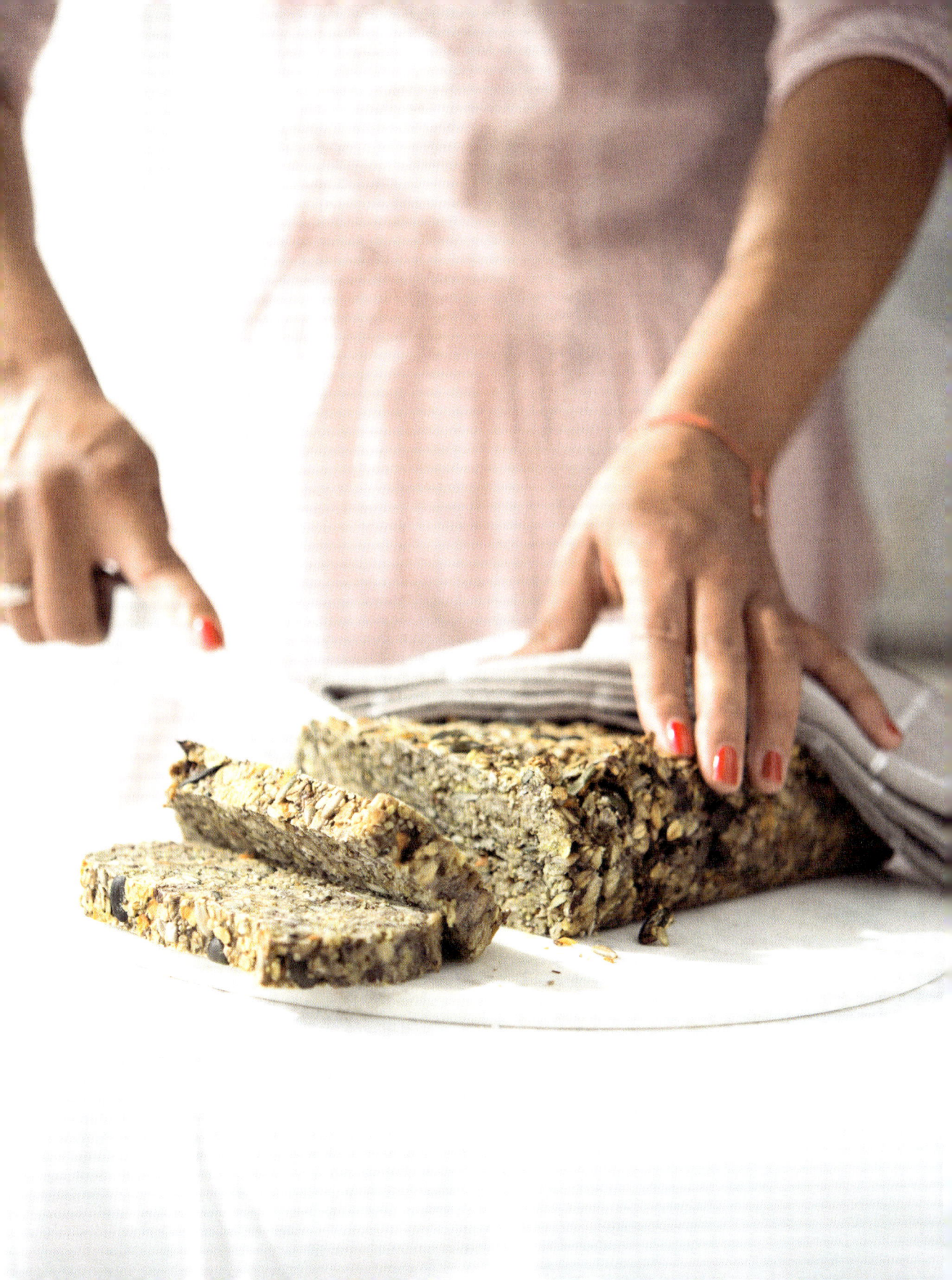

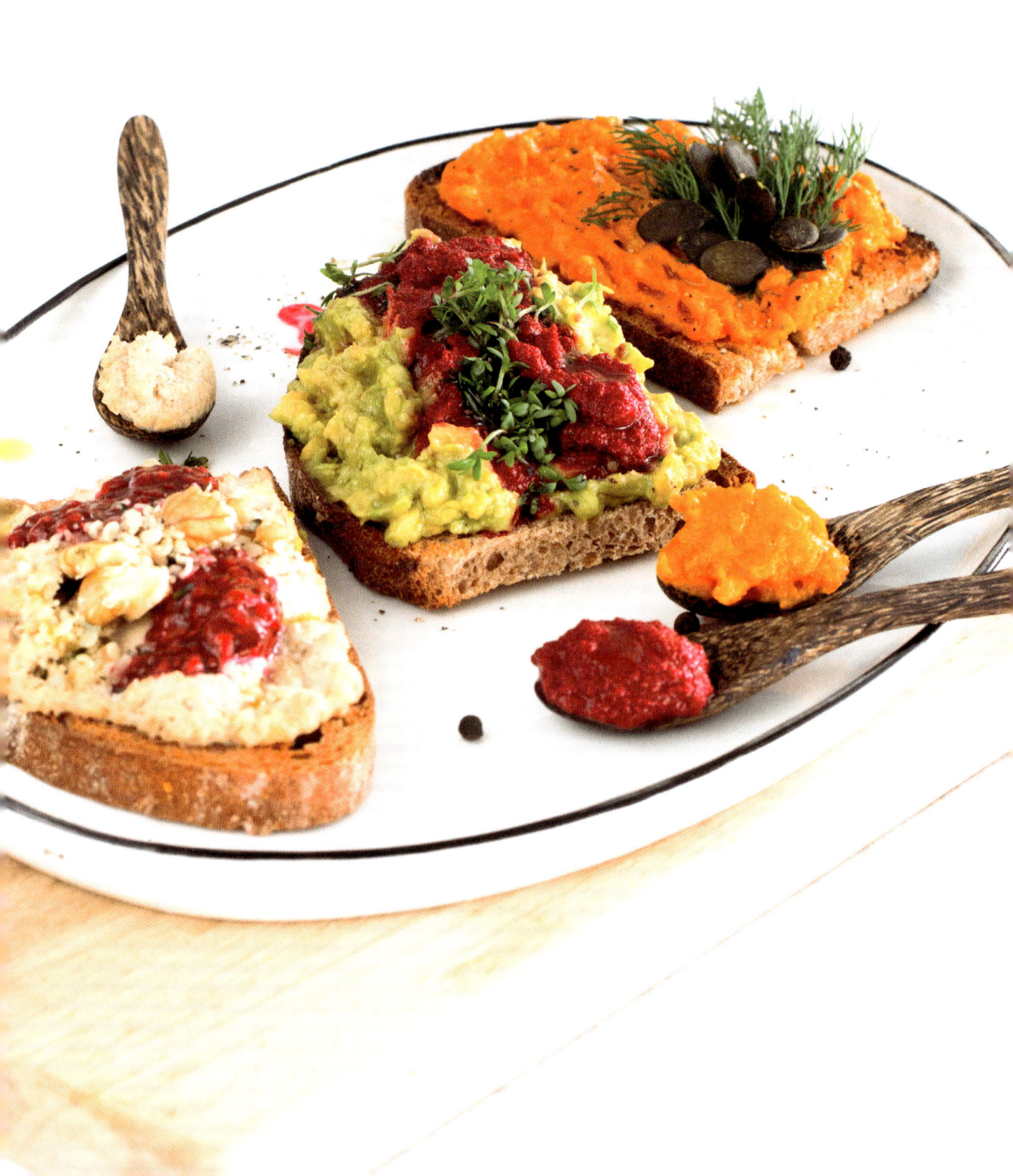

DREI HERZHAFTE AUFSTRICHE

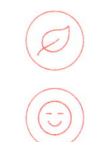

Es muss nicht immer süß sein ... Herzhafte Aufstriche passen zu vielen Gelegenheiten und sind schnell gemacht. Mit einer Scheibe Brot liebe ich sie mindestens genauso sehr wie als Dip mit Gemüsesticks.

Walnuss-Himbeer-Aufstrich
ZUTATEN FÜR CA. 400 G

300 g Walnüsse
100 g Cashewkerne
1 Knoblauchzehe
100 ml Olivenöl
1 Prise Zimt
Wasser oder Mandelmilch bei Bedarf
Salz und Pfeffer
1 Spritzer Zitronensaft
200 g Himbeeren
Saft von 1 Bio-Orange

❶ Die Walnüsse und Cashewkerne 1–2 Stunden einweichen. Anschließend das Wasser abgießen und die Kerne abspülen.

❷ Knoblauchzehe schälen und mit Walnüssen, Olivenöl, Zimt und Cashewkernen im Mixer mixen. Gegebenenfalls noch etwas Wasser oder Mandelmilch zufügen, damit die Masse feiner wird. Zum Schluss die Masse mit Salz, Pfeffer und Zitronensaft abschmecken.

❸ Die Himbeeren mit dem Orangensaft in einen Topf geben. Bei mittlerer Hitze leicht köcheln lassen. Sobald die Beeren zerfallen, die Masse vom Herd nehmen und auskühlen lassen.

❹ Das Brot mit Walnuss-Creme bestreichen und mit warmen Himbeeren toppen.

Avocado-Rote-Bete-Aufstrich
ZUTATEN FÜR 2 PORTIONEN

1 reife Avocado
½ gekochte Rote Bete
1 EL Olivenöl
2 TL Zitronensaft
1 TL Apfelessig
1 TL Ahornsirup
Salz und Pfeffer

❶ Die Avocado schälen. Das Fruchtfleisch vom Kern lösen und mit einer Gabel zerdrücken. Die Rote Bete schälen, raspeln und mit den übrigen Zutaten in einem Mixer oder mit dem Pürierstab zu einer feinen Masse mixen.

❷ Anschließend mit Salz und Pfeffer abschmecken.

❸ Das Brot mit Avocadocreme und der Roten Bete bestreichen.

Karotten-Kurkuma-Aufstrich
ZUTATEN FÜR 2 PORTIONEN

1 Zwiebel
1 Knoblauchzehe
200 g Karotten
2 EL Olivenöl
½ TL Kurkumapulver
Salz und Pfeffer

❶ Die Zwiebel und die Knoblauchzehe schälen und grob würfeln. Die Karotten in grobe Stücke schneiden, in einem Topf das Olivenöl erhitzen und die Zwiebeln und den Knoblauch darin auf mittlerer Stufe glasig dünsten.

❷ Die Karotten hinzufügen und weitere 10 Minuten dünsten. Sobald die Karotten weich sind, die Gewürze hinzufügen, vom Herd nehmen und alles im Mixer zu einer cremigen Masse mixen.

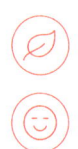

Warmer
HIRSE-ERBSEN-SALAT

Ob als Beilage oder als vollwertige Mahlzeit – dieser Salat ist ein absoluter Klassiker in meiner Küche. Im Sommer essen wir ihn gerne als Beilage bei gemütlichen Grillabenden. Er macht sich aber genauso gut als leicht verdauliche Hauptmahlzeit in der Woche, wenn wenig Zeit bleibt.

ZUTATEN FÜR 4 PORTIONEN

Für den Salat

150 g Hirse
30 ml Olivenöl
3 Frühlingszwiebeln, in feine Ringe
  geschnitten
150 g Erbsen, frisch oder tiefgefroren

Für das Dressing

1 EL frisch gepresster Zitronensaft
1 TL Ahornsirup oder Honig
3 TL Olivenöl
1 TL Dijon-Senf
1 Knoblauchzehe, zerdrückt
1 TL glatte Petersilie, gehackt
1 TL frisches Basilikum, gehackt
Salz und frisch gemahlener Pfeffer

❶ Die Hirse gut waschen und in einem Topf mit der doppelten Menge Wasser ca. 10–15 Minuten köcheln lassen.

❷ Olivenöl in einer Pfanne erhitzen. Frühlingszwiebeln und Erbsen darin dünsten und anschließend zur Hirse geben. Alle restlichen Zutaten in einer kleinen Schüssel zu einem Dressing aufschlagen. Mit Salz und Pfeffer würzen. Das Dressing über den Hirse-Salat gießen und mischen. Der Salat schmeckt warm und kalt.

Naturally Good

Das Powergetreide Hirse liefert besonders viel Eisen. Da Eisen besonders gut mit Vitamin C aufgenommen werden kann, ist die Zugabe von Zitrone und Petersilie in diesem Rezept ideal.

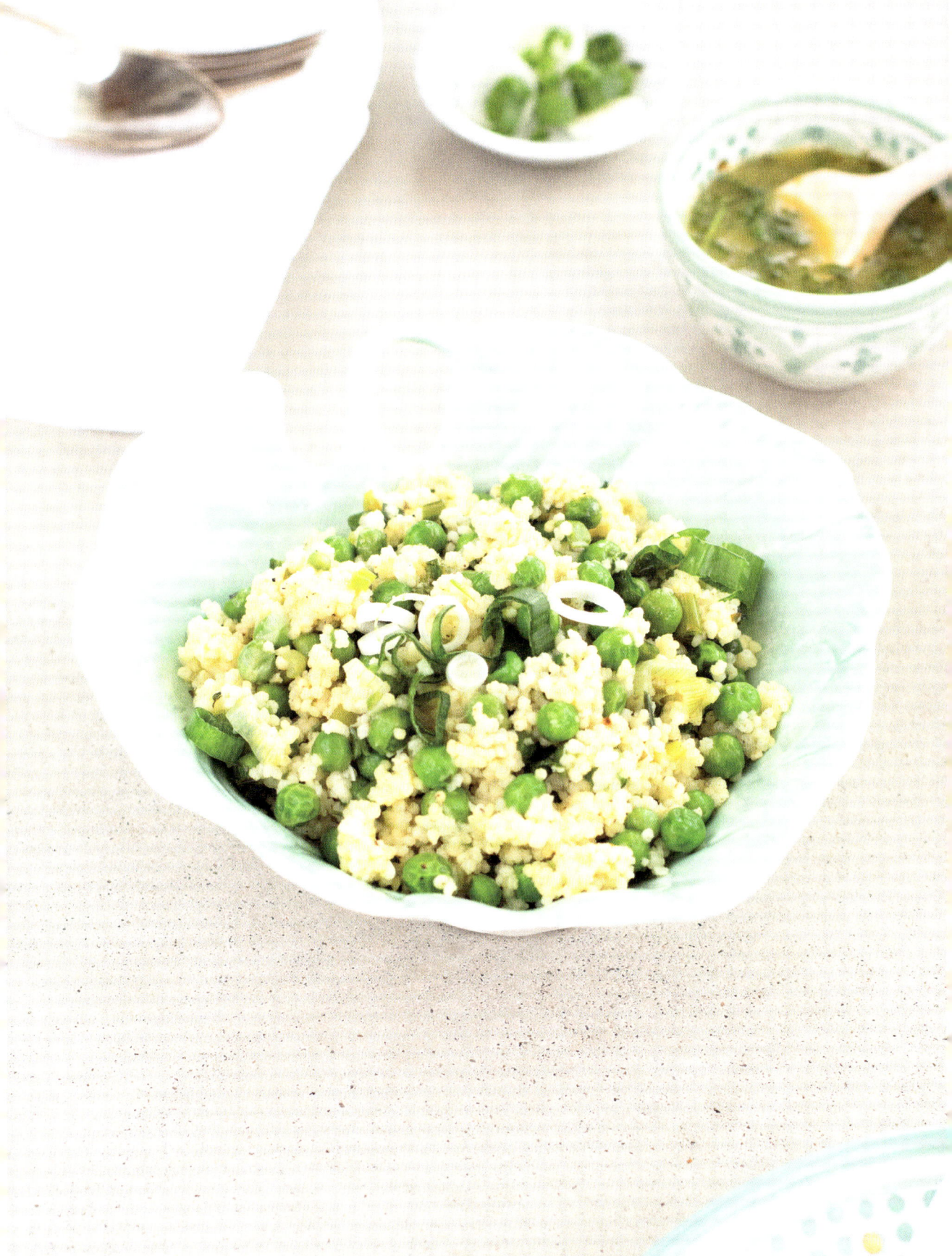

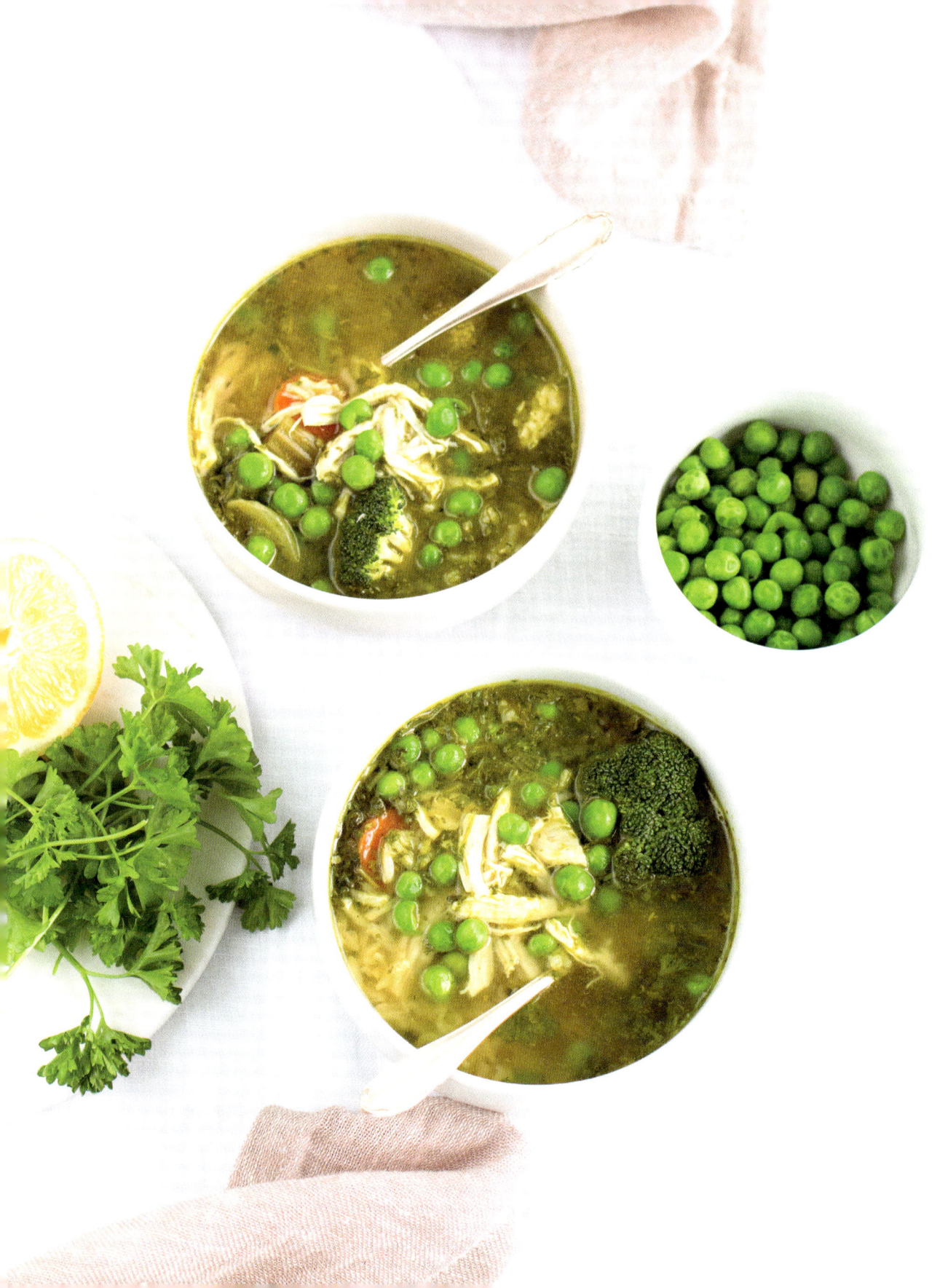

Leichte
ERBSEN-SUPPE

Suppen und Eintöpfe sind wunderbare Helfer, um das Immunsystem zu stärken und die körpereigenen Entlastungsvorgänge auf ganz natürliche Weise zu unterstützen. Meine große Suppenliebe reicht definitiv bis in meine Kindheit zurück. Bei meiner Oma gab es zu jeder Mahlzeit eine kleine Suppe als Vorspeise, und auch meine Mutter führte diese Suppentradition in unserer Familie fort. Noch heute bereitet sie jeden Samstag für die ganze Familie einen großen Topf Suppe mit frischen Kräutern und allerlei guten Zutaten der Saison zu.

ZUTATEN FÜR 4 PORTIONEN

4 Bio-Hähnchenbrustfilets
3 Knoblauchzehen
1 daumengroßes Stück Ingwer
300 g Naturreis
2–3 Karotten
1 Prise getrockneter Thymian
2 Lorbeerblätter
etwas Meersalz
schwarzer Pfeffer
300 g Erbsen (frisch oder tiefgefroren)
1 kleiner Brokkoli
1 Zitrone
50 ml Sojasauce oder Meersalz
1 Bund Petersilie
1 Bund Frühlingszwiebeln

❶ Hähnchenbrustfilets abwaschen und trocken tupfen. Knoblauch schälen und hacken. Ingwer schälen und in dünne Scheiben schneiden. Reis unter fließendem Wasser abspülen. Karotten in Scheiben schneiden.

❷ Reis mit Knoblauch, Ingwer, Thymian, Lorbeerblättern sowie etwas Salz und Pfeffer in einen Topf geben. 1,5 l Wasser und die Hähnchenbrüste zufügen. Alles bei mittlerer Hitze ca. 15 Minuten garen. Die Hähnchenbrüste aus dem Wasser nehmen und in kleine Stücke „zerrupfen". Karotten und Erbsen in die Suppe geben und die Suppe weitere 10 Minuten garen.

❸ Anschließend Brokkoli in Röschen und Hähnchenfleisch zufügen und alles ca. 5 Minuten garen. Die Suppe abschließend mit Zitronensaft, Sojasauce und Pfeffer abschmecken. Zum Schluss mit gehackter Petersilie und gehackten Frühlingszwiebeln garnieren.

MEIN TIPP: Falls du die Suppe in größeren Portionen vorkochst, dann empfehle ich den Reis separat zu kochen und nach Belieben zur Suppe hinzuzufügen.

Naturally Good

Die Gemüseeinlage mit Erbsen, Brokkoli, Karotten und frischem Zitronensaft macht diese Suppe zu einer wahren Vitaminbombe. Aufgrund des hohen Eiweißanteils der Gemüsesorten und des Hähnchenfleischs ist sie gut bekömmlich und ein wunderbarer Sattmacher.

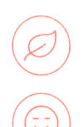

GEFÜLLTE PAPRIKA
mit Linsen

Ein Rezept, das der ganzen Familie schmeckt und immer gut ankommt. Die pflanzliche Variante steht der klassischen Zubereitung mit Hackfleisch in nichts nach. Von den vielen Nährwerten der Belugalinsen kannst du dafür gleich doppelt profitieren. Gerade dann, wenn du deinen pflanzlichen Anteil in der Ernährung erhöhen möchtest, lohnt es sich, das Rezept auszuprobieren, um deine Lieben damit zu überraschen.

ZUTATEN FÜR 4 PORTIONEN

4 rote Paprikaschoten
1 große Zwiebel
1 kleine Knoblauchzehe
150 g Naturreis
Salz und Pfeffer
400 g Belugalinsen
1 EL Olivenöl
1 Prise Paprikapulver
1 Prise Kurkumapulver
150–200 ml Gemüsebrühe
400 ml selbst gemachte Tomatensauce
    (Rezept siehe Seite 18)

❶ Paprikaschoten waschen, jeweils das obere Viertel abschneiden. Deckel und Schoten putzen. Zwiebel und Knoblauch schälen und fein würfeln. Reis in kochendem Salzwasser und Belugalisen in einem zweiten Topf nach Packungsanleitung zubereiten. Die Linsen sollten bissfest sein.

❷ Öl in einer Pfanne erhitzen. Zwiebeln und Knoblauch glasig dünsten. Mit Salz, Pfeffer, Paprika und Kurkuma würzen. Belugalinsen zufügen und kurz mitdünsten.

❸ Ofen auf 200 °C Ober-/Unterhitze vorheizen.

❹ Gekochten Reis zu der Belugalinsenmasse geben und locker unterheben. Paprikaschoten füllen, in eine ofenfeste Form stellen und 150–200 ml Brühe angießen. Schoten auf unterer Schiene im vorgeheizten Backofen ca. 20 Minuten backen. Falls die Oberfläche zu dunkel wird, Oberfläche mit einem Blech oder Backpapier bedecken. Den Paprikadeckel nur 7–10 Minuten mitbacken.

❺ Tomatensauce in einem Topf erwärmen. Sobald die Schoten fertig gebacken sind, herausnehmen und mit der Tomatensauce servieren.

Naturally Good

Das in Belugalinsen enthaltene pflanzliche Eiweiß kann von unserem Körper bestens verwertet werden, ohne zu belasten. Zusätzlich liefern die schwarzen Linsen einen hohen Anteil an Mineralstoffen, was sie zu wahren Kraftpaketen macht.

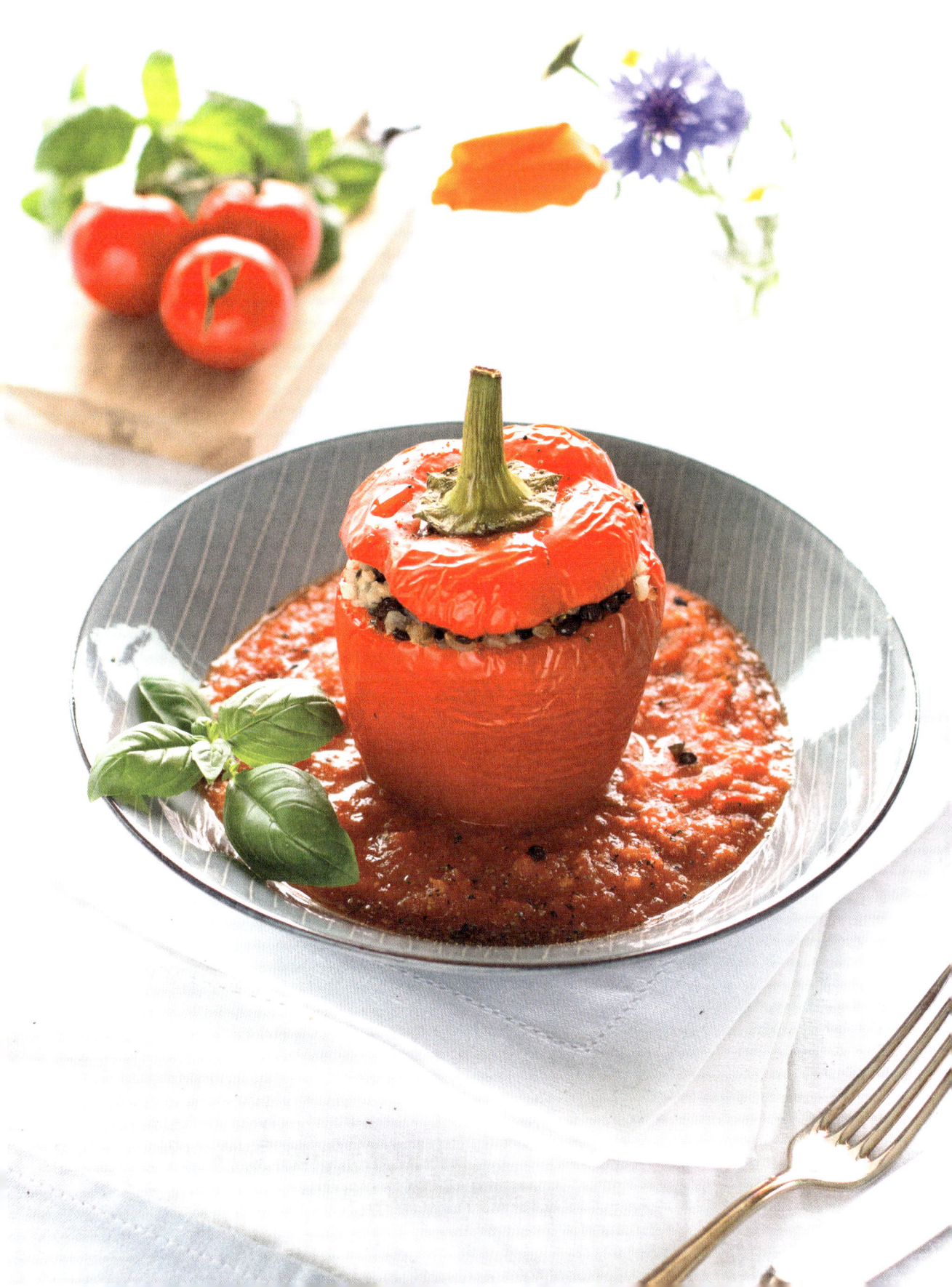

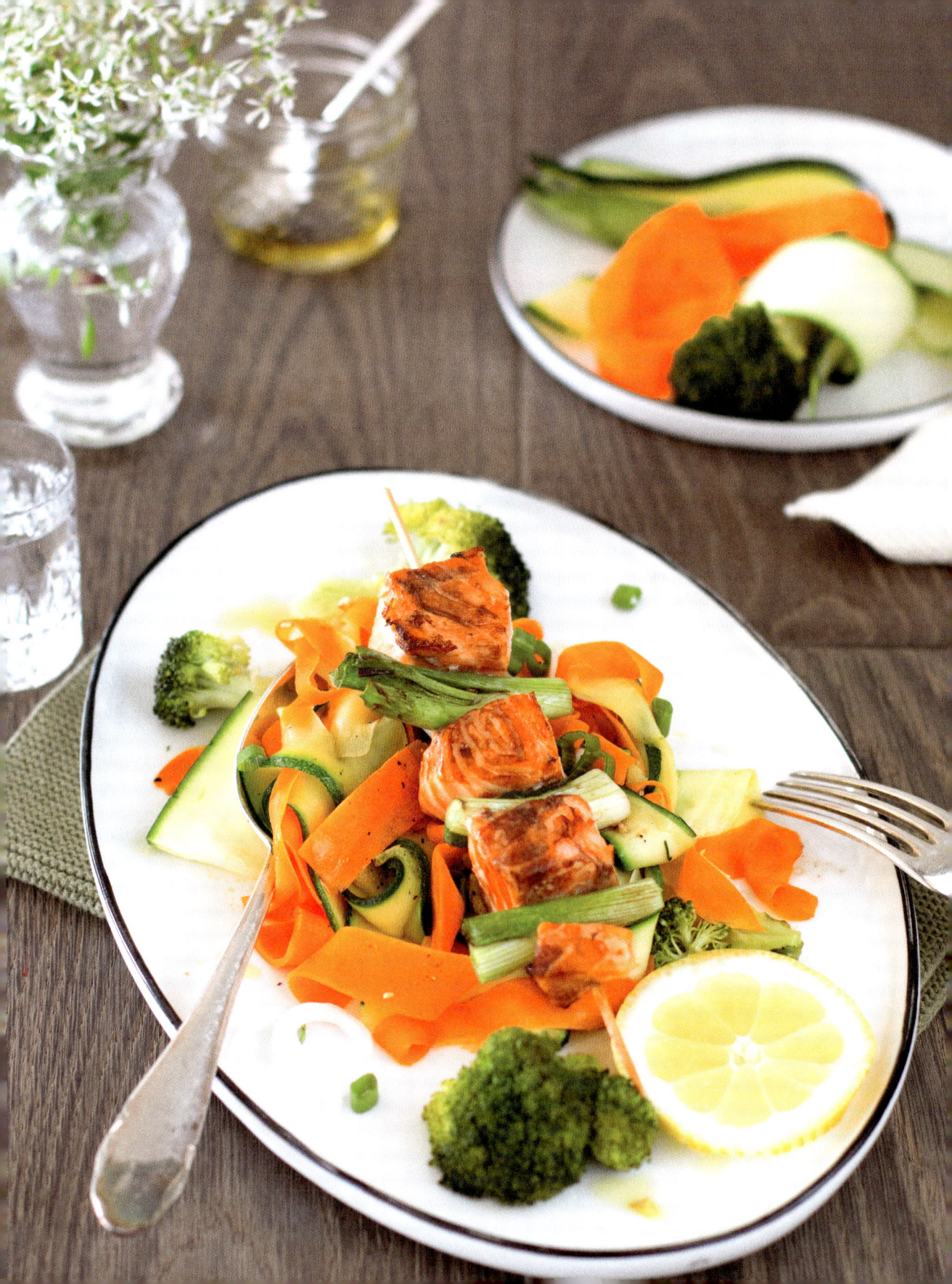

GEMÜSENUDELN
mit Teriyaki-Lachsspieß

Gemüsenudeln sind eine hervorragende Möglichkeit, um ganz nebenbei ein wenig mehr Gemüse in deinen Alltag zu bringen. Im Gegensatz zu normaler Pasta haben sie weniger Kohlenhydrate, dafür aber umso mehr Vitamine. In meiner Küche variiere ich deshalb immer wieder gerne mit unterschiedlichen Gemüsesorten und halte mich dabei an das saisonale Angebot. Probiere unbedingt auch Rote Bete- und Kohlrabi-Nudeln aus.

ZUTATEN FÜR 2 PORTIONEN

400 g Lachsfilet
10 EL helle Sojasauce (Shoyu)
2 Frühlingszwiebeln
2 EL Kokosöl
300 g Zucchini
300 g Karotten
2 EL Olivenöl
1 Prise Meersalz
Pfeffer

1 Das Lachsfilet waschen, trocken tupfen, würfeln und in Sojasauce ca. 20 Minuten einlegen. Die Frühlingszwiebeln in große Stücke schneiden. Anschließend im Wechsel mit den geschnittenen Frühlingszwiebeln auf Holzspieße stecken. Kokosöl in die erhitzte Pfanne geben und die Spieße von jeder Seite ca. 2 Minuten anbraten. Spieße beiseitelegen und im Backofen warmhalten.

2 Zucchini und Karotten waschen, putzen und mit einem Gemüseschäler in lange Streifen schneiden. Hierzu den Schäler ans obere Ende setzen und herunterziehen, bis nur noch das Kerngehäuse der Zucchini übrig bleibt.

3 2 EL Öl in einer Pfanne erhitzen. Gemüsenudeln darin ca. 3 Minuten unter Wenden bissfest dünsten. Mit Salz und Pfeffer abschmecken und mit Lachsspießen garnieren.

MEIN TIPP: Anstatt Lachs kannst du für die vegane Variante auch Tofu verwenden und bei der Zubereitung gleichermaßen vorgehen.

Naturally Good

Lachs liefert wertvolle Omega-3-Fettsäuren und gilt als ausgezeichnete Proteinquelle. Die mehrfach ungesättigten Fette schützen vor Entzündungen und Herz-Kreislauf-Erkrankungen und stärken das Immunsystem sowie die Gehirnfunktion. Achte beim Kauf von Fisch auf entsprechende Qualitätssiegel und informiere dich über nachhaltigen Fischfang, um auf der sicheren Seite zu sein.

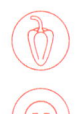

ZUCCHINI-PUFFER
mit Cashew-Kräuter-Dip

Mit diesem frischen Cashew-Kräuter-Dip bekommen die leckeren kleinen Puffer eine ganz besonders köstliche Note. Dazu passt ein bunter knackiger Salat. Und das Beste: Sie schmecken warm und kalt. Ich bereite sie deshalb auch immer wieder gerne als Snack für Gäste vor.

ZUTATEN FÜR 2 PORTIONEN

Für den Cashew-Kräuter-Dip

200 g Cashewkerne
1 Bund Kräuter (alternativ
    nur Schnittlauch)
Saft von 1 Zitrone
Salz
Pfeffer

Für die Puffer

100 g Hirse
1 kleine Zwiebel
1 Knoblauchzehe
2 EL Olivenöl
400 g Zucchini
Salz
1 Bio-Ei
Pfeffer
ca. 2 EL (glutenfreie) Haferflocken

❶ Die Cashewkerne 2–3 Stunden in Wasser einweichen. Anschließend Wasser abgießen und die Cashewkerne abspülen.

❷ Cashews mit ca. 100 ml Wasser zu einer Creme mixen. Kräuter fein schneiden. Cashewcreme mit Kräutern, Zitronensaft, Salz und Pfeffer abschmecken und kalt stellen.

❸ Hirse waschen, kochen und beiseite stellen. Zwiebel und Knoblauch schälen und fein hacken. 1 EL Öl in einer Pfanne erhitzen und beides darin bei mittlerer Hitze glasig dünsten. Vom Herd ziehen und abkühlen lassen.

❹ Zucchini waschen, putzen, raspeln, in ein Sieb geben, mit Salz mischen und ca. 15–20 Minuten ziehen lassen. Danach fest ausdrücken, das Wasser abgießen und die Zucchini mit der Zwiebelmasse mischen.

❺ Den Ofen auf 80 °C Ober-/Unterhitze vorheizen.

❻ Das Ei mit der Hirse verquirlen und mit der Zucchini-Zwiebel-Masse mischen. Mit Pfeffer würzen und Haferflocken zugeben, bis die Masse eine feste und trockene Konsistenz hat. In einer Pfanne das restliche Öl erhitzen und kleine Teighäufchen hineinsetzen. Diese etwas flach drücken und von beiden Seiten bei mittlerer Hitze goldbraun braten. Die fertig gebackenen Puffer im vorgeheizten Backofen warmhalten, bis alle Puffer gebacken sind. Zum Schluss mit dem Cashew-Dip und Salat servieren.

Naturally Good

Die Kombination aus Hirse und Zucchini macht die kleinen Puffer schnell zu einer vollwertigen Mahlzeit. Hirse liefert komplexe Kohlenhydrate und hält den Blutzuckerspiegel stabil. Zucchini enthalten viel Wasser und kaum Kalorien und sind somit ein leichter, aber vitamin- und mineralstoffreicher Bestandteil der Gemüseküche.

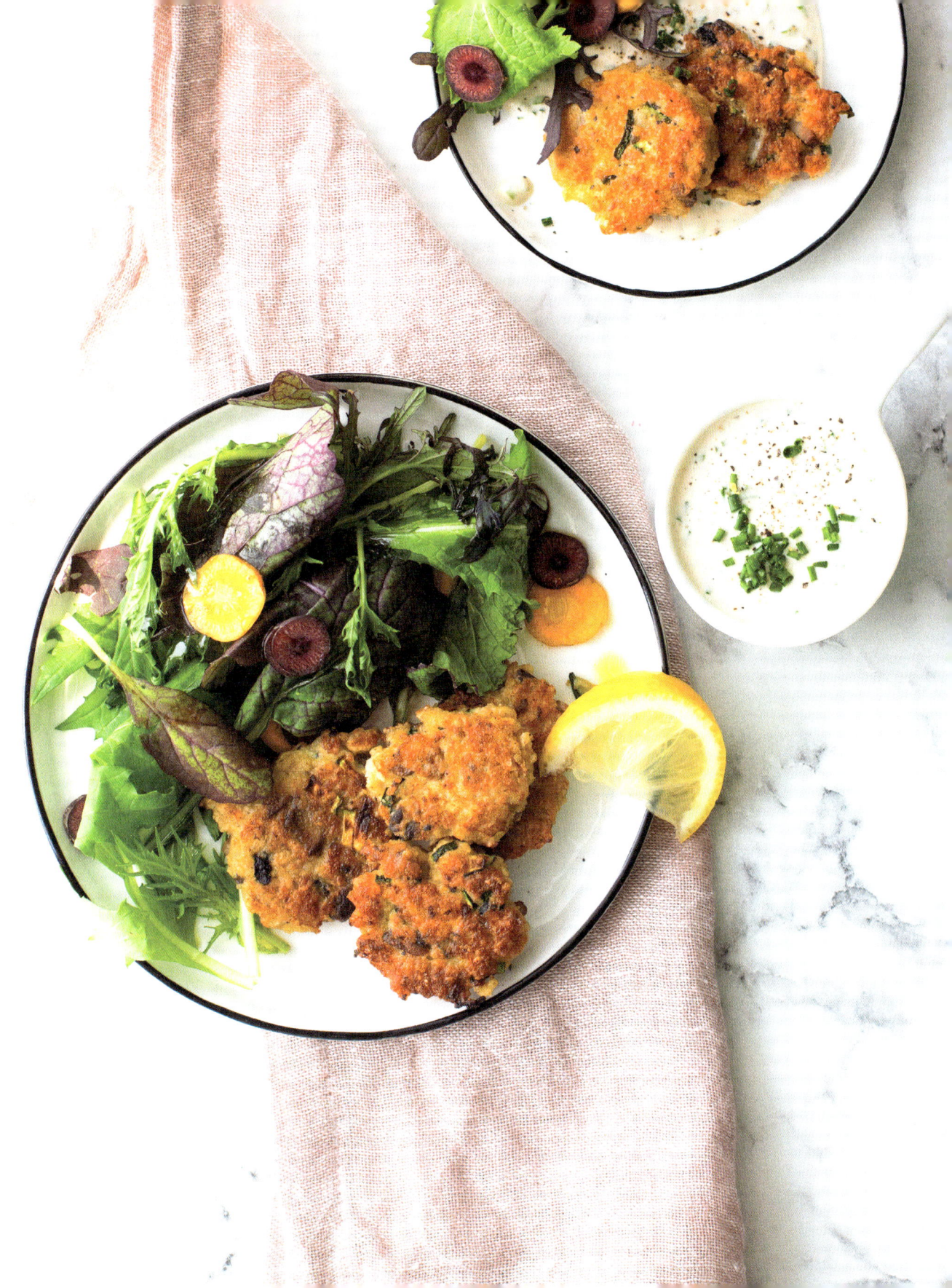

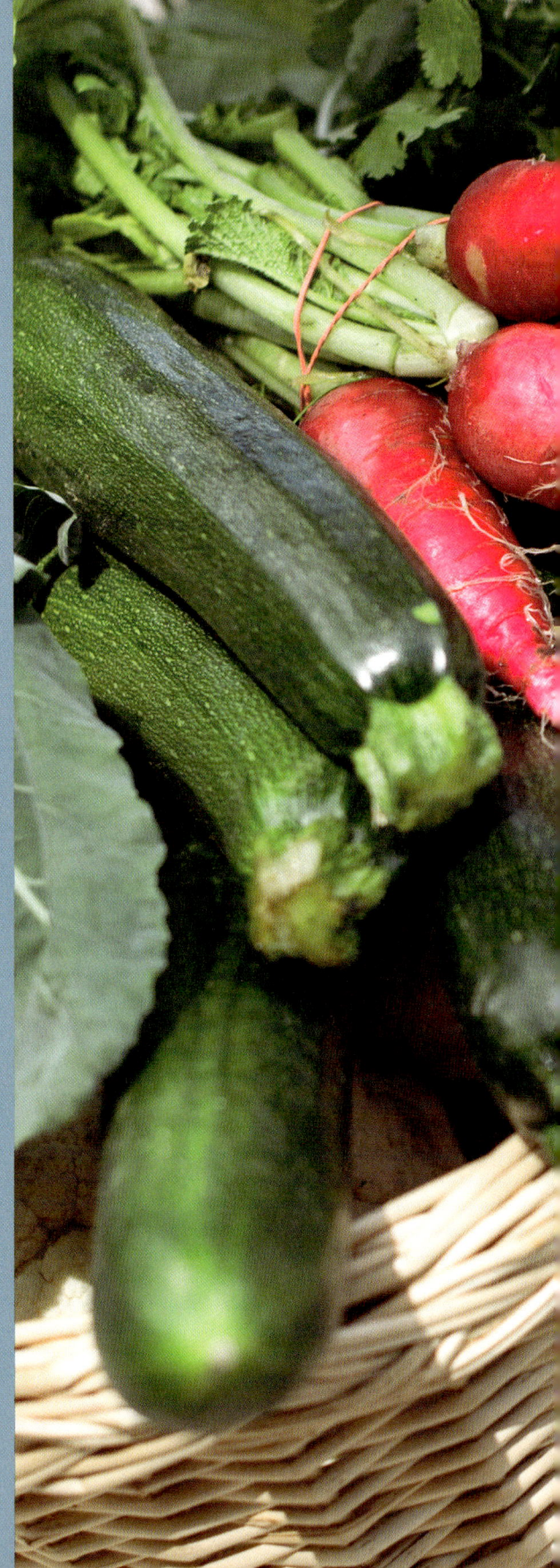

Ernähre dich einfach

Halte es einfach! Mache es dir in deiner Ernährung so einfach wie möglich und halte es natürlich. Für ausgewogene und genussvolle Gerichte benötigst du keine lange oder exotische Zutatenliste.

Wer sich einfach ernährt, lebt gesünder und entspannter, und das beflügelt.

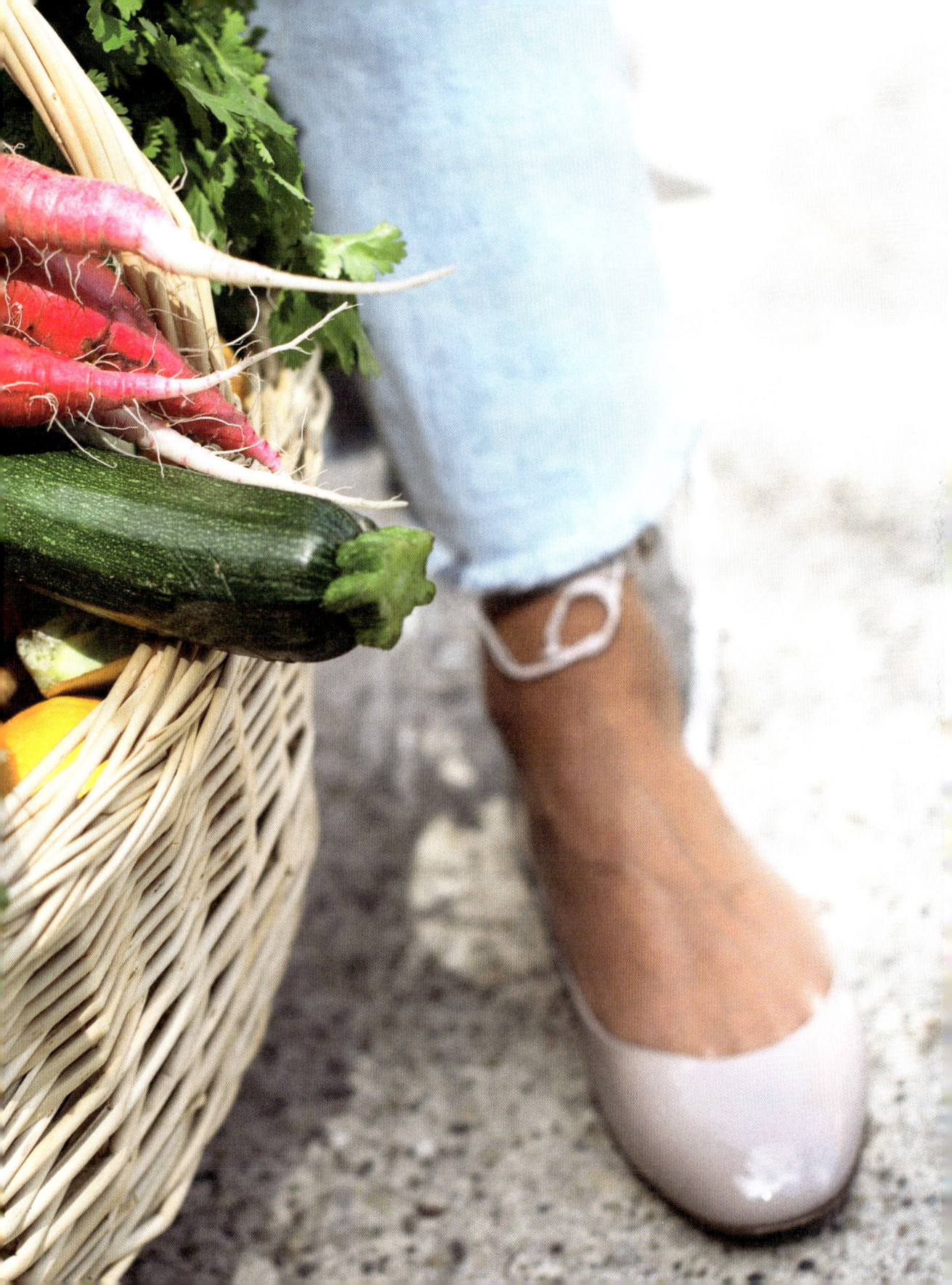

EINFACHE TIPPS FÜR EIN GESUNDES LEBEN

Von meiner deutschen Oma habe ich in Bezug auf eine einfache und natürliche Ernährungsweise viel gelernt und übernehmen können. Sie schaffte es spielend, aus lediglich 2–3 Zutaten eine vollwertige Mahlzeit zu zaubern. Immer das saisonale Angebot im Blick, kochte sie alle typisch deutschen Gerichte mit Leichtigkeit und großer Hingabe. Das faszinierte mich. Wann immer möglich, nutzte ich die Zeit, um mit ihr auf dem Markt einzukaufen, zu kochen, von ihr zu lernen und ihr über die Schulter zu schauen. Rückblickend lebte sie den Gedanken „ernähre dich einfach und gesund" durch und durch. Eines meiner Lieblingsrezepte für „Salat-Durcheinander" findest du auf Seite 92. Das ist eine Art Eintopfgericht, das aus nur zwei Hauptzutaten, nämlich Kartoffeln und Salat, zubereitet wird und trotzdem nahrhaft und köstlich ist.

MEIN RAT AN DICH → Im Alltag hast du es definitiv leichter, wenn du dich bei der Auswahl deiner Zutaten auf wenige gute konzentrierst. Am Ende sparst du dadurch nicht nur Geld, sondern auch wertvolle Zeit für die Zubereitung und schaffst Raum für andere Dinge wie gute Gespräche und das gesellige Miteinander, was auch deiner Gesundheit zugutekommt.

EINFACHE TIPPS FÜR DEINE NATÜRLICH GUTE ERNÄHRUNG

→ Ernähre dich natürlich gut, so wie du es von deinen Vorfahren kennst!
→ Kaufe saisonale und regionale Zutaten.
→ Koche häufiger selbst.
→ Wähle einfache Rezepte mit wenigen Zutaten.

1. Ernähre dich natürlich gut, so wie du es von deinen Vorfahren kennst!

Fertigprodukte und Fast Food lauern an jeder Ecke. Im ersten Moment scheint diese Ernährung einfach und bequem. Behalte jedoch im Hinterkopf, dass diese Lebensmittel stark verarbeitet und zusätzlich mit Geschmacksverstärkern, Zusatz- und Konservierungsstoffen versehen werden. Auf lange Sicht und aus Liebe zu deiner Gesundheit solltest du dich sensibilisieren und die Handbremse ziehen. Schau öfter auf die Zutatenliste, denn sie gibt Aufschluss über die Inhaltsstoffe. Eine einfache Regel, an die ich mich hierbei halte: Finger weg von Produkten mit mehr als fünf Zutaten oder deren Zutaten du nicht kennst.

2. Kaufe saisonale und regionale Zutaten.

Eine einfache Grundregel, die ich früh für mich und meine Ernährungsweise übernommen habe, ist nach Saison zu kaufen. Saftig-süßen Erdbeerkuchen gibt es bei mir nur zur Erdbeersaison und Spargel ausschließlich zur Spargelzeit. Auch versuche ich, wann immer möglich, meinen wöchentlichen Obst- und Gemüsevorrat mit einem Besuch auf dem Wochenmarkt zu verbinden. Falls du das nicht bereits tust, möchte ich dich unbedingt dazu ermutigen, sofort damit zu starten. Es ist eine große Bereicherung in vielerlei Hinsicht. Gesundheitlich, menschlich, finanziell und ethisch.

Schärfe deinen Blick für saisonale Zutaten und entdecke den Mehrwert, sie regional einzukaufen. Sieh den regelmäßigen Besuch auf dem Wochenmarkt als Bereicherung an. Er gibt ein gutes Gefühl und zusätzlich übernimmst du Verantwortung für dich, deine Gesundheit und deine Mitmenschen. Du gehst achtsam mit dir und deiner Nahrung um und profitierst gleichzeitig von den vielen gesundheitlichen Vorteilen. Welche heimischen Lebensmittel in welchem Monat saisonal verfügbar sind, kannst du dem Saisonkalender auf Seite 228 und 229 entnehmen.

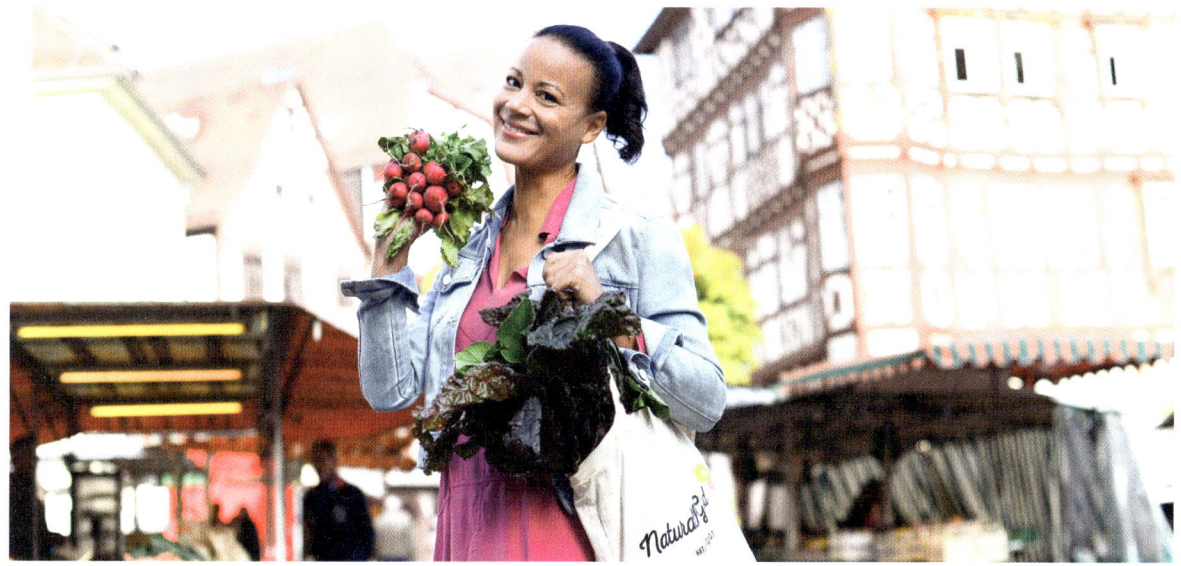

Überzeugende Fakten

→ Saisonales schmeckt besser, da es erntefrisch vom Feld kommt.

→ Kürzere Liefer- und Lagerzeiten garantieren dir die volle Vitamin-Power.

→ Du verbindest deinen Einkauf mit einem guten Gefühl, da du die Bauern vor Ort unterstützt.

→ Du schonst deinen ökologischen Fußabdruck, da du regionale Lebensmittel beziehst.

→ Du nimmst dir die Zeit für ein Gespräch, was entschleunigt.

→ Du schonst deinen Geldbeutel aufgrund des saisonalen Überangebots.

3. Koche häufiger selbst.

Sieh die Küche und das Kochen nicht als lästige Alltagspflicht an, sondern als Mittelpunkt deiner Kreativität und deines Seins. Hier darfst du entscheiden und kannst selbstbestimmt vorgehen. Der Vorteil: Du behältst den Überblick über die Auswahl deiner Lebensmittel und Inhaltsstoffe und darfst bestimmen, was auf deinem Teller landet. Damit übernimmst du die Verantwortung für dich und deine Gesundheit. Sieh dies als Privileg und nicht als lästige Pflicht an.

Probiere und tobe dich in deiner Küche kreativ aus. Es macht Spaß, mit neuen Lebensmitteln und Geschmacksnuancen zu experimentieren und zu spüren, wie einfach sich köstliche, gesunde Mahlzeiten zubereiten lassen. Je öfter du selbst kochst, desto schneller wirst du daran Freude finden und den Lebensmitteln mehr Beachtung schenken.

Und keine Angst: Selbst zu kochen ist nicht kompliziert. Auch wenn du dich bisher eher als Kochmuffel bezeichnet hast, kannst du die Freude am Selberkochen neu entdecken. Gehe dabei jedoch behutsam mit dir um und gib dir die nötige Zeit, die du für deine Umstellung brauchst. Es muss nicht sofort von 0 auf 100 gehen. Vielleicht hilft es dir am Anfang, Schritt für Schritt vorzugehen und einzelne Kochtage für dich festzulegen. Wichtig ist, dass du einen entspannten Zugang zum Thema Selberkochen bekommst und die nötige Leichtigkeit gegenüber einer natürlichen Ernährung mit Spaß, Freude und Neugierde entwickelst.

4. Wähle einfache Rezepte.

Eine gesunde Ernährung lässt sich nur dann dauerhaft im Alltag verankern, wenn sie einfach und unkompliziert ist. Mache es dir bei der Auswahl deiner Rezepte nicht unnötig schwer, sondern halte es natürlich und einfach. Oftmals lesen wir Rezepte mit ellenlangen Zutatenlisten und haben bereits beim Durchlesen den Gedanken über Bord geworfen, selbst zu kochen. Vor allem dann, wenn du noch am Anfang stehst und die Freude am Kochen erst wieder neu entdecken musst, ist es umso wichtiger, deine Rezepte auf wenige Zutaten zu beschränken. Eine nahrhafte Suppe hast du ganz einfach aus drei Zutaten gekocht. Trotzdem enthält sie alles, was du für eine ausgewogene und gesunde Mahlzeit brauchst.

MEIN TIPP → Würze deine Rezepte mit vielen frischen Kräutern und Gewürzen. Das bringt nicht nur Abwechslung und Geschmack, sondern zusätzlich Vitamine.

MEAL PREP – GESUNDE MAHLZEITEN EINFACH VORBEREITEN

Aus eigener Erfahrung und aus meinen Meal-Prep-Workshops weiß ich, dass das Wissen um eine gesunde Ernährung leider nicht ausreicht, um diese tatsächlich im Alltag zu verankern. Denn auch wenn du genau weißt, was gesund und gut für dich ist, wird in der Hektik des Alltags schnell mal zu Ungesundem gegriffen. Der Knackpunkt liegt also eher darin, diesen Ansatz dauerhaft in den Alltag zu transportieren. Was du deshalb benötigst, sind umsetzbare Lösungen, die sich mit deinem Tagesablauf und deinen Vorlieben decken. Nur so schaffst du es, an deinen neuen Ernährungsgewohnheiten mit Freude und Leichtigkeit dranzubleiben. Ich habe mir sofort nach meinem Auszug von zu Hause angewöhnt, Mahlzeiten für die Woche vorzukochen. Einerseits wollte ich eine leckere und gesunde Alternative zum eintönigen Kantinenessen, andererseits ging es mir aber auch darum, Geld zu sparen, denn jeden Tag auswärts zu essen ist teuer. Es gibt also gleich mehrere Gründe, die dafür sprechen, Mahlzeiten zu planen, vorzukochen und geschickt zu kombinieren. Dabei ist das Planen und Vorbereiten von Mahlzeiten weder etwas Neues noch kompliziert. Der moderne Begriff hierfür lautet heute einfach MEAL PREP.

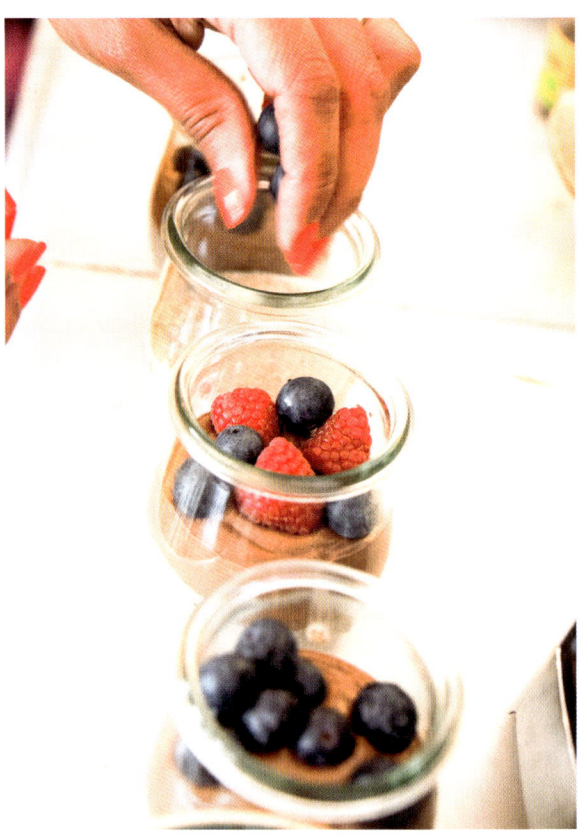

Dank Meal Prep – gesund und entspannt genießen

Die Vorteile:

→ Du hast auch in stressigen Phasen immer etwas Gesundes zu essen.
→ Du greifst nicht gedankenlos zu Fertiggerichten und sparst dir den Blick auf die Zutatenliste.
→ Du behältst den Überblick und weißt, welche Zutaten auf deinem Teller landen.
→ Du umgehst die Lebensmittelverschwendung, da du weniger einkaufst und deine Lebensmittel aufbrauchst.
→ Du schonst deinen Gelbbeutel.

Was dir bei der Vorbereitung im Alltag hilft:

In besonders eingespannten Phasen habe ich mir angewöhnt, meine Mahlzeiten für die ganze Woche durchzuplanen. Hierzu überlege ich mir zuerst, auf welche Gerichte ich „Lust" habe, um sie dann in einem Wochenplan geschickt aufeinander abzustimmen. Das Ziel ist es, möglichst vielseitig zu essen, den Kochaufwand jedoch so gering wie möglich zu halten und am Ende den Großteil der gekauften Lebensmittel aufzubrauchen, um Lebensmittelverschwendung zu vermeiden. Je strukturierter du hierbei vorgehst, desto mehr Zeit bleibt dir im Laufe der Woche für andere Dinge.

Wochenplan

Um Mahlzeiten möglichst geschickt aufeinander abzustimmen, hilft es, wenn du dir dazu einen Wochenplan erstellst. Dadurch behältst du den Überblick, kannst Mahlzeiten vorausschauend und abwechslungsreich planen und dein Essverhalten besser steuern. Falls du dich vielleicht erst wieder neu an das Thema „selber kochen" herantasten musst, dann nimm nicht zu viele unterschiedliche Gerichte in deinen Wochenplan auf. Viel einfacher ist es, Gerichte in größerer Menge vorzukochen und am darauffolgenden Tag neu zu kombinieren. Einen Vorschlag für mögliche Meal-Prep-Rezept-Zusammenstellungen findest du als Vorschlag auf Seite 225–227 – Einstieg in deine gesunde Lebensweise.

Einkaufsliste

Sobald dein Plan für die Woche steht, geht es ans Einkaufen. Mit einem gesunden Vorrat an bestimmten Lebensmitteln musst du im besten Fall lediglich noch die frischen Zutaten dazukaufen. Eine Einkaufsliste ist vor allem deshalb wichtig, um am Ende auch tatsächlich nur die Dinge einzukaufen, die für dich und deine geplanten Mahlzeiten re-

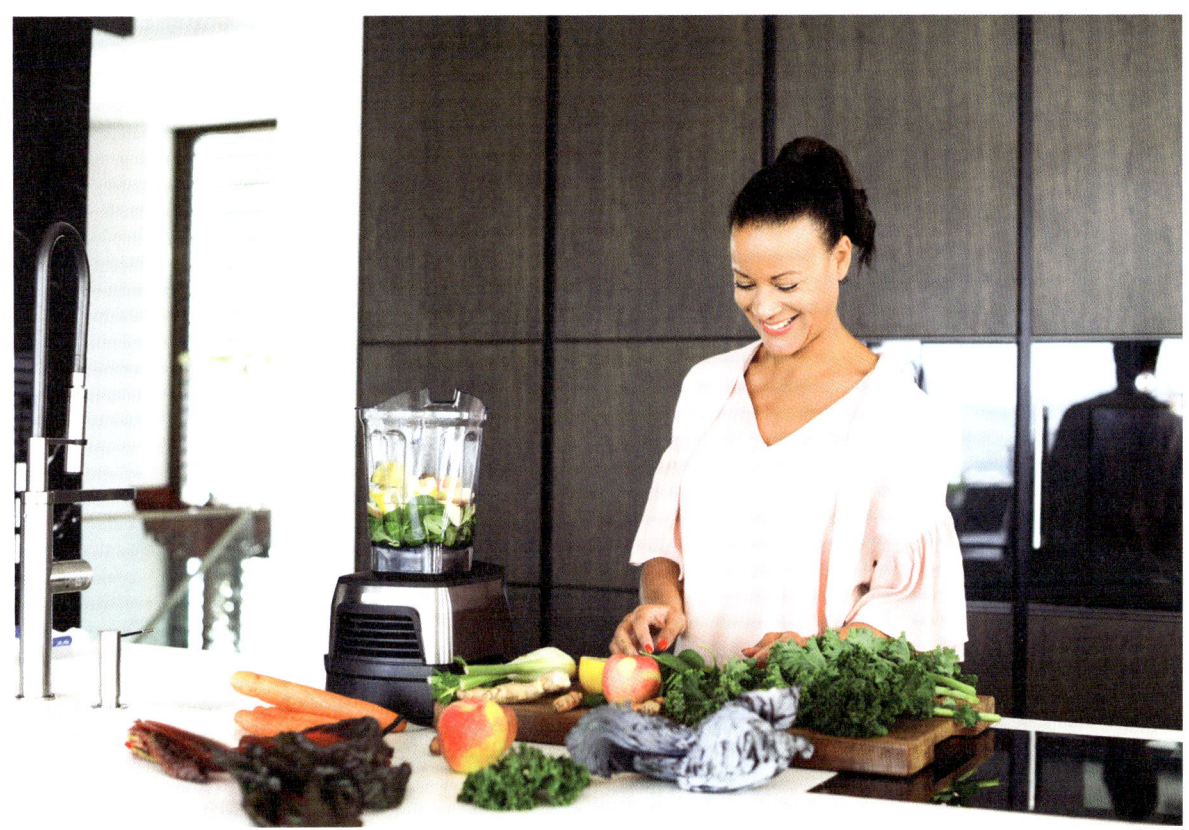

levant sind. Ohne Einkaufsliste läufst du Gefahr, dich von deinen Gelüsten leiten zu lassen und greifst vielleicht am Ende eher zu ungesunden Lebensmitteln.

Feste Einkaufstage

Gewöhne dir an, feste Einkaufstage einzuplanen. Bei mir ist es zum Beispiel so, dass der Hofladen des Biobauernhofs, in dem ich einkaufe, nur an zwei Tagen in der Woche geöffnet ist. Das zwingt mich automatisch dazu, strukturiert vorzugehen und genau zu überlegen, was ich tatsächlich für die Woche brauche. Durch feste Einkaufstage bleibst du organisiert und kaufst weniger Lebensmittel im Überfluss. Das spart Zeit, Nerven und Geld, da unnötige Ausgaben in der Mittagspause beim Schnellimbiss entfallen.

Bereite Obst und Gemüse vor.

In besonders hektischen Phasen hilft es mir enorm, mein Obst und Gemüse bereits nach dem Einkauf zu waschen und ggfs. zu portionieren. So sparst du dir wertvolle Zeit fürs Schnippeln und brauchst dieses lediglich noch zum Kochen in die Pfanne geben.

Koche deine Mahlzeiten in größerer Portion vor.

Um dich ausgewogen und gesund zu ernähren, musst du nicht täglich frisch kochen. Viele Rezepte koche ich gleich in größerer Menge vor, um sie im Laufe der Woche aufzuwärmen und neu zu kombinieren. Eintopfgerichte eignen sich hierzu besonders gut. Das Rezept für Chili-sin-Carne auf Seite 99 kannst du zum Beispiel immer wieder anders kombinieren. Wie wäre Chili mit Ofenkartoffel, Chili mit Vollkornreis oder Chili als Wrap?

Wie du siehst, ist eine gesunde Ernährung nicht nur ausgewogen und vielseitig, sondern kann auch mit vollem Terminkalender ganz einfach in deinen Alltag integriert werden. Am Anfang ist es vielleicht noch etwas ungewohnt, das gebe ich zu, aber wenn du dir Zeit gibst und dranbleibst, wirst du, einmal daran gewöhnt, die vielen Vorzüge für deinen Alltag nicht mehr missen möchten.

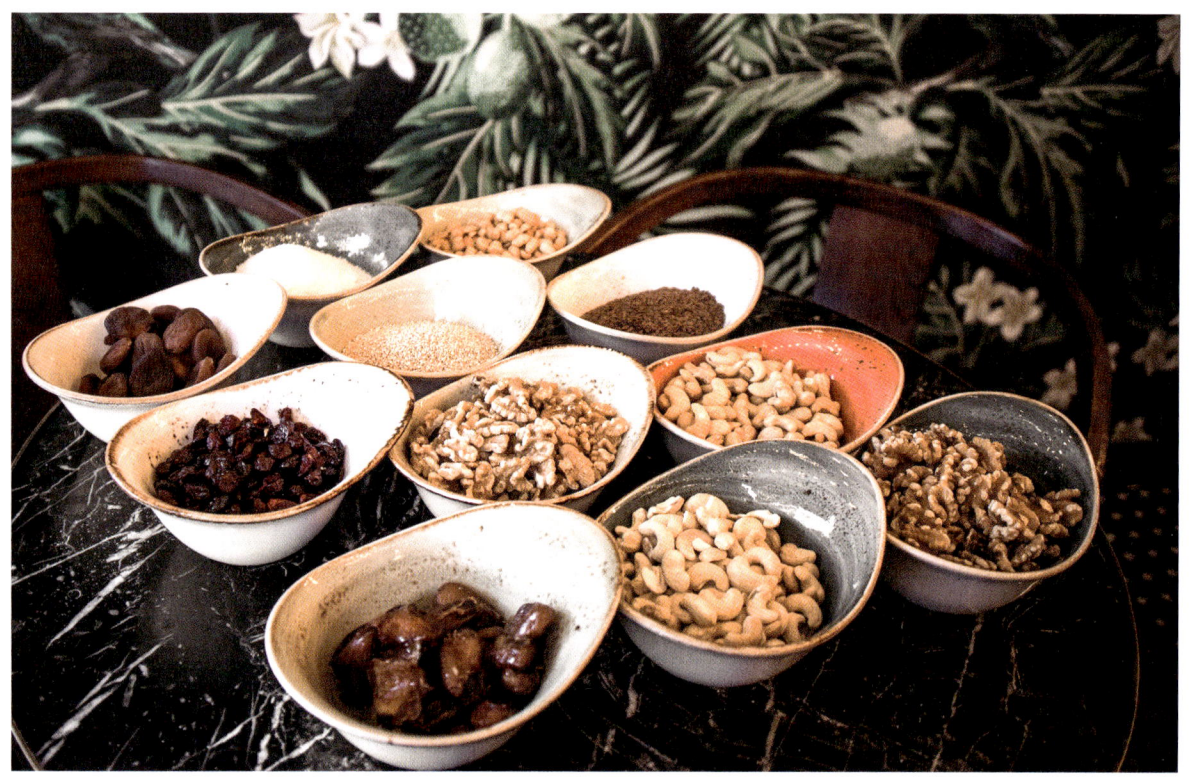

ÜBER ZUTATEN,
DIE ICH HÄUFIG VERWENDE

Eine gesunde Ernährung fängt mit dem richtigen Einkauf an. Ich kann dich wirklich dazu ermutigen, dir einen gesunden und ausgewogenen Lebensmittelvorrat anzulegen, denn das hat gleich mehrere Vorteile. Zum einen schützt er dich vor der „ungesunden Versuchung", denn nur das, was dein Schrank hergibt, kann auch tatsächlich verzehrt werden, zum anderen wirst du dadurch auch an hektischen Tagen mühelos etwas Gesundes zubereiten können. Nachfolgend gebe ich dir einen kleinen Überblick der Lebensmittel, die immer in meiner Vorratskammer zu finden sind. Und lass dich bitte nicht abschrecken – meine Vorratskammer ist über viele Jahre gewachsen, entsprechend groß ist heute die Auswahl. Wenn du deine Ernährung umstellen möchtest, kann es hilfreich sein, einfach mal rigoros auszumisten. Dich bewusst dafür zu entscheiden, ab sofort nur noch nahrhafte und gesunde Lebensmittel in deinen Schränken zu verstauen, kann etwas unglaublich Befreiendes haben. Ich bin jedoch auch kein Freund der Wegwerfgesellschaft. MEIN TIPP → Mach den sanften Shift und miste das, was sowieso schon überfällig ist, aus und ersetze den Rest, sobald du deine alten Lebensmittel aufgebraucht hast. Für den Einstieg musst du dir nicht gleich ein riesiges Repertoire anlegen. Viel wichtiger ist es, dass du die Auswahl an deine Vorlieben anpasst.

Einfache Küchenhelfer

Ich bin kein Fan von vielen unterschiedlichen Küchengeräten, möchte dir jedoch zwei empfehlen, die ich bereits seit Jahren täglich nutze, vor allem, weil sie mir das Leben in Bezug auf die unkomplizierte Zubereitung gesunder Rezepte erheblich erleichtern. Für Smoothies, Energiekugeln, Suppen, Dressings, Eis, Pflanzenmilch und Nussmehle liebe ich meinen Vitamix-Hochleistungsmixer. Für selbst gemachte frisch gepresste Säfte verwende ich einen Slow Juicer. Ich weiß, dass die Anschaffung im ersten Moment eine Investition ist – sieh sie jedoch als Investition in deine Gesundheit für ein gutes und gesundes Leben. Ich bin mir sicher, dass du die Vorzüge der schnellen, unkomplizierten und schonenden Zubereitung deiner gesunden Mahlzeiten mindestens genauso schnell schätzen und lieben lernen wirst wie ich.

Hülsenfrüchte

Hülsenfrüchte wie Linsen, Kichererbsen und Bohnen aller Art sind supervielseitig in der Küche. Dazu sind sie eine wertvolle Eiweiß- und Kohlenhydratquelle und halten lange satt – ich habe sie deshalb auch immer vorrätig. Ich liebe jede Linsenart, ganz gleich, ob Berglinsen, Belugalinsen oder rote Linsen. Aus Hülsenfrüchten bereite ich leckere Currys (Seite 164) zu, verwende sie für Dips (Seite 22) und Salate (Seite 184) oder nutze sie zum Backen von köstlichen Kuchen, wie meine Proteinschnitten aus Kichererbsen (Seite 167) oder Waffeln (Seite 156).

Nüsse und Samen

Nüsse und Samen sind nicht nur zum Knabbern toll. Sie liefern wertvolles pflanzliches Eiweiß, gesunde Fette und zahlreiche Vitamine und Mineralstoffe. Ich streue sie auf Salate, verwende sie zum Backen von Kuchen und Nussbrot (Seite 52) und bereite selbst gemachtes Eiweißpulver oder Pflanzenmilch und -sahne zu.
Diese Nüsse und Samen sind immer in meiner Küche zu finden: Cashewkerne, Mandeln, Walnüsse, Haselnüsse, Erdnüsse, Hanfsamen, Lein- und Chiasamen.
Durch das Einweichen von Nüssen vor dem Verzehr werden sie leichter verdaulich und können besser von unserem Körper verwertet werden. Gleiches gilt für Hülsenfrüchte, die du am besten über Nacht einweichst.

Die empfohlene Einweichzeit:
Nüsse und Kerne: Mandel-, Cashew-, Kürbis- und Haselnusskerne am besten 4 bis 8 Stunden einweichen.
Hülsenfrüchte: Für Erbsen, Bohnen und Linsen gilt jeweils eine Einweichzeit von 12 Stunden.
Getreide: Für Pseudogetreide wie Quinoa, Amarant und Buchweizen reicht eine Einweichzeit von bis zu 8 Stunden, für Dinkel, Hafer und Weizen bis zu 12 Stunden.

Hanf-, Lein- und Chiasamen

Hochwertige Samen sind hervorragende Omega-3-Fettquellen. Ich nutze alle regelmäßig in meiner Küche. Hanfsamen sind eine tolle Proteinquelle und liefern mit 20 Gramm Protein auf 100 Gramm mehr Protein als Chiasamen und etwas weniger als Leinsamen, die zu unseren heimischen Superfoods zählen. Hanfsamen und Leinsamen haben einen leicht nussigen Geschmack. Ich verwende sie gerne als Topping auf Müslis und Salaten oder zum Backen.
MEIN TIPP → Kaufe Leinsamen unbedingt ungeschrotet und schrote sie erst kurz vor Verwendung, um vom vollen Umfang aller gesunden Inhaltsstoffe zu profitieren. Chiasamen sind geschmacklos und besitzen quellende Eigen-

schaften, weshalb ich sie für die Zubereitung von Chia-Pudding (Seite 78) oder anstatt Gelierzucker für die Zubereitung von Frucht-Kompott und Marmelade verwende.

Getreide und Pseudogetreide

Die in Getreide und Pseudogetreide enthaltenen komplexen Kohlenhydrate sind ballaststoffreich, fördern die Verdauung und versorgen dich vor allem am Morgen mit wertvoller Energie für den Tag. Zu meinen Favoriten gehören Haferflocken, Quinoa, Amarant, Buchweizen und Hirse. Vor allem Hirse und Amarant sind hier besonders hervorzuheben. Mit einem Proteingehalt von bis zu 15 Gramm auf 100 Gramm sind sie absolute Eiweißbomben, die dazu sämtliche essentielle Aminosäuren von besonders hoher Qualität liefern und leicht verwertbare Kohlenhydrate in Form von lang anhaltender Energie zur Verfügung stellen. Der Ballaststoffanteil in Amarant ist besonders hoch, was nachhaltig sättigt und sich positiv auf die Darmgesundheit auswirkt. Ich verwende alle Getreidesorten sowohl als volles Korn, z.B. für Salate, als Mehl, zum Kochen und Backen, oder als Getreideflocken, z.B. für Smoothies und Getreidebrei.
MEIN TIPP → Ersetze klassische Beilagen wie Kartoffeln, Nudeln oder Reis öfter mal durch Quinoa, Hirse und Amarant. Das bringt Variation in deinen Speiseplan und sättigt leicht und bekömmlich.

Frisches Obst und Gemüse

Der Jahreszeit angepasst gibt es bei mir immer einen Vorrat an frischem Obst und grünem Blattgemüse wie Spinat, Grünkohl oder Salat. Ich empfehle dir, auf saisonale, regionale und, wenn möglich, auf Bio-Ware zurückzugreifen, um die Pestizidbelastung gering zu halten. Das sind die Obst- und Gemüsesorten, die am häufigsten mit Pestiziden belastet sind: Äpfel, Birnen, Beerenobst, Kartoffeln, Kirschen, Paprikaschoten, Sellerie, Spinat, Grünkohl und Weintrauben.
Einige Lebensmittel enthalten durch ihre dicke, schützende Schale kaum Pestizide und müssen nicht zwingend bio sein. Dazu gehören: Blumenkohl, Erbsen, Mangos, Mais, Kiwis, Ananas, Avocados und Bananen.

Hochwertige Öle und gesunde Fette

Es gibt eine ganze Reihe von gesunden Fetten, die du in der Küche für deine Speisen verwenden kannst. Wichtig ist, dass die Quelle stimmt. Zum Verfeinern von Salaten oder eines Frühstücksbreis eignen sich kaltgepresste Öle wie Lein-, Walnuss- und Hanföl. Zum moderaten Erhitzen von Speisen und Ölen verwende ich in meiner Küche hauptsächlich Oliven- oder Rapsöl, zum Braten lieber Kokos- oder

Avocadoöl, weil es sich bedenkenlos auf über 220 °C erhitzen lässt, ohne seine wertvollen Nährstoffe zu verlieren. Ghee, auch bekannt als geklärte Butter, ist wie Butterschmalz ein 100 Prozent natürliches Produkt, das sich ebenfalls gut erhitzen lässt. Im Gegensatz zur normalen Butter enthält Ghee weder Eiweiß noch Milchzucker und ist deshalb auch bei einer Laktoseintoleranz verwendbar. Dazu soll Ghee leichter verdaulich als Butter oder andere Fette und Öle sein.

Tamari

Tamari ist eine weizenfreie (glutenfreie) und fermentierte Sojasauce, die aus Sojabohnen, Meersalz und Wasser zubereitet ist. Sie ist etwas kräftiger im Geschmack und verleiht allen asiatischen Gerichten in meiner Küche eine wunderbare volle Note.

Rohkakao und Rohschokolade

Vor allem dann, wenn du gerne mal naschst, empfehle ich dir Rohkakao und Rohschokolade auf Vorrat zu haben. Aus Rohkakao kannst du tolle schokoladige Süßspeisen zubereiten. Ich verwende ihn z.B. für Kuchen und Brownies, im Smoothie sowie für Eis und bereite damit sogar meine eigene Schokolade zu. Im Gegensatz zu normalem Kakaopulver wird rohes Kakaopulver aus kaltgepressten, ungerösteten Kakaobohnen gewonnen und enthält aufgrund der schonenden Zubereitung vielfältige positive Inhaltsstoffe wie Antioxidantien, Magnesium, Zink und Vitamin C.

Gesunde Süßalternativen

Wenn du dir einen guten Vorrat an gesunden Süßalternativen zulegst, kannst du auf raffinierten Zucker sehr gut verzichten. Behalte dennoch immer im Hinterkopf: Zucker ist Zucker – ganz gleich aus welchen Quellen. Neben Trockenfrüchten kommen bei mir hauptsächlich Kokosblütenzucker, Ahornsirup, Honig, Reissirup, Apfelmus, Dattelmus und Bananen zum Einsatz. Mehr zum Thema gesunde Süßalternativen erzähle ich dir im Kapitel „Ernähre dich entspannt" ab Seite 108.

Trockenfrüchte

Trockenfrüchte wie Aprikosen, Pflaumen oder Datteln verwende ich in meiner Küche vor allem zum Süßen anstelle von raffiniertem Zucker. Datteln enthalten zum Beispiel kaum Fett, liefern dafür aber viele verdauungsfördernde Ballaststoffe und sind gleichzeitig sehr vitamin- und mineralstoffreich. So steckt in Datteln fast doppelt so viel Kalium wie in Bananen, was für die Regulation des Wasserhaushaltes wichtig ist. Datteln sind im Smoothie deshalb auch für Sportler die perfekte Ergänzung. Zudem steckt in

Datteln auch die Aminosäure Tryptophan, die als Vorstufe von Serotonin (Glückshormon) bekannt ist. Beachte bei dem Verzehr von Trockenfrüchten jedoch, dass diese zwar grundsätzlich gesund sind, aber durch die Trocknung Fruchtzucker in hochkonzentrierter Form enthalten. Hier gilt es, das gesunde Maß zu finden.

KRÄUTER UND GEWÜRZE

Kräuter und Gewürze nehmen in meiner Küche einen besonderen Stellenwert ein. Ich liebe sie für ihre Vielfalt und den Geschmack und finde, erst durch ihre Zugabe wird einem Gericht das besondere Etwas verliehen. Wenn du Gewürze und Kräuter großzügig in deiner Küche verwendest, kannst du dadurch auch deinen Salzkonsum regulieren. Darüber hinaus wird Gewürzen und Kräutern eine besondere Heilwirkung zugesprochen, da sie deinen Stoffwechsel anregen und dein Immunsystem auf natürliche Weise stärken. Ich rate unbedingt dazu, dir einen großen Vorrat an gängigen Kräutern und Gewürzen anzulegen. Nach Möglichkeit sollten sie frisch geerntet und in Bioqualität gekauft werden. Je nach Jahreszeit entscheide ich mich für getrocknete oder frische Kräuter und Gewürze.

Hier kommt eine Auswahl meiner liebsten Gewürze:

Kurkuma

Das in Kurkuma enthaltene Kurkumin wirkt entzündungshemmend, zellschützend, antibakteriell und stärkt das Immunsystem auf natürliche Weise. Kurkuma verwende ich täglich in meiner Küche. Im frisch gepressten Saft, als „goldene Milch" und zum Würzen in herzhaften Gerichten – Kurkuma passt überall. Da Kurkuma schlecht wasserlöslich ist, solltest du sie immer zusammen mit etwas Öl einnehmen. So kann das Kurkumin noch besser von deinem Körper verwertet werden. Ich verwende hierzu gerne 1 TL Kokosöl.

Ingwer

Auch Ingwer gehört zu meinen liebsten Küchen-Gewürzen. Ich liebe seine natürliche Schärfe und die stimulierende Wirkung, die Ingwer auf das Immunsystem hat. Aufgrund der ätherischen Öle und Scharfstoffe kannst du Ingwer wunderbar zur Vorbeugung und Behandlung von Erkältungskrankheiten einsetzen. Auch wenn du dir ein wenig Entlastung wünschst, ist Ingwer zu empfehlen. Ingwer wird eine appetithemmende Wirkung zugesprochen und die enthaltenen Gingerole und Shogaole kurbeln die Gallensaftproduktion an, was wiederum die Fettverbrennung anheizt.

Dadurch werden mehr Abfallprodukte vom Körper ausgeschieden. Probiere unbedingt mal Ingwer im Eintopf oder Ingwer in hochkonzentrierter Form als Ingwershot (Seite 43).

Kardamom

Seinen enthaltenen ätherischen Ölen spricht man eine schleimlösende und antibakterielle Wirkung zu. Deshalb wird dem Gewürz auch eine lindernde Wirkung bei Atemwegserkrankungen nachgesagt. Kardamom gilt aber auch als verdauungsfördernd und wirkt sich positiv auf unseren Magen-Darm-Trakt aus. Ich mag Kardamom in Currys oder gebe es als besondere Note ins Porridge.

Muskatnuss

Die Muskatnuss gilt als kleines Power-Gewürz mit heilenden Inhaltsstoffen. Bereits eine kleine Prise reicht aus, um nicht nur deinem Rezept, sondern auch deiner Gesundheit etwas Gutes zu tun. Die Heilkräfte der Muskatnuss sollen vor allem bei Magen-Darm-Beschwerden, allgemeiner Antriebslosigkeit und Herzschwäche helfen. Ein Hauch Muskatnuss darf abschließend zum Verfeinern meines Kartoffelpürees nicht fehlen.

Gewürznelken

Nelken enthalten viel ätherisches Öl und schmecken in Speisen leicht süß-pfeffrig. Wusstest du, dass Nelkenöl antibakteriell und antiviral wirkt und bei Entzündungen hilft? Nelkenöl gilt sogar als stärkster Radikalfänger unter den Gewürzen. Zusätzlich haben Nelken eine verdauungsfördernde Wirkung. In Eintöpfen oder auch im Porridge verwende ich ganze Gewürznelken. Ich finde sie schmecken auch besonders fein in Infused Water (Seite 151).

Lorbeer

Die in Lorbeer enthaltenen Gerbstoffe fördern die Verdauung. Dazu soll Lorbeer bei Konzentrationsstörungen helfen und Substanzen enthalten, die Körper und Geist entspannen. In Suppen und Eintöpfen verwende ich in der Regel getrocknete Lorbeerblätter und lasse sie ca. 20 Minuten in einem Gericht mitziehen.

Zwiebeln und Knoblauch

Die Klassiker in der Küche senken den Blutdruck und den Cholesterinspiegel. Außerdem wirken ihre ätherischen Öle desinfizierend, antibiotisch und antiseptisch, weshalb sie als natürliches Heilmittel oftmals bei Krankheiten wie Husten und Schnupfen empfohlen werden.

Chilis

Chilis haben aufgrund des enthaltenen Capsaicins eine durchblutungsfördernde Eigenschaft. Das regt den Stoffwechsel kräftig an. Wer gerne scharf würzt und isst, stärkt seine Gesundheit und soll Studien zu Folge sogar länger leben.

Zimt

Zimt ist mein absolutes Lieblings-Gewürz in der Küche. Das wirst du vielleicht auch anhand meiner Rezepte bemerkt haben, denn ich verwende Zimt sowohl für herzhafte als auch für süße Speisen. Zimt wirkt antibakteriell, antiviral, fördert die Verdauungsenzyme und enthält Stoffe, die den Blutzucker- und Blutfettspiegel senken. Dazu ist Zimt ein natürlicher Appetitzügler und süßt Speisen auf natürliche Weise. Herzhaft verwende ich Zimt gerne in Eintöpfen und in Tomatensaucen. Probiere mal meine Bolognesesauce auf Seite 218 mit einer Prise Zimt. Das schmeckt unglaublich gut.

Darüber hinaus gibt es eine große Liste an Kräutern, die ich in meiner Küche verwende. Meine liebsten Küchenkräuter sind Basilikum, Koriander, Minze, Petersilie, Rosmarin, Thymian, Schnittlauch, Salbei etc. sowie unsere zahlreichen heimischen Wildkräuter wie Bärlauch, Brennnessel, Löwenzahn, Giersch, Vogelmiere, Gänseblümchen, Kamille etc.

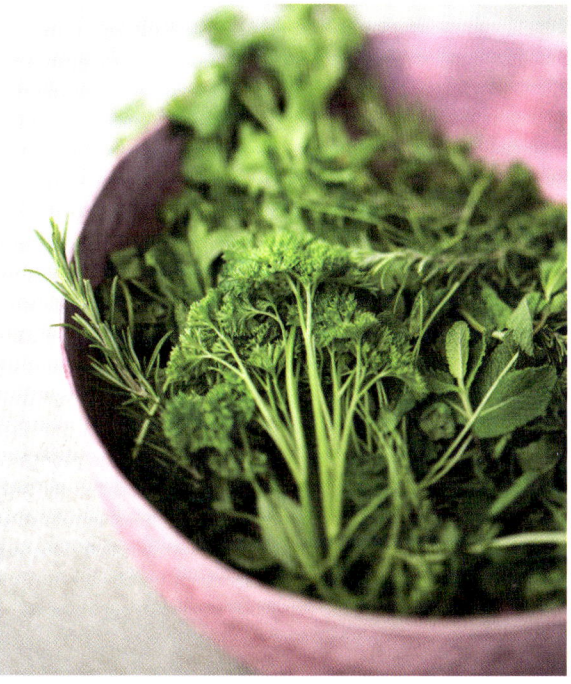

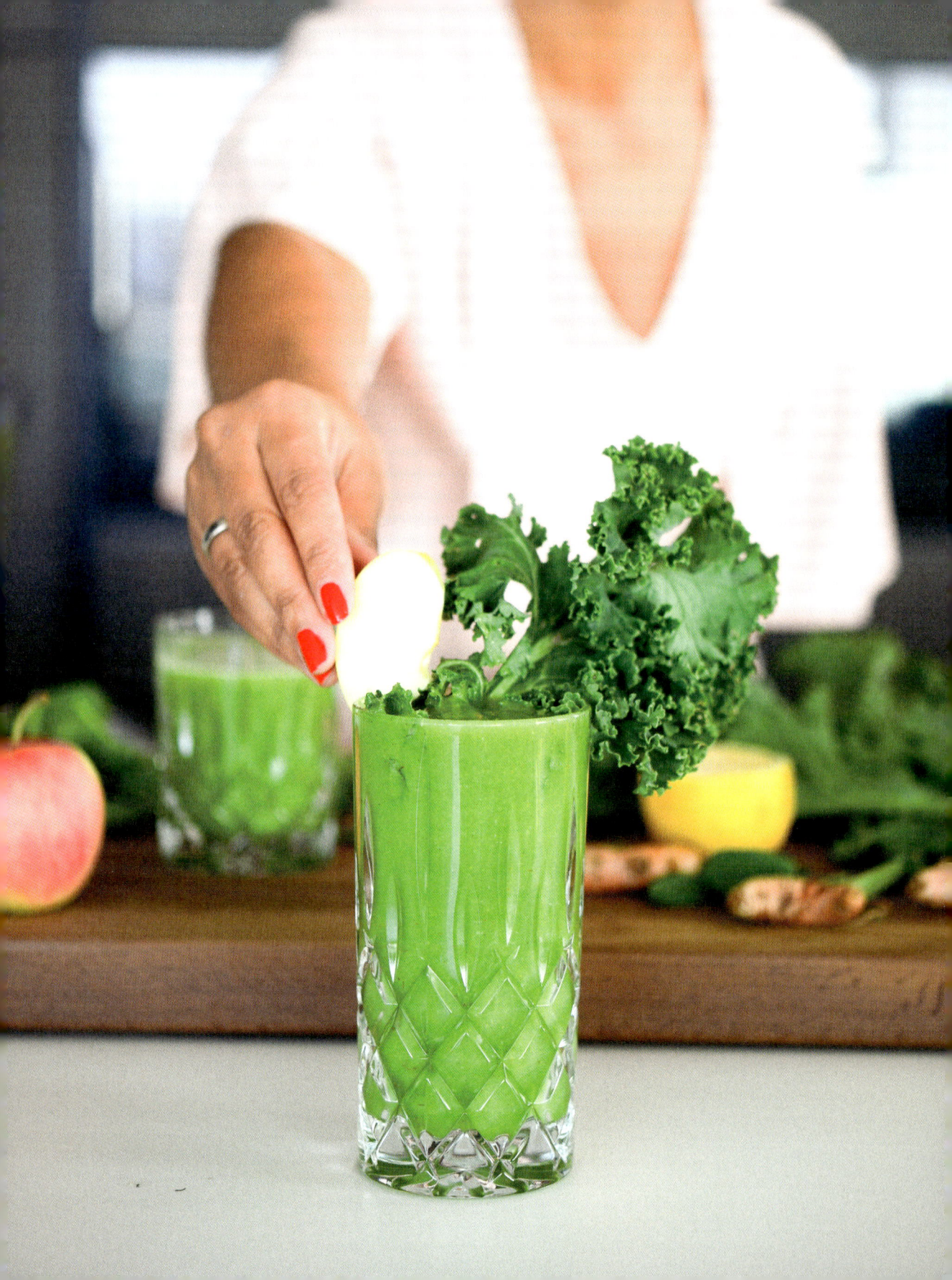

GLOWING GREEN
Zwei grüne Smoothie-Rezepte

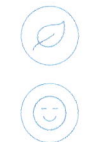

Grüne Smoothies sind eine wunderbare Möglichkeit, um deinen Körper mit vielen Vitaminen zu versorgen. Wenn es mal schnell gehen muss, trinke ich sie gerne morgens oder auch mal am Nachmittag für den extra Energie-Kick. Das Besondere: Je nach saisonalem Angebot schmecken sie immer wieder überraschend anders. Als „grüne Grundlage" kannst du je nach Saison Feldsalat, Grünkohl, Spinat oder auch Wildkräuter verwenden. Meine Empfehlung: Achte bei grünen Smoothies darauf, dass der Gemüse- den Obstanteil überwiegt. Ansonsten kann dein gesunder Smoothie schnell zur Fruchtzucker-„Bombe" werden. Ich empfehle ein Verhältnis von 60:40.

Spinat-Avocado-Smoothie
ZUTATEN FÜR CA. 500 ML

1 Handvoll Spinat
¼ Avocado
1 Banane
1 Birne mit Schale
Saft von einer Zitrone
1 EL Hanfsamen

Grünkohl-Trauben-Smoothie
ZUTATEN FÜR CA. 500 ML

1 Handvoll Grünkohlblätter
1 Stängel frische Minze, nur Blätter
1 Handvoll Trauben (frisch oder tiefgefroren)
1 Apfel
1 EL Leinsamen

Alle Zutaten waschen, gegebenenfalls schälen, klein schneiden und anschließend mit 300 ml Wasser in den Mixer geben und mixen.

MEIN TIPP: Peppe deine Smoothies zusätzlich auf. Durch die Zugabe von Samen, wie zum Beispiel gemahlenen Lein- oder Hanfsamen, versorgst du dich mit einer Extraportion Eiweiß.

Naturally Good

Grüne Smoothies sind reich an sekundären Pflanzenstoffen und passen damit wunderbar zur bioaktiven Ernährung. 1 Tasse frischer Spinat (30 g) deckt bereits 20 Prozent des täglichen Bedarfs an Vitamin A (für das Immunsystem) und fast 120 Prozent des Vitamin-K-Bedarfs (zur Knochenbildung). Und auch unser heimischer Grünkohl hat es als Power-Gemüse in sich. Er ist sehr protein- und ballaststoffreich. Das hält die Verdauung in Schwung, macht lange satt und hilft gleichzeitig bei der Gewichtsregulierung.

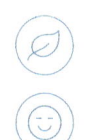

KOKOS-CHIA-PUDDING
mit Erdbeeren

Dass ich Chiasamen sehr gerne in meine Rezepte einbaue, ist kein Geheimnis. Ich esse vor allem morgens oft eine Portion, um von den wertvollen Inhaltsstoffen zu profitieren, und finde ein Frühstück wie dieses dafür ideal. Da Chiasamen allerdings geschmacksneutral sind, solltest du bei der Zubereitung immer ordentlich mit Gewürzen und eventuell noch etwas natürlicher Süße arbeiten. Chia-Pudding kannst du übrigens gleich in größerer Portion (Meal Prep) zubereiten und für mehrere Tage im Kühlschrank lagern.

ZUTATEN FÜR 1–2 PORTIONEN

3–4 EL Chiasamen
1 Prise Zimt
1 Prise Vanille
200 ml Kokosmilch
125 g frische Erdbeeren oder
   Beeren deiner Wahl
2 EL Kokosjoghurt
1 TL Ahornsirup oder
   Honig (optional)

1 Die Chiasamen mit Zimt und Vanille in der Kokosmilch verrühren. Alles ca. 20 Minuten (oder über Nacht) quellen lassen. Der Pudding sollte eine fein-cremige Konsistenz haben und nicht zu flüssig sein. Ich empfehle ihn während des Quellens noch einige Male durchzurühren.

2 Am Morgen: Erdbeeren putzen, halbieren.

3 Chia-Pudding in ein Glasgefäß füllen. 2 EL Kokosjoghurt und, falls gewünscht, etwas Süße zum Chia-Pudding geben und Beeren darauf verteilen.

MEIN TIPP: Wenn du Chia-Pudding für mehrere Tage vorbereitest, dann empfehle ich die Samen statt in einer Pflanzenmilch in Wasser einzuweichen.

Naturally Good

Chiasamen sind reich an wertvollen Omega-3-Fettsäuren und Ballaststoffen. Eine große Besonderheit ist auch der enorm hohe Eiweißgehalt, der in den kleinen Powerpaketen steckt. In 100 g Chiasamen stecken ca. 20 g Eiweiß. Eiweiß benötigst du für unterschiedliche Stoffwechselprozesse. Zusätzlich steigert Eiweiß die Konzentration, liefert Energie, reduziert Heißhungerattacken und hilft Muskelmasse aufzubauen. Und das Beste: Das in Chiasamen enthaltene Eiweiß kann unser Körper bestens verwerten. Deshalb spricht man in diesem Zusammenhang auch von einer besonders hohen biologischen Wertigkeit.

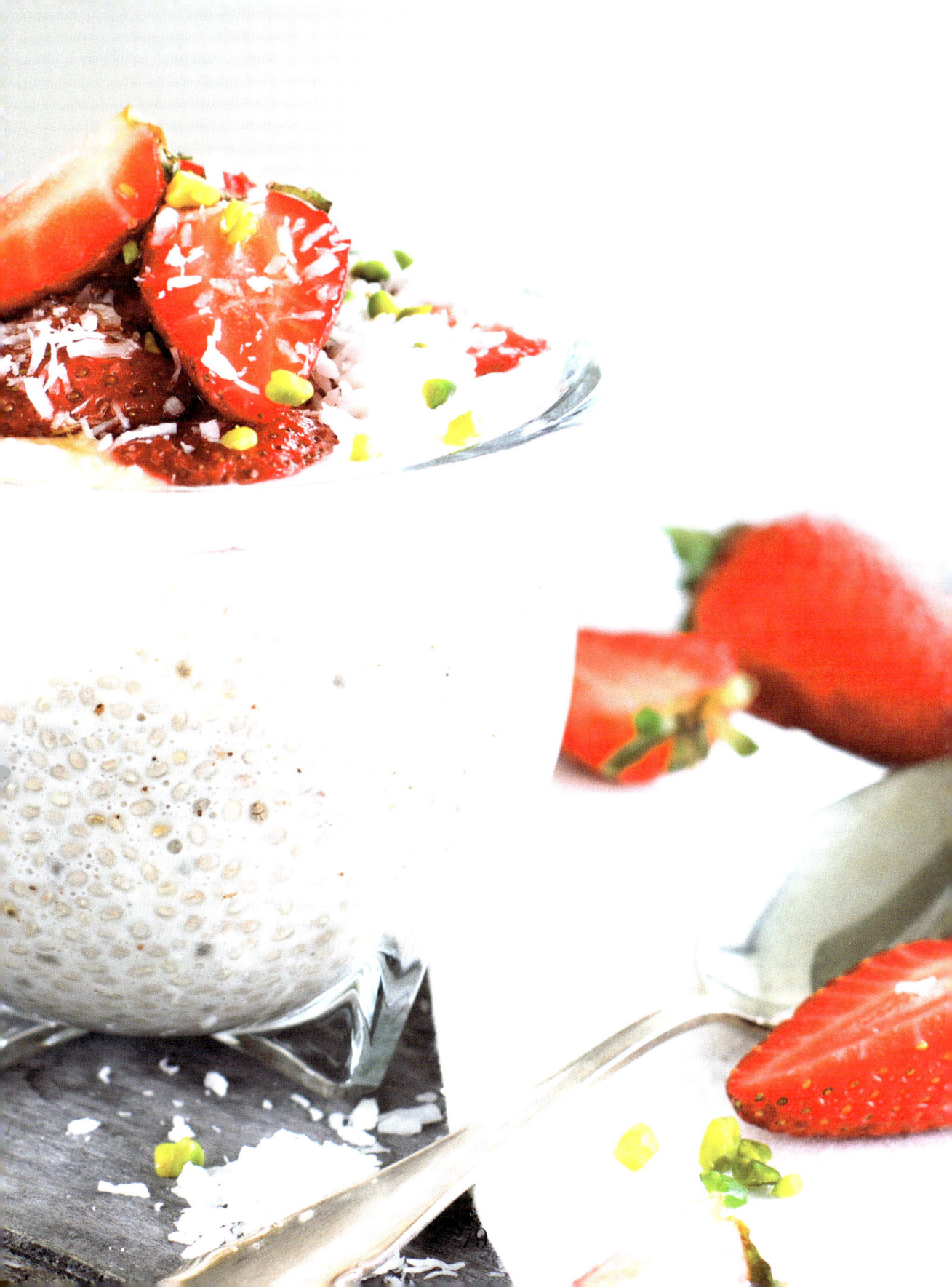

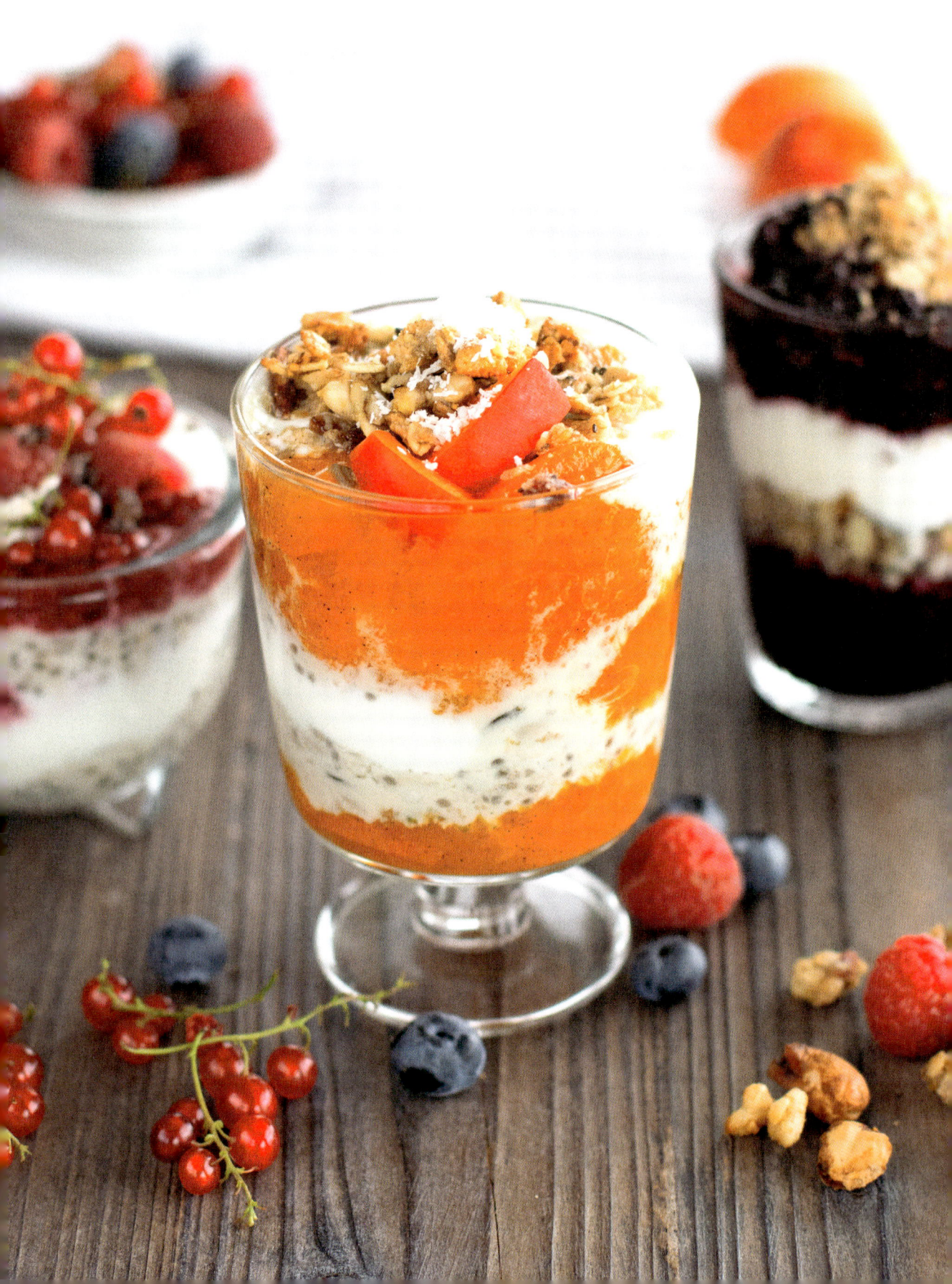

OVERNIGHT OATS
mit Aprikosen-Kompott

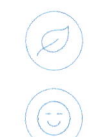

Ich bin ich ein großer Fan dieses gesunden Powerfrühstücks. Vor allem wenn morgens wenig Zeit bleibt, sind Overnight Oats ein Segen. Bei uns im Kühlschrank ist immer eine Portion zu finden, da ich die Oats auch durchaus mal als gesunden Nachmittags-Snack esse. Ich schichte sie, wie in diesem Rezept, gerne mit selbst gekochtem Fruchtkompott und toppe das Ganze abschließend mit Nüssen, Samen oder Granola. Da du alle Komponenten wunderbar vorbereiten kannst, ist das der beste Beweis, dass eine gesunde Ernährung auch funktioniert, wenn wenig Zeit bleibt.

ZUTATEN FÜR 2 PORTIONEN BREI
UND 4 PORTIONEN KOMPOTT
Für den Getreidebrei
45 g Buchweizen- oder Haferflocken
1 EL Chia- oder Leinsamen
1 EL Kürbiskerne
1 EL Sonnenblumenkerne
1 EL Cashewkerne
½ TL gemahlene Vanille
1 TL Zimt
250 ml Pflanzenmilch oder Wasser
2 EL Kokosjoghurt

Für das Aprikosen-Kompott
600 g Aprikosen
150 ml frisch gepresster Orangensaft
2 EL Bio-Zitronenabrieb
½ TL gemahlenes Vanillepulver
1 EL Chiasamen

❶ Buchweizenflocken mit Chiasamen, Kürbis-, Sonnenblumen- sowie Cashewkernen, gemahlener Vanille und Zimt in eine Schüssel geben. Mit Pflanzenmilch oder Wasser über Nacht bedecken und quellen lassen.

❷ Für das Kompott die Aprikosen waschen, entsteinen, vierteln und klein schneiden. Den Orangensaft mit den Zitronenzesten und der Vanille in einen Topf geben und alles auf mittlerer Stufe einköcheln lassen. Sobald die Aprikosen weich sind, das Kompott auskühlen lassen und die Chiasamen einrühren.

❸ Die Müslimischung abwechselnd mit Kokosjoghurt und Aprikosen-Kompott schichten. Nach Belieben mit Nüssen und weiteren Früchten garnieren.

MEIN TIPP: Verwende für das Kompott – je nach Saison – die Lieblingsfrüchte deiner Wahl.

Naturally Good

Overnight Oats kannst du ganz im Sinne von Meal Prep problemlos für mehrere Tage vorbereiten. Dazu empfehle ich die Oats anstatt in Pflanzenmilch in Wasser einzuweichen und getrennt vom Kompott im Glasbehälter im Kühlschrank aufzubewahren. Die Overnight Oats und das Frucht-Kompott halten sich 5–6 Tage im Kühlschrank.

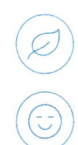

Kirsch-Schokoladen-
KNUSPERRIEGEL

Ganz gleich ob im Büro, als Snack für zwischendurch oder unterwegs … Leckere Müsliriegel gehen immer und gehören zu einer entspannten Ernährung einfach dazu.
Im Zweifelsfall dürfen sie auch gerne mal ein Frühstück ersetzen. Für mich sind selbst
gemachte Müsliriegel die perfekten gesunden Snackalternativen. Sie sind lecker,
super mitzunehmen und liefern schnell die nötige Portion Extra-Energie.

ZUTATEN FÜR 10-12 RIEGEL

200 g Nüsse und Kerne, z.B. Kürbis-,
  Sonnenblumenkerne, Mandeln, Walnüsse
200 g Haferflocken
200 g getrocknete Kirschen oder Trockenfrüchte nach Wahl
120 g flüssiges Kokosöl
8 EL Ahornsirup oder Honig
2 EL Mandelmus
1 EL geschroteter Leinsamen
1 EL Hanfsamen
2 EL Rohkakao
1 Prise Meersalz
etwas Zartbitter-Schokolade nach Belieben

MEIN TIPP: Die Zusammensetzung der
trockenen Zutaten für deine Müsliriegel
kannst du nach Belieben verändern,
indem du einen Teil der Haferflocken oder
Nüsse durch Amarant oder Kokosraspel ersetzt.

❶ Backofen auf 175 °C Ober-/Unterhitze vorheizen. Nüsse bzw.
Kerne in einer Pfanne ohne Fett anrösten. Anschließend mit den
Haferflocken ebenso verfahren. Beides grob hacken oder in einer
Küchenmaschine zerkleinern.

❷ Trockenfrüchte klein schneiden und würfeln. Das Kokosöl
schmelzen und mit Ahornsirup und Mandelmus in einer Schüssel
vermengen. Trockenfrüchte zu den Nüssen, Haferflocken, Lein-
und Hanfsamen geben. Rohkakao und Meersalz hinzufügen und
alles mit den feuchten Zutaten vermengen. Es sollte eine klebrige
Masse entstehen. Eventuell noch etwas Sirup und Kokosöl
zufügen.

❸ Die Masse in eine mit Backpapier ausgelegte kleine Auflauf- oder
Backform geben (30 × 20 cm). Die Masse leicht andrücken
(sie sollte ca. 2 cm hoch sein) und ca. 15 Minuten backen, bis sie
leicht gebräunt und fest ist.

❹ Nach dem Backen in der Form kurz 10–15 Minuten auskühlen
lassen und anschließend in 10–12 Riegel schneiden. Nach
Belieben mit flüssiger Schokolade besprenkeln und trocknen
lassen. Kühl und trocken in gut einer verschlossenen Box gelagert,
sind die Riegel ca. 2 Wochen haltbar.

Naturally Good

*Nüsse und Samen liefern hauptsächlich einfach und mehrfach ungesättigte Fettsäuren,
die bekanntlich den Cholesterinspiegel senken und auch den Zuckerwert (bei Diabetikern)
stabilisieren können. Ihre zahlreichen B-Vitamine wirken sich positiv auf unsere Konzen-
trations- und Leistungsfähigkeit aus, weshalb sie sich wunderbar als gesunder Snack für
zwischendurch eignen.*

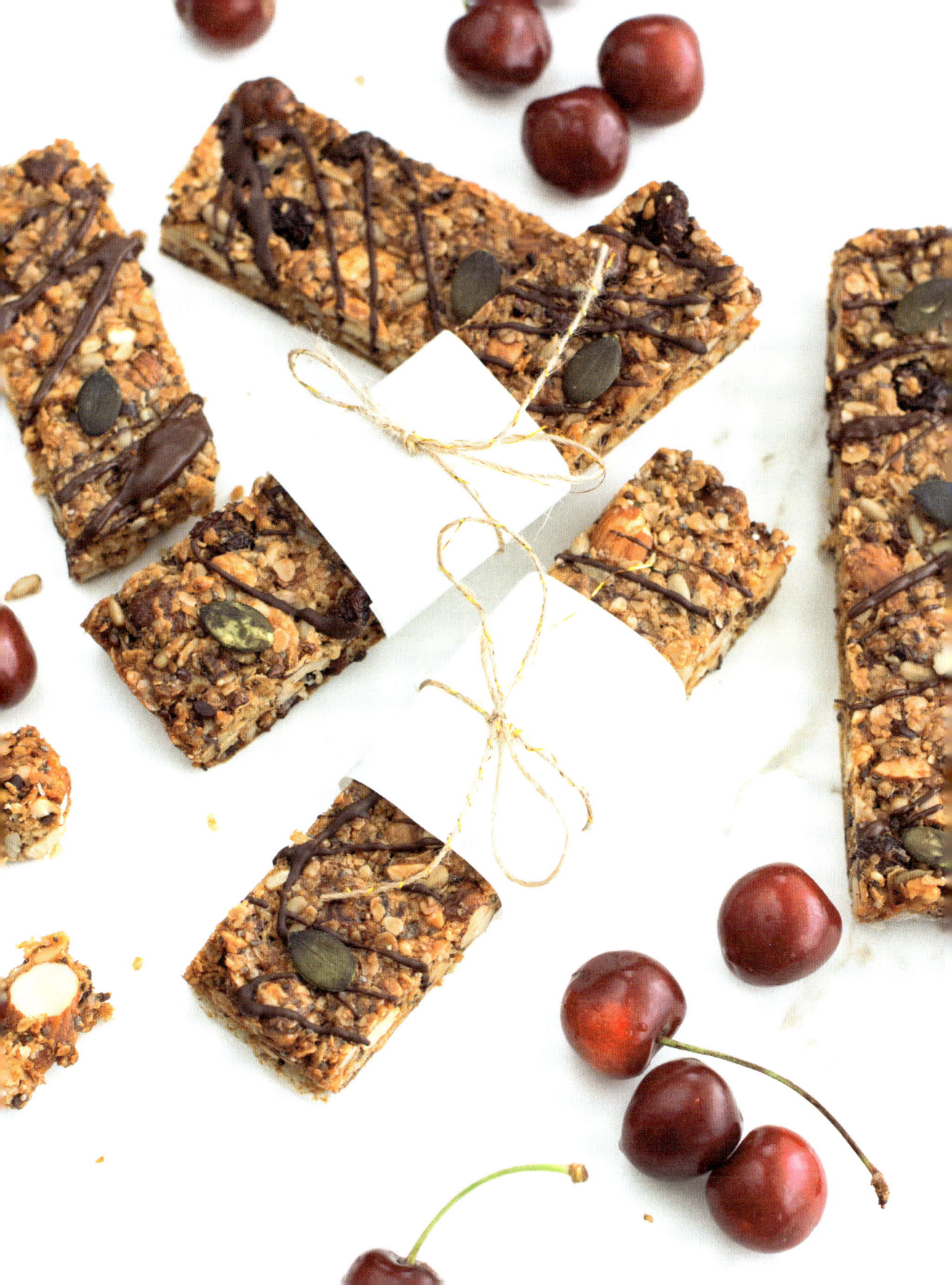

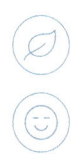

QUINOA-KIWI-SALAT
mit Tsatsiki

Dieser Salat ist das perfekte Rezept für jede Gelegenheit. Als Meal-Prep-Gericht für die Arbeit, als Snack zum Picknick oder als Beilage zum gemütlichen Grillabend mit Freunden ... Einen Quinoa-Salat hast du schnell zubereitet und, einmal vorgekocht, hält sich Quinoa im Kühlschrank gleich für mehrere Tage. Das Schöne daran: Je nach Appetit kannst du den Salat immer wieder neu kombinieren. Als Taboulé mit Tomaten und Gurken, Quinoa asiatisch oder, wie in diesem Rezept, mediterran herzhaft-süß mit Früchten und köstlichem Tsatsiki-Dip. Quinoa ist nicht nur äußerst gesund, sondern auch so vielseitig.

ZUTATEN FÜR 2 PORTIONEN
Für den Salat
200 g Quinoa
1 Gurke
1 Bund Petersilie
1–2 Frühlingszwiebeln
1 Zitrone
1 EL Olivenöl
Salz und Pfeffer
2–3 Kiwis

Für das Tsatsiki
1 Gurke
300 g Joghurt (Soja- oder Naturjoghurt)
3–4 Knoblauchzehen
1 EL Olivenöl
Salz und Pfeffer
etwas Zitronensaft

❶ Quinoa gründlich waschen und mit der doppelten Menge Wasser bei mittlerer Hitze 7–10 Minuten leicht köcheln lassen. Anschließend kurz nachquellen lassen.

❷ Gurke der Länge nach halbieren und in Stücke schneiden. Petersilie waschen und grob hacken. Frühlingszwiebel in dünne Ringe schneiden. Zitrone auspressen und den Saft mit Olivenöl, Salz und Pfeffer verrühren und alles zur lauwarmen Quinoa geben.

❸ Kiwis schälen und in Scheiben schneiden. Die einzelnen Scheiben vorsichtig mit dem Salat vermengen.

❹ Für das Tsatsiki die Gurke waschen und auf einer Reibe grob raspeln. Die Masse anschließend vorsichtig mit den Händen auspressen, um die überschüssige Flüssigkeit zu entnehmen. Joghurt in eine Schüssel geben. Knoblauchzehen schälen, auspressen und zum Joghurt geben. Anschließend die Gurken unterheben und das Tsatsiki mit Olivenöl, Salz, Pfeffer und Zitronensaft abschmecken.

Naturally Good

Der Kohlenhydratanteil in Quinoa ist vergleichsweise niedrig, der Proteinanteil gleichzeitig hervorragend. Quinoa enthält alle essentiellen Aminosäuren sowie zellschützende Antioxidantien, weshalb diese wunderbare Pseudogetreideart lange satt hält. Kiwis liefern dazu reichlich Ballaststoffe, Kalium und Vitamin C. Damit tun sie Darm, Muskeln sowie Immunsystem gleichermaßen gut. Wusstest du, dass eine Kiwi fast den gesamten Tagesbedarf an Vitamin C deckt?

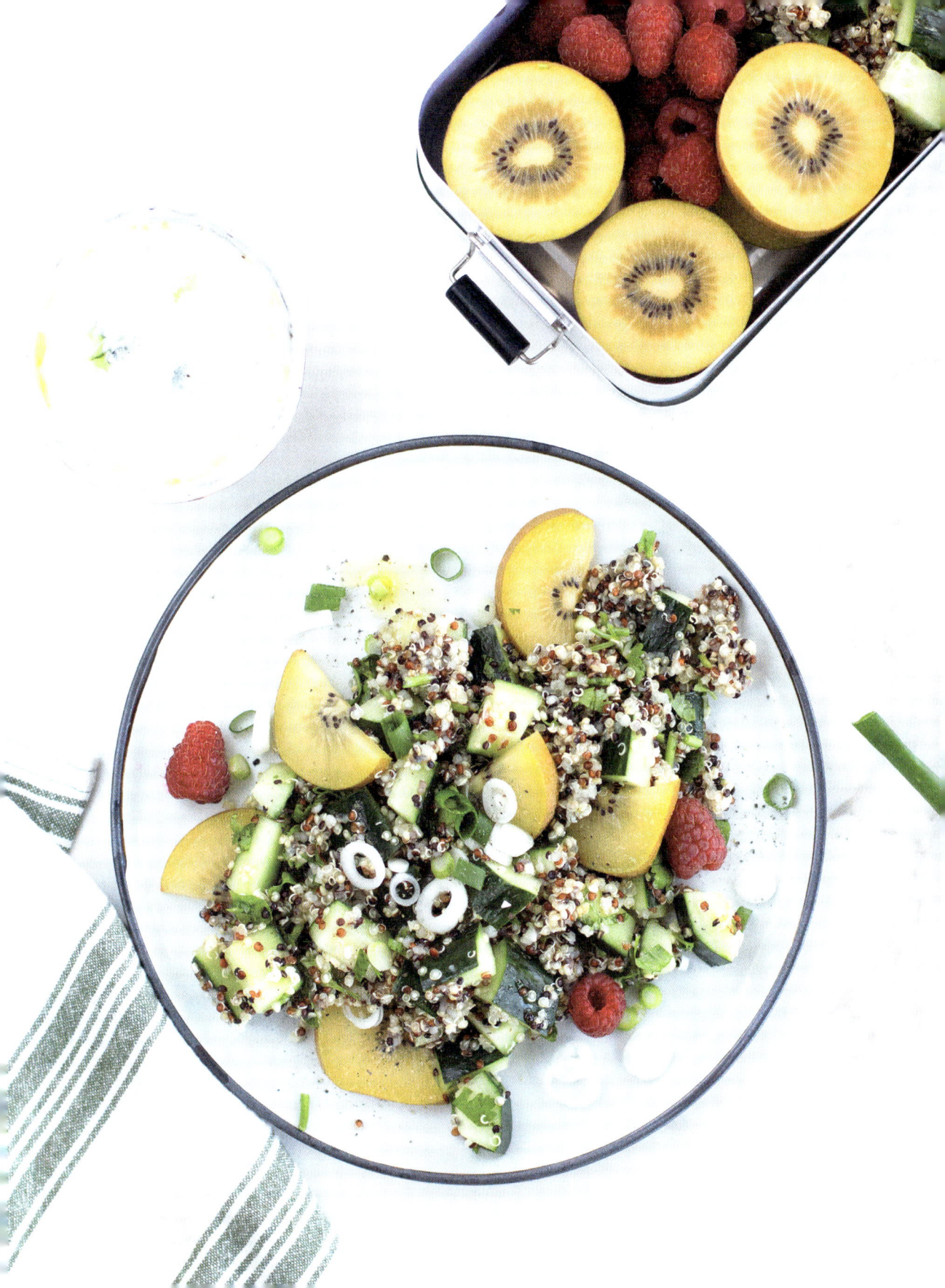

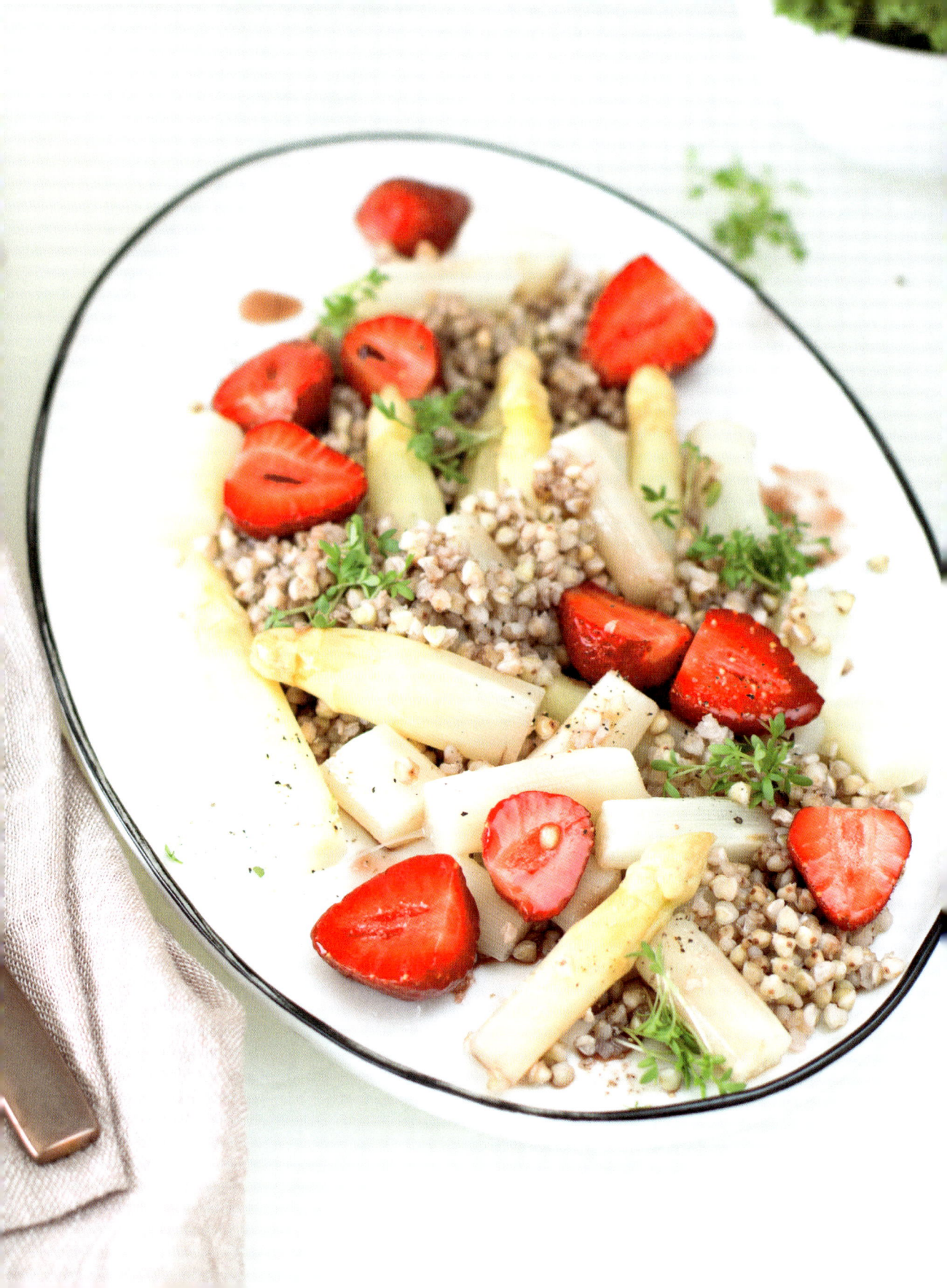

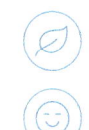

WARMER
BUCHWEIZEN-SALAT
mit Spargel und Erdbeeren

Im Sommer ist unser saisonales Angebot an heimischen Superfoods einfach unschlagbar. Und in diesem Salat vereinen sich gleich drei. Sobald die schönen kleinen Erdbeer- und Spargel-Häuschen ihre Saison einläuten, bin ich dort quasi Stammgast. In der Regel lasse ich mich immer ein wenig verleiten und kaufe viel zu viel. Macht aber nichts, denn am Ende ist doch immer alles verputzt.

ZUTATEN FÜR 2 PORTIONEN

150 g Buchweizen
Salz und Pfeffer
300 g weißer Spargel
200 g frische Erdbeeren
2–3 EL Olivenöl
1–2 EL dunkler Balsamico-Essig
Saft von ½ Bio-Zitrone

❶ Buchweizen gut waschen. In der doppelten Menge Salzwasser aufkochen. 10 Minuten bei niedriger bis mittlerer Hitze mit geschlossenem Deckel köcheln lassen, anschließend abgießen und ausdampfen lassen.

❷ Spargel schälen und in mundgerechte Stücke schneiden, die holzigen Enden abschneiden und in einem Topf mit etwas Salz garen. Der Spargel sollte nicht zu weich, sondern bissfest sein.

❸ Erdbeeren waschen, putzen und halbieren.

❹ Aus Olivenöl, Balsamico-Essig, Zitronensaft sowie Salz und Pfeffer eine Salatsauce anrühren und mit den übrigen Zutaten vermengen.

Naturally Good

Dieser Salat sieht nicht nur schön aus, sondern macht auch schön. Spargel besteht zu 94 Prozent aus Wasser und zählt mit 16 Kalorien pro 100 g zu den kalorienärmsten Gemüsearten. Als glutathionreiches Gemüse kann man Spargel als Skin-Food bezeichnen. Glutathion ist eines der stärksten Antioxidantien und der Anti-Aging-Stoff schlechthin, wenn es darum geht, freie Radikale auszuschalten und die Zellreparatur zu fördern. In Spargel stecken zahlreiche Mikronährstoffe. Er ist reich an Vitamin E, C, K und Beta-carotin und enthält wertvolle Mineralstoffe wie Kupfer, Eisen, Zink und Schwefel. Zu Erdbeeren, die aufgrund ihres hohen Vitamin-C-Gehalts ebenfalls besonders antioxidantienreich sind, passt er perfekt.

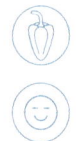

ROTE-BETE-SPINAT-FALAFELN
mit Minz-Dip

Falafelbällchen sind ein toller Snack am Abend oder auch eine perfekte leichte Mittags-Mahlzeit. Wenn Gäste kommen, sammeln sie allein schon durch ihre schöne Farbe an jedem Tisch Pluspunkte. In meinen Meal-Prep-Workshops sind die Bällchen immer ein großes Highlight, weshalb sie hier nicht fehlen dürfen. Ich esse sie gerne mit einem frischen Minz-Dip.

ZUTATEN FÜR 12 FALAFELN

Für die Falafeln

200 g Kichererbsen (aus dem Glas)
1 kleine frische Rote-Bete-Knolle
1 Knoblauchzehe
1 Handvoll Basilikum
1 Handvoll frischer Blattspinat
50 g Cashewkerne
30 g gehackte Pistazien
50 g Haferflocken
1 TL Johannisbrotkernmehl
    oder 1 Bio-Ei
1 TL Kreuzkümmel
1 TL Paprikapulver
Salz und Pfeffer

Für den Joghurt-Dip

1 Bund Minze
200 g Natur- oder Sojajoghurt
1 EL Olivenöl
etwas Zitronensaft

❶ Kichererbsen abgießen, in eine Schüssel geben und gut abtropfen lassen. Inzwischen die Rote Bete schälen und fein raspeln. Knoblauch schälen und klein schneiden. Basilikum grob hacken. Blattspinat waschen und grob hacken.

❷ Cashewkerne, Pistazien, Haferflocken, Knoblauch und Basilikum in die Schüssel zu den Kichererbsen geben. Alles mit einem Stabmixer fein pürieren. Johannisbrotkernmehl (oder Ei) dazugeben, mit Gewürzen, Salz und Pfeffer abschmecken und zu einer homogenen Masse mixen. Die Masse aufteilen und zur einen Hälfte die Rote Bete und zur anderen den Spinat zugeben. Anschließend die Hände mit etwas Wasser befeuchten und daraus Falafelbällchen formen.

❸ Den Backofen auf 180 °C Ober-/Unterhitze vorheizen. Die Falafelbällchen auf ein mit Backpapier ausgelegtes Backblech geben und ca. 25–30 Minuten backen.

❹ Die Minze grob hacken und mit allen Dip-Zutaten in einer Schüssel miteinander verrühren und mit Salz und Pfeffer abschmecken.

 MEIN TIPP: Johannisbrotkernmehl ist ein pflanzliches Bindemittel, das du in deinen Rezepten und beim Backen anstatt der Zugabe von Eiern verwenden kannst.

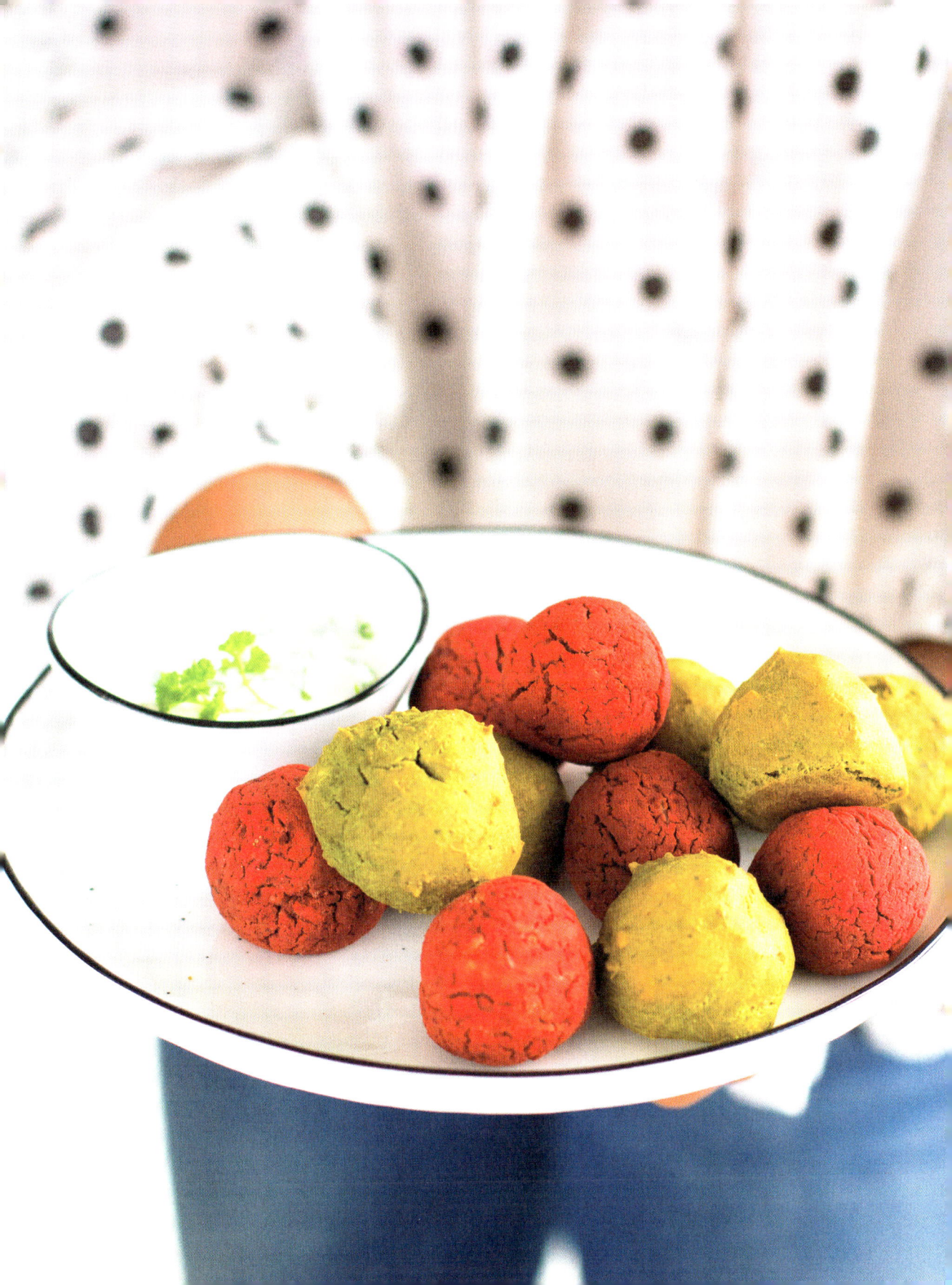

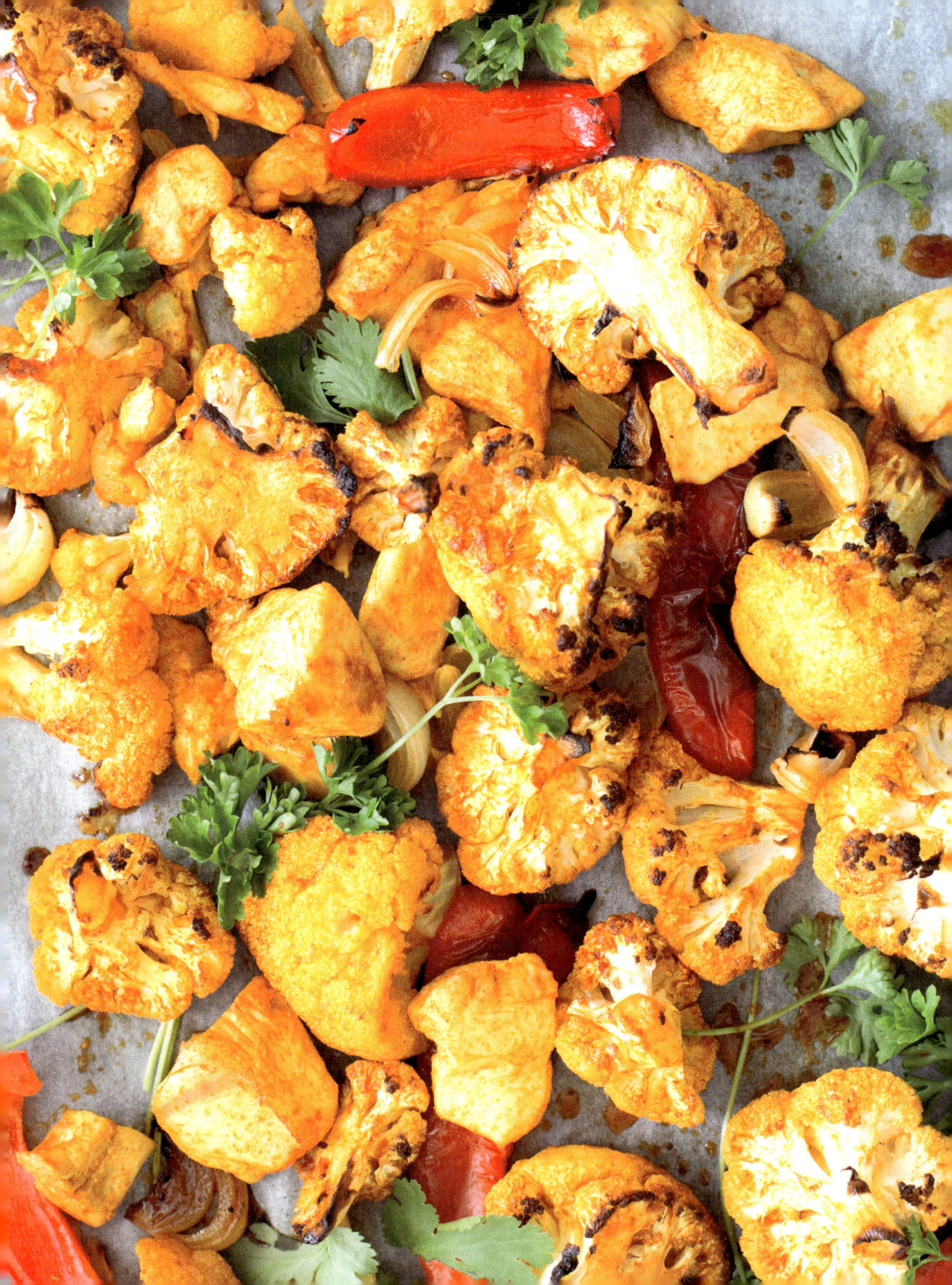

BLUMENKOHL UND OFENGEMÜSE
mit Kurkuma-Würzpaste

Dieses Rezept schafft es bei uns regelmäßig auf den Mittagstisch, einfach weil es so lecker, unkompliziert und mit nur wenigen Handgriffen zubereitet ist. Im Grunde genommen kannst du hierfür deine Lieblings-Gemüsesorten verwenden, alles grob zerkleinern, mit meiner selbst gemachten Würzmischung marinieren und im Ofen ausbacken. Meine Kinder lieben das Rezept mit Hähnchenbrust, ich bevorzuge die vegetarische Variante. Bei uns hat sich das Gericht inzwischen zum richtigen Familienliebling entwickelt.

ZUTATEN FÜR 2–3 PORTIONEN

400 g Bio-Hähnchenbrust (optional)
1 große Zwiebel
1 Knoblauchzehe
1 rote Paprika
1 Blumenkohl
100 ml Olivenöl
3 TL Kurkumapulver
1 TL Paprikapulver
Salz und Pfeffer
1 Bund Koriander

❶ Backofen auf 200 °C Ober-/Unterhitze vorheizen. Hähnchenfleisch waschen, trocken tupfen und in Würfel schneiden. Zwiebel und Knoblauch schälen. Zwiebel vierteln, Knoblauch halbieren. Paprika putzen, entkernen und in grobe Streifen schneiden. Blumenkohl vom Strunk trennen und in mundgerechte Röschen schneiden. Alle Zutaten auf ein mit Backpapier ausgelegtes Backblech geben.

❷ Olivenöl und Gewürze zu einer Marinade verrühren und die vorbereiteten Zutaten mit der Marinade bestreichen. Alles ca. 20–25 Minuten im Backofen ausbacken und mit gehacktem Koriander servieren.

Naturally Good

Blumenkohl ist ein absolutes Leichtgewicht in der Küche, denn auf 100 g liefert er gerade mal 23 Kilokalorien. Da er Vitamine, Mineralstoffe und sekundäre Pflanzenstoffe enthält, gilt er als enorm antioxidantienreich. Ich finde, die Verbindung mit der Kurkuma-Würzpaste passt hierbei perfekt, auch weil die Kurkumawurzel ebenfalls für ihre zellschützenden Eigenschaften im Kampf gegen freie Radikale bekannt ist.

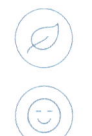

OMA DORLES „SALAT-DURCHEINANDER"
mit Pilzgulasch

Dieses Rezept habe ich von meiner deutschen Oma übernommen. Ich sehe mich noch heute mit ihr auf dem Markt einkaufen, die besten Kartoffeln und den frischesten Salat aussuchen, um ihr anschließend bei der Vorbereitung zu helfen. „Salat-Durcheinander" ist eine Art Eintopfgericht, das, wie ich erst später erfuhr, in Deutschland gar nicht überregional bekannt ist. Aber wenn du Kartoffelstampf und Salat liebst, dann wirst du auch dieses Rezept ins Herz schließen. Der Salat gibt dem Rezept eine köstliche Frische. Dazu gibt es ein schnelles Pilzgulasch, das wunderbar passt, wie ich finde. Das Rezept habe ich über die Jahre ein wenig angepasst und verwende statt Butter und Sahne meine selbst gemachte Cashewsahne für die Zubereitung. Geschmacklich bleibt es jedoch exakt am Original. Versprochen.

ZUTATEN FÜR 2 PORTIONEN

600 g mehligkochende Kartoffeln
200 ml Cashewsahne
   (Rezept siehe Seite 18)
100 ml Mandelmilch
   (Rezept siehe Seite 30)
½ Kopf Endiviensalat
3 EL Weißwein-Essig
3 EL Öl
Saft einer Bio-Zitrone
Salz und frischer schwarzer Pfeffer
   aus der Mühle
1 Prise (Kokosblüten-)Zucker
400 g frische Pilze, z.B. Champignons
1 Zwiebel
1 Knoblauchzehe
etwas Olivenöl
frisch geriebene Muskatnuss
etwas Petersilie

1. Die Kartoffeln schälen und kochen. Nach dem Garen mit der Cashewsahne und der Mandelmilch stampfen. Den Salat in Streifen schneiden, waschen und gut abtropfen lassen.
2. Aus Essig, Öl, Zitronensaft nach Geschmack, Salz, Pfeffer und der Prise Zucker eine Marinade anrühren – der Salat darf dann darin baden.
3. Pilze putzen und vierteln. Zwiebel und Knoblauch schälen, fein hacken und mit etwas Olivenöl in der Pfanne glasig dünsten. Anschließend die Champignons zufügen und kurz mitdünsten. Alles mit Salz und Pfeffer abschmecken.
4. Den Salat vorsichtig unter die Stampfkartoffeln mischen und das Gericht mit Salz und Pfeffer, Muskatnuss, Petersilie und Zitronensaft abschmecken.

Naturally Good

Schmecke das Rezept zum Schluss mit gehackter Petersilie und frisch gepresstem Zitronensaft ab. Das gibt nicht nur zusätzlich Geschmack, sondern auch die extra Vitamin-Power durch Vitamin C.

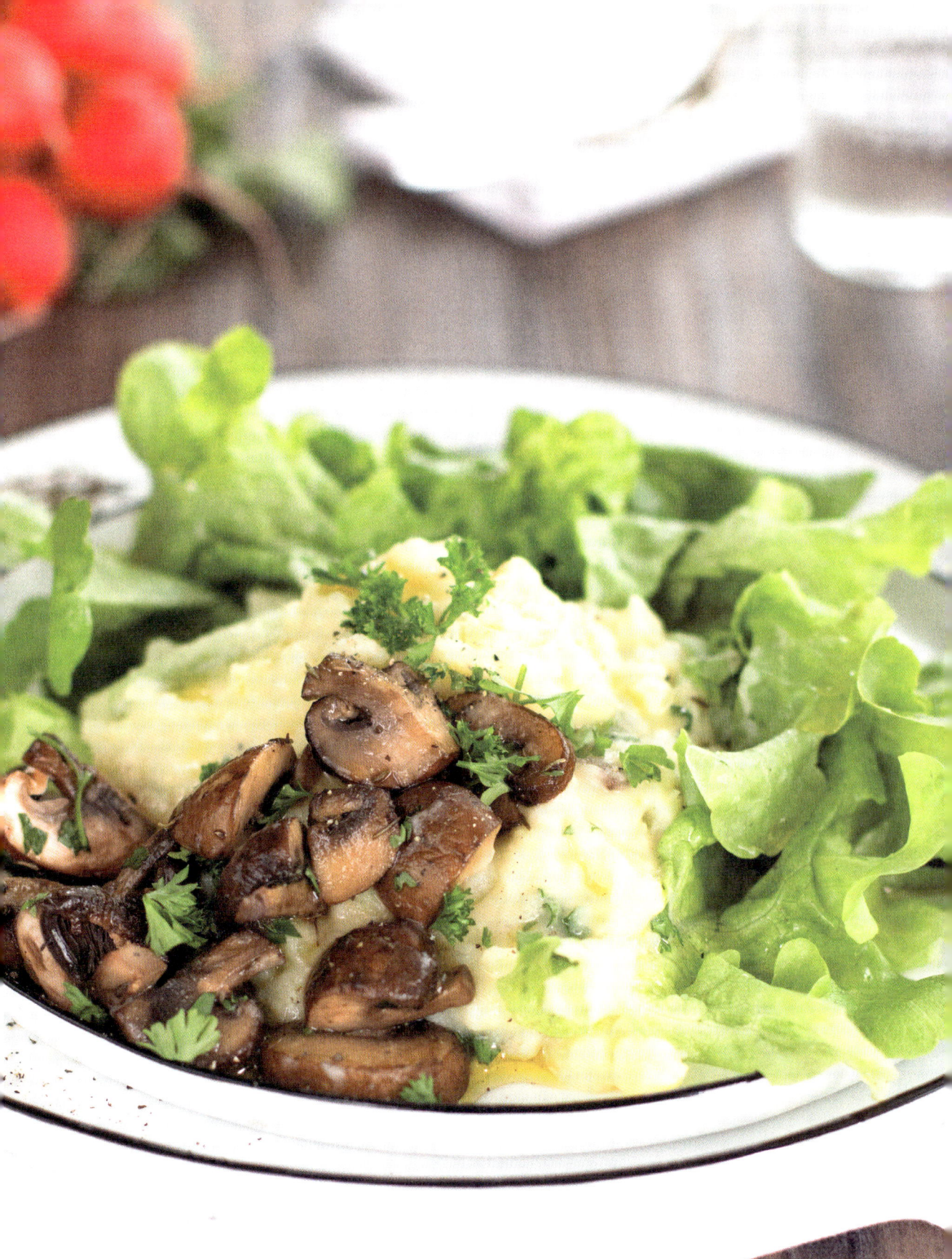

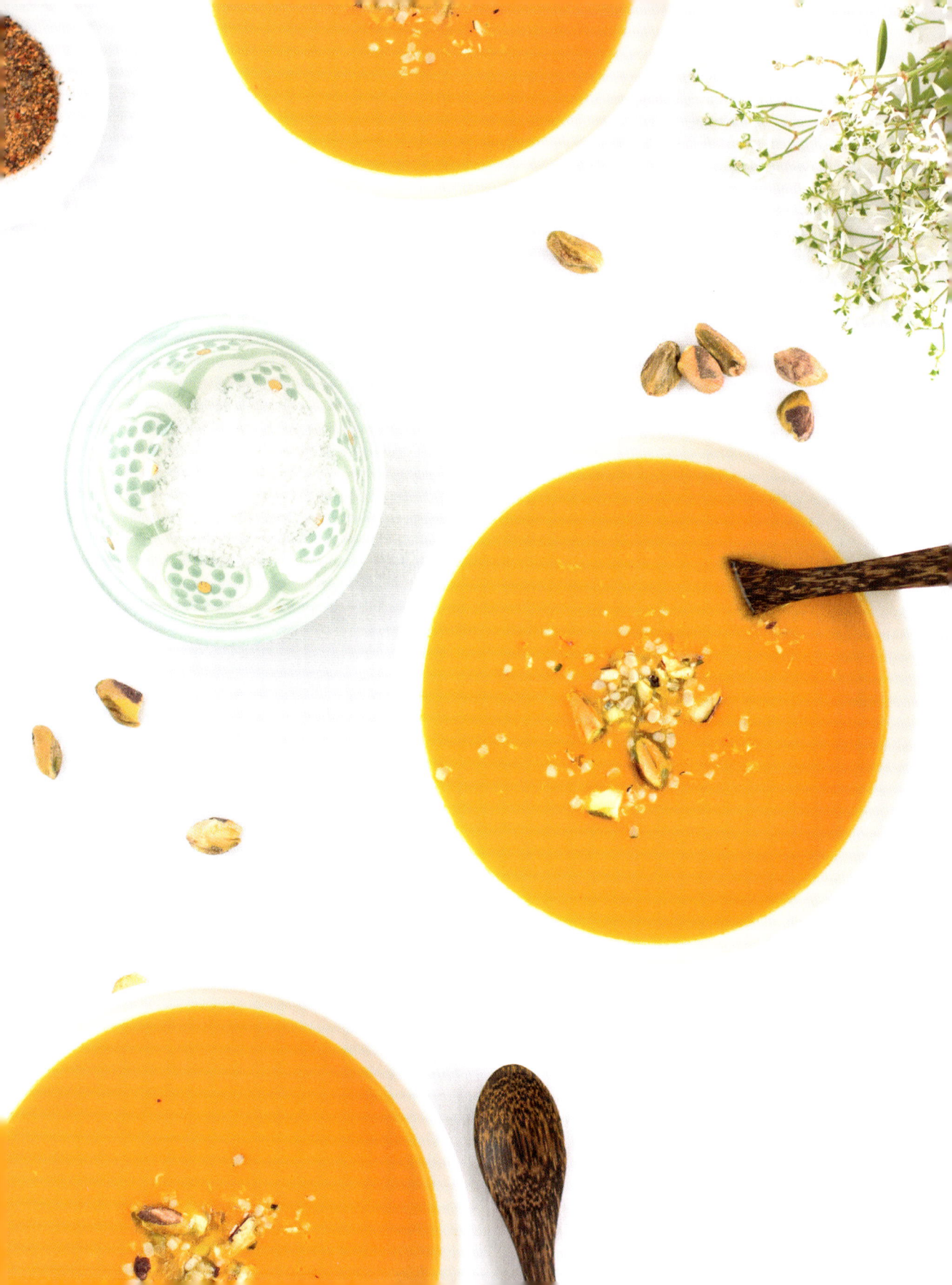

KAROTTEN-KURKUMA-SUPPE
mit Pistazien

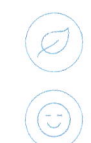

Diese sonnig-gelbe Suppe sorgt allein schon durch ihre leuchtende Farbe für gute Laune. Für positive Stimmung sorgen allerdings auch die unglaublich schnelle Zubereitung sowie die wunderbaren Nährstoffe, die in ihr versteckt sind.

ZUTATEN FÜR 4 PORTIONEN

800 g Karotten
2 Knoblauchzehen
40 g frischer Ingwer
½ roter Chili nach Belieben
2 TL Kurkumapulver
600 ml Gemüsebrühe
100 ml Kokosmilch
Salz und Pfeffer
gehackte Pistazienkerne

❶ Karotten in grobe Stücke schneiden. Knoblauchzehen und Ingwer schälen und hacken. Chili waschen und klein schneiden.

❷ Karotten, Ingwer, Knoblauch, Chili und Kurkuma in einen großen Topf geben und in der Gemüsebrühe ca. 15 Minuten köcheln lassen. Anschließend pürieren und Kokosmilch dazugeben. Die Suppe mit Salz und Pfeffer abschmecken und mit gehackten Pistazien garnieren.

Naturally Good

Als wirksamer Bestandteil zählt Kurkumin zu den bedeutendsten Heilmitteln, wenn es darum geht, das Immunsystem auf natürliche Weise zu stärken, denn Kurkuma wirkt antibakteriell und zellschützend zugleich. Durch seine starke antioxidative Wirkung und das in der Knolle enthaltene Vitamin B6 wird Kurkuma auch gerne erfolgreich bei entzündlichen Erkrankungen eingesetzt und soll zusätzlich den Magen und Darm besänftigen. Und auch unser heimisches Karottengemüse hat in dieser Hinsicht viel zu bieten. Karotten enthalten die Vitamine B1, B2, C und E sowie viel Betacarotin. Der Vitamin- und Mineralstoffmix stärkt das Immunsystem und hilft, neben Kurkuma und Ingwer, ebenfalls Erkältungen vorzubeugen.

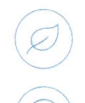

BROKKOLI ASIATISCH
mit Belugalinsen

Brokkoli gilt zu Recht als Power-Gemüse. In dieser Variante mag ich ihn besonders gerne, denn durch das kurze Dünsten bleibt das Gemüse besonders knackig und intensiv im Geschmack. Das Rezept lässt sich wunderbar vorbereiten. Mein Tipp: Die Linsen einfach in größerer Menge vorkochen und am nächsten Tag neu kombinieren, zum Beispiel als Chili sin Carne auf Seite 99.

ZUTATEN FÜR 2 PORTIONEN

300 g Belugalinsen
1 Knoblauchzehe
1 frischer Rosmarinzweig
1 ganzer Thymianzweig
1 große rote Zwiebel
2 Frühlingszwiebeln
1 roter Chili
1 Brokkoli
1 EL Sesamöl
½ EL Kokosblütenzucker
2 EL Reiswein
3 EL Sojasauce (Shoyu)
Saft von ½ Limette

❶ Linsen waschen und ca. 20 Minuten in 600 ml Wasser mit Knoblauch, Rosmarin und Thymian köcheln. Linsen abseihen, Rosmarin, Thymian und Knoblauchzehe entfernen.

❷ Zwiebel schälen und grob in Scheiben schneiden. Frühlingszwiebeln und Chili putzen und in Ringe schneiden. Brokkoli waschen und Röschen vom Strunk abtrennen. Sesamöl in den Wok geben. Zwiebeln zufügen und kurz dünsten. Anschließend mit Kokosblütenzucker karamellisieren, Brokkoliröschen, Frühlingszwiebeln und Chili zufügen und weitere 5 Minuten dünsten. Nun mit Reiswein und Sojasauce ablöschen. Zum Schluss mit dem Saft von ½ Limette beträufeln und sofort servieren. Das Rezept schmeckt warm und kalt.

Naturally Good

Brokkoli enthält jede Menge Vitamin C, welches für ein stabiles Immunsystem förderlich ist, und ist gleichzeitig eine wertvolle pflanzliche Kalziumquelle. Ein weiterer Bonus: Brokkoli ist besonders ballaststoffreich, was vor allem unserer Darmgesundheit zugutekommt. Und mit gerade mal 25 Kalorien auf 100 g schmeichelt er gleichzeitig der Figur. Die zahlreich enthaltenen Polyphenole (sekundäre Pflanzenstoffe) wirken als ein starkes Antioxidans im Kampf gegen freie Radikale und sollen aktiv vor Zellschäden schützen. (Übrigens ist dieser Pflanzenstoff auch in anderen Kohlsorten wie Blumen- oder Rosenkohl reichlich vertreten.)

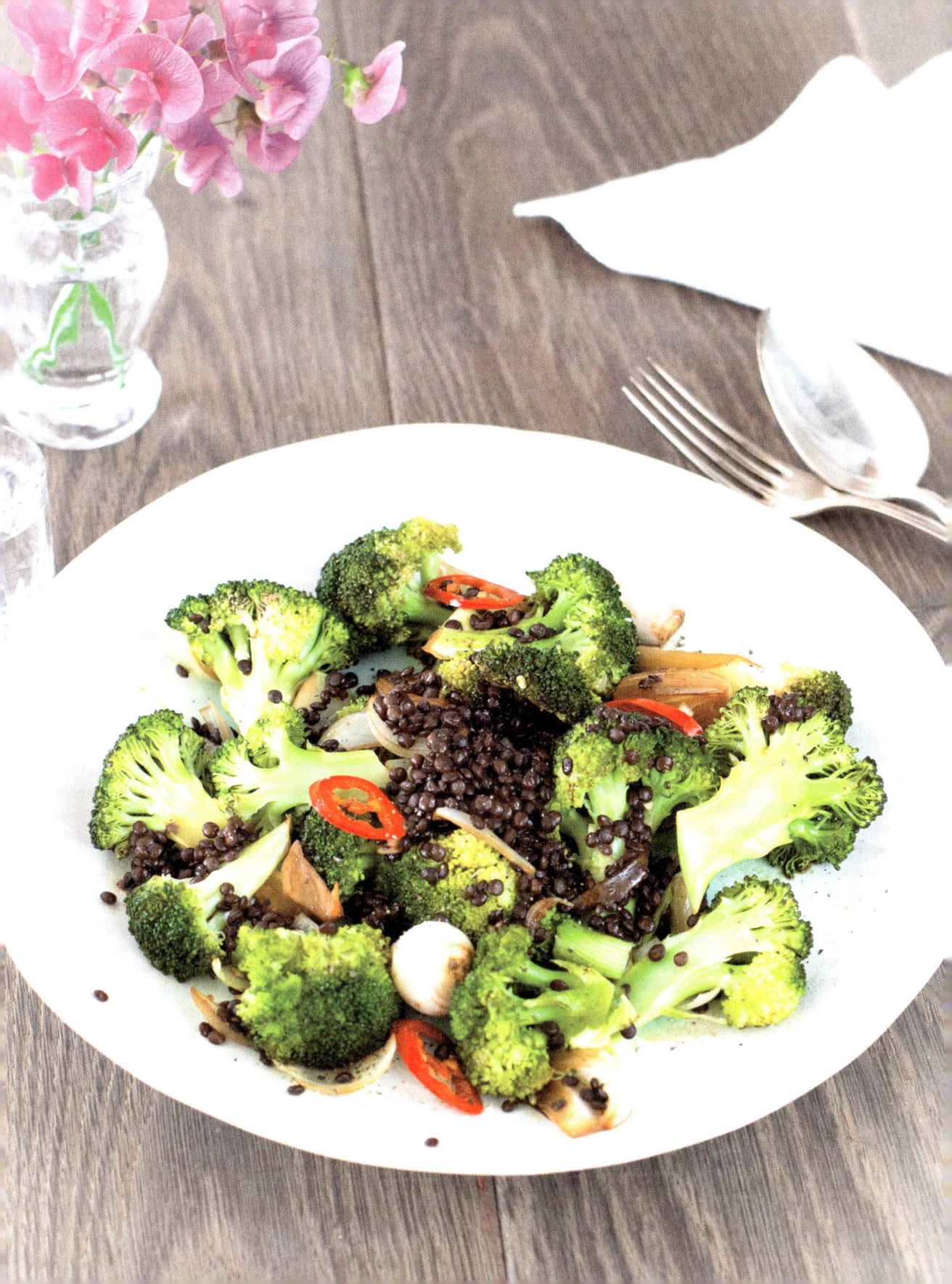

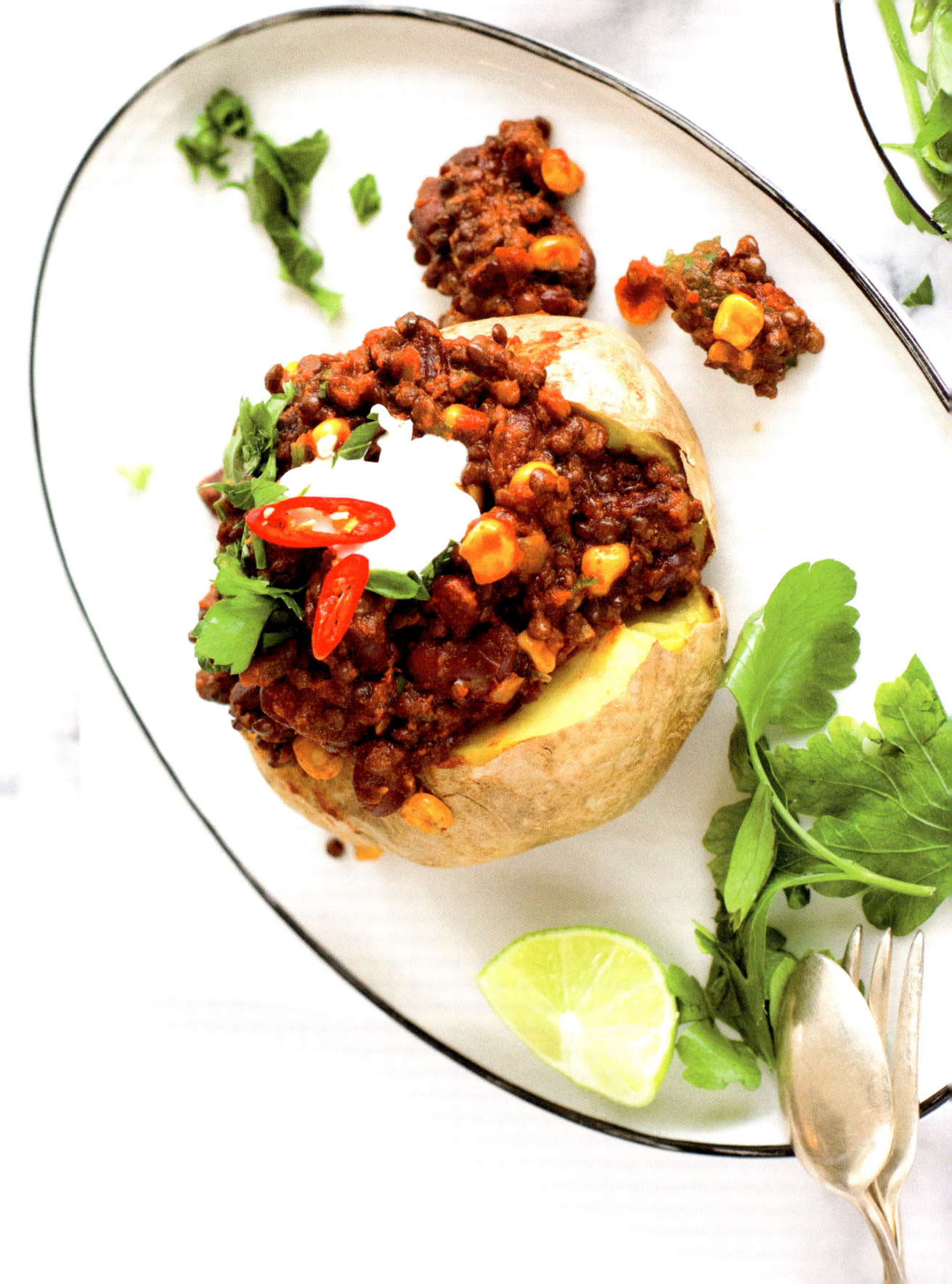

CHILI SIN CARNE

mit Ofen-Kartoffel

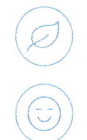

Chili sin Carne – ohne Fleisch, dafür aber mit jeder Menge leckerer frischer Zutaten, Kräuter und Gewürze. Dieses Gericht gehört zu unseren Familien-Klassikern. Es lässt sich besonders schnell zubereiten und bietet gleichzeitig einen extrem hohen Nährwert für deine Gesundheit. Dass sich ein Chili auch hervorragend in größerer Menge kochen lässt, damit man noch genügend für den nächsten Tag übrig hat, brauche ich nur am Rande zu erwähnen … Alles in allem ist dies ein absolutes Win-Win-Gericht, um auch an hektischen Tagen gesund und ausgewogen zu essen.

ZUTATEN FÜR 4 PORTIONEN

1 große Zwiebel
1 Knoblauchzehe
400 g Tomaten
   (frisch oder aus dem Glas)
½ frischer roter Chili
400 g Kidneybohnen (aus dem Glas)
200 g Mais (aus dem Glas)
1 EL Olivenöl
200 g Belugalinsen
   (über Nacht eingeweicht)
1 EL Tomatenmark
½ TL Kurkumapulver
1 TL Paprikapulver
1 Prise gemahlener Cayennepfeffer
1 Prise Meersalz
1 Lorbeerblatt
1 EL frischer gehackter Thymian
   und Rosmarin
1 TL Kokosblütenzucker
Saft von ½ Zitrone
Salz und Pfeffer
gehackte Petersilie zum Bestreuen
gebackene Kartoffel nach Belieben

❶ Zwiebel und Knoblauch schälen. Tomaten ggf. waschen. Zwiebeln, Knoblauch und Tomaten würfeln. Chili putzen, in feine Ringe schneiden und beiseitestellen. Kidneybohnen und Mais abtropfen lassen und beiseitestellen.

❷ Zwiebel und Knoblauch in Olivenöl glasig dünsten. Linsen und Tomatenmark zufügen und kurz mitbraten. Tomaten, Gewürze, Kräuter, Chili und Kokosblütenzucker zufügen. Alles ca. 20 Minuten köcheln lassen (die Linsen sollten gut durchgegart sein).

❸ Kidneybohnen und Mais zufügen und weitere 5 Minuten köcheln. Zum Schluss mit etwas Zitronensaft ablöschen und nach Belieben mit Salz und Pfeffer abschmecken. Mit Petersilie bestreuen. Dazu passt gebackene Ofenkartoffel.

Naturally Good

Der Eiweißbedarf in dieser Mahlzeit ist durch die darin enthaltenen Kidneybohnen bereits ausreichend gedeckt. Bohnen sind im Allgemeinen extrem eiweißreich. Wusstest du, dass in 100 g Bohnen mehr Protein steckt als in der gleichen Menge Fleisch?

KABELJAU
in Chili-Honig-Marinade

Die Chili-Honig-Marinade, die aus frischen Gewürzen und Kräutern, wie Ingwer, Knoblauch, Chili und Koriander, sowie Limettensaft und Honig besteht, harmoniert wunderbar mit dem zarten Geschmack des Kabeljaus. Dieses Gericht lässt sich sehr gut im Voraus zubereiten und ist nach einem langen Arbeitstag innerhalb von 15 Minuten fertig. Mein Tipp: Wenn es am nächsten Tag ganz schnell gehen muss, dann bereite die Marinade bereits am Abend vorher zu.

ZUTATEN FÜR 2 PORTIONEN

Für den Fisch

500 g Chinakohl
200 g Zuckerschoten
2 Kabeljau-Filets (je 170–200 g)
1 Limette
Chiliringe und Korianderblätter zum
   Garnieren

Für die Marinade

1 roter Chili
1 Knoblauchzehe
1 daumengroßes Stück frischer Ingwer
1 EL frische Korianderblätter
2 EL Tamari (glutenfreie und etwas
   kräftigere Sojasauce)
2 EL flüssiges Kokosöl
2 TL Honig oder Ahornsirup
1 Limette

1. Den Ofen auf 200 °C Ober-/Unterhitze vorheizen.
2. Den Chinakohl in Streifen schneiden und mit den Zuckerschoten waschen. Eine feuerfeste Form mit Backpapier auslegen. Nun das Gemüse darauf verteilen. An den Backpapier-Kanten noch etwas Luft lassen, da diese später miteinander verschlossen werden. Fisch mittig auf das Gemüse setzen.
3. Für die Marinade: Chili hacken, Knoblauch schälen und pressen, Ingwer schälen und hacken. Koriander ebenfalls hacken. Alle Zutaten zu einer Marinade verrühren. Mit dem Saft von einer Limette abschmecken.
4. Den Fisch mit zwei dünnen Limettenscheiben bedecken. Die Honig-Chili-Marinade über den Fisch geben. Anschließend mit einer weiteren Lage Backpapier bedecken und jeweils seitlich und an den vier Enden gut verschließen. Ich mache das, indem ich die seitlichen Kanten des Backpapiers ein- bis zweimal umklappe und die vier Ecken durch eine kleine Drehbewegung verschließe.
5. Nun die Fisch-Gemüse-Packung in der feuerfesten Form in den Ofen geben und ca. 15–20 Minuten dünsten. Anschließend das Päckchen öffnen und mit Chiliringen und Korianderblättern garnieren. Mit Limettensaft abschmecken. Dazu passt Reis.

Naturally Good

Kabeljau liefert dem Körper viele Proteine und gesunde Fettsäuren. Kabeljau besteht zu etwa 80 Prozent aus Wasser. Der Proteinanteil liegt bei ca. 17 Prozent. Mit einem Fettanteil von unter 1 Prozent zählt Kabeljau zu den mageren Seefischen. Zuckerschoten und Chinakohl liefern zusätzliche wertvolle Pflanzenstoffe, die den Stoffwechsel anregen. Das Rezept passt daher perfekt zu einer bewussten Ernährung.

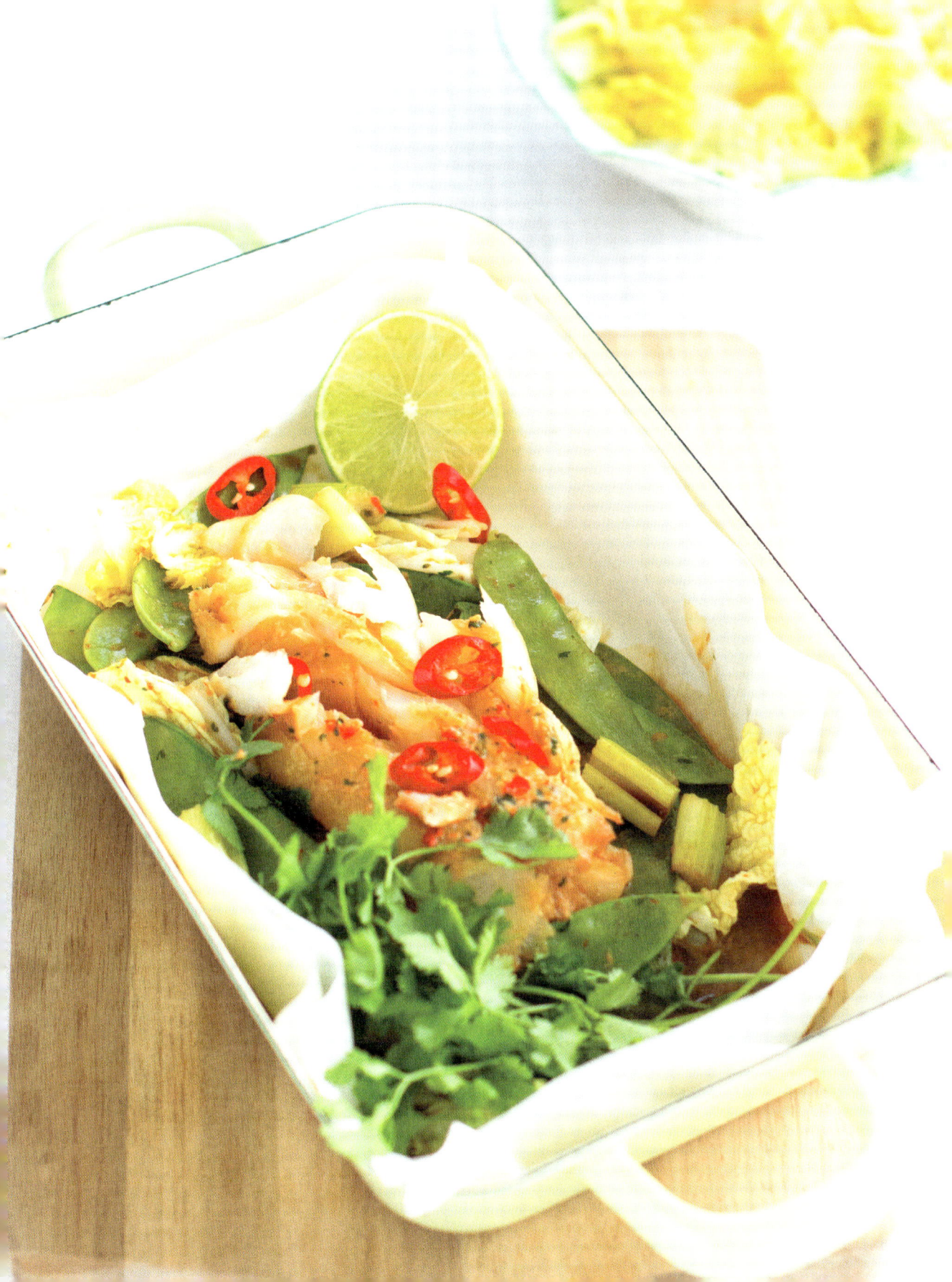

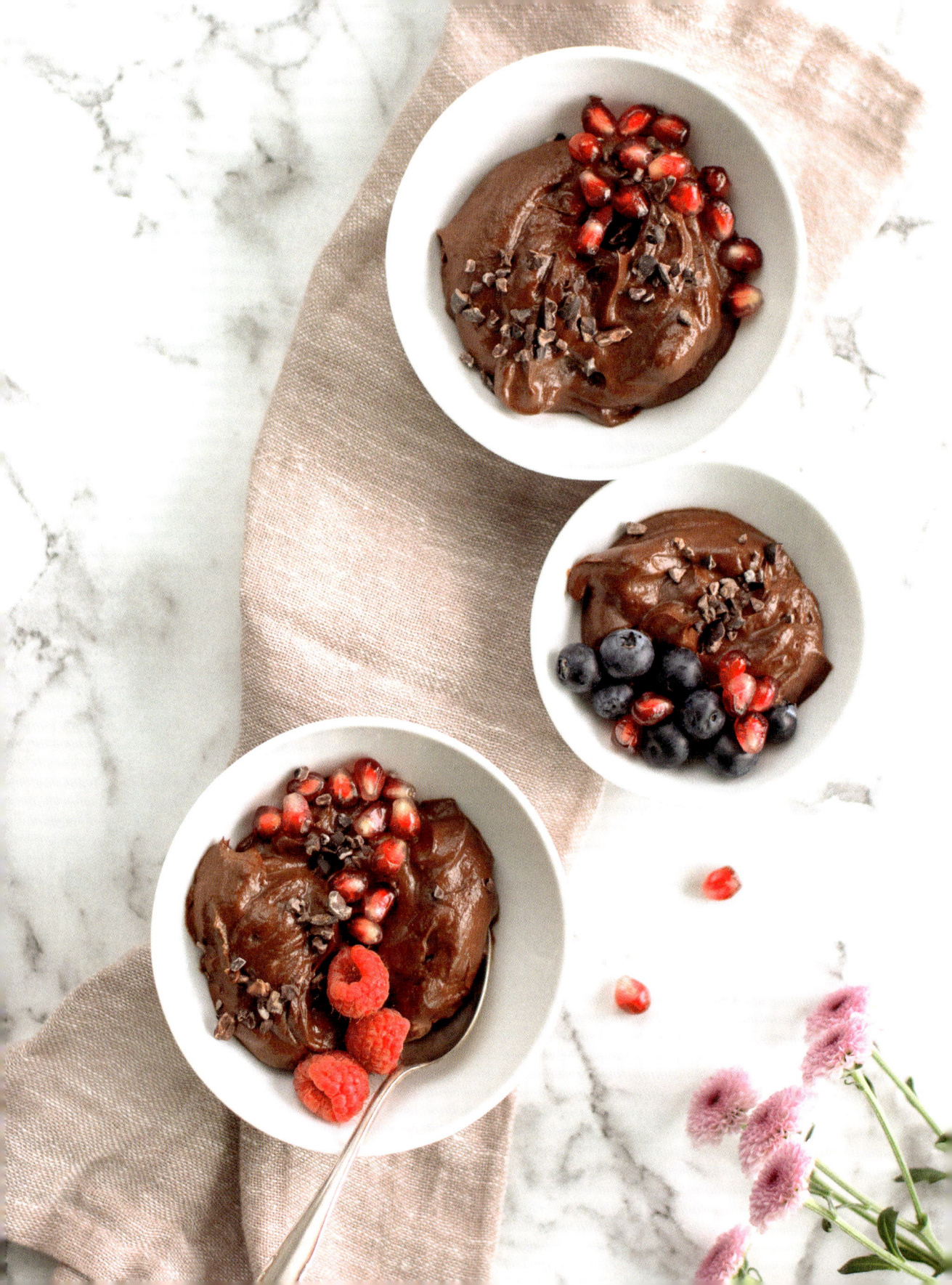

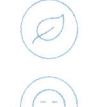

Cremiger
SUPERFOOD-
SCHOKOPUDDING

Wusstest du, dass Avocados eine tolle Basis für süße Rezepte sind? Ich verwende Avocados sehr gerne als Grundlage für süße Desserts. Dieses Dessert ist perfekt für Tage, an denen du Lust auf eine schokoladige Nascherei hast, jedoch auf Ungesundes verzichten möchtest. Es ist in 5 Minuten zubereitet und kann problemlos für ein paar Tage vorbereitet werden. Der Pudding hält sich nämlich durchaus ein paar Tage im Kühlschrank. Mein Tipp: Verwende die Rezeptur auch sehr gerne als Creme-Topping zum Beispiel auf Muffins und Kuchen.

ZUTATEN FÜR 2–3 PORTIONEN

2 Avocados
60 ml Mandelmilch und evtl.
   noch etwas Wasser als Flüssigkeit
30 g Rohkakaopulver
3 TL Dattelmus
1 EL Mandelmus
1 Prise Zimt
2 EL flüssiges Kokosöl

Das Avocado-Fruchtfleisch vorsichtig vom Kern lösen und zusammen mit den übrigen Zutaten im Mixer zu einer cremigen Masse mixen.

MEIN TIPP: Bereite Dattelmus ganz einfach selbst zu. Du kannst es wunderbar als natürliche Süße in deinen Rezepten verwenden. Dazu 100 g Datteln ca. 30 Minuten in Wasser einweichen. Mit 50 ml Wasser und 1 Prise Meersalz zu einer glatten Masse mixen. In ein Glasgefäß umfüllen. (Das Mus hält sich im Kühlschrank 1–2 Wochen).

Naturally Good

Keine Angst vor Fett! Avocados liefern gesunde Fette. Sie besitzen eine unglaublich hohe Nährstoffdichte von fast 20 verschiedenen Vitaminen und Mineralstoffen und gehören damit ganz klar in die Kategorie Nährstoffbombe. Durch ihre Ballaststoffe und komplexen Kohlenhydrate kurbeln Avocados den Stoffwechsel an, sorgen für ein lang anhaltendes Sättigungsgefühl, halten den Blutzuckerspiegel niedrig und unterstützen damit sogar die natürliche Gewichtsregulierung. Der Pudding ist damit die perfekte Nascherei, um deiner Lust auf Süßes auf eine gesunde Weise zu begegnen.

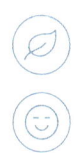

ZITRONEN-KOKOS-KONFEKT

Achtung! Dieses Rezept besitzt Suchtpotenzial. Das macht aber gar nicht so viel, denn die leckere Nascherei wird mit einem Minimum an natürlicher Süße zubereitet. Gesundes Naschen funktioniert in dieser Kombination denkbar einfach. Es ist definitiv eines meiner absoluten Lieblingsrezepte an den wärmeren Tagen. Eisgekühlt mit frischen Beeren schmeckt das köstliche Konfekt am besten, wie ich finde.

ZUTATEN FÜR EINE BACKFORM
MIT CA. 12 × 12 CM

200 g Kokosraspel
3 EL Kokosmus
50 ml Zitronensaft
1 TL Zitronenabrieb
2 EL Reissirup oder Honig
1 Prise Kurkuma

1. Kokosraspel in den Mixer oder die Küchenmaschine geben und fein mixen. Die Masse sollte leicht ölig sein.
2. Alle weiteren Zutaten zugeben und miteinander mixen. Kokosmasse in eine mit Backpapier ausgelegte Form geben und mit den Händen leicht andrücken.
3. Das Konfekt in den Kühlschrank stellen und 2–3 Stunden kühlen.
4. Zum Schluss die Masse aus der Form heben und in kleine Quadrate schneiden.

MEIN TIPP: Wenn es schneller gehen muss, einfach 30 Minuten ins Gefrierfach geben.

Naturally Good

Kokos ist das Superfood schlechthin und zudem eine ausgezeichnete Quelle für Laurinsäure. Laurinsäure stärkt das Immunsystem und wirkt entzündungshemmend sowie gegen Bakterien, Pilze und Parasiten. Selbst die Verdauung wird durch Kokos verbessert. Der hohe Ballaststoffgehalt hält deinen Darm in Schwung und beugt Darmkrankheiten vor.

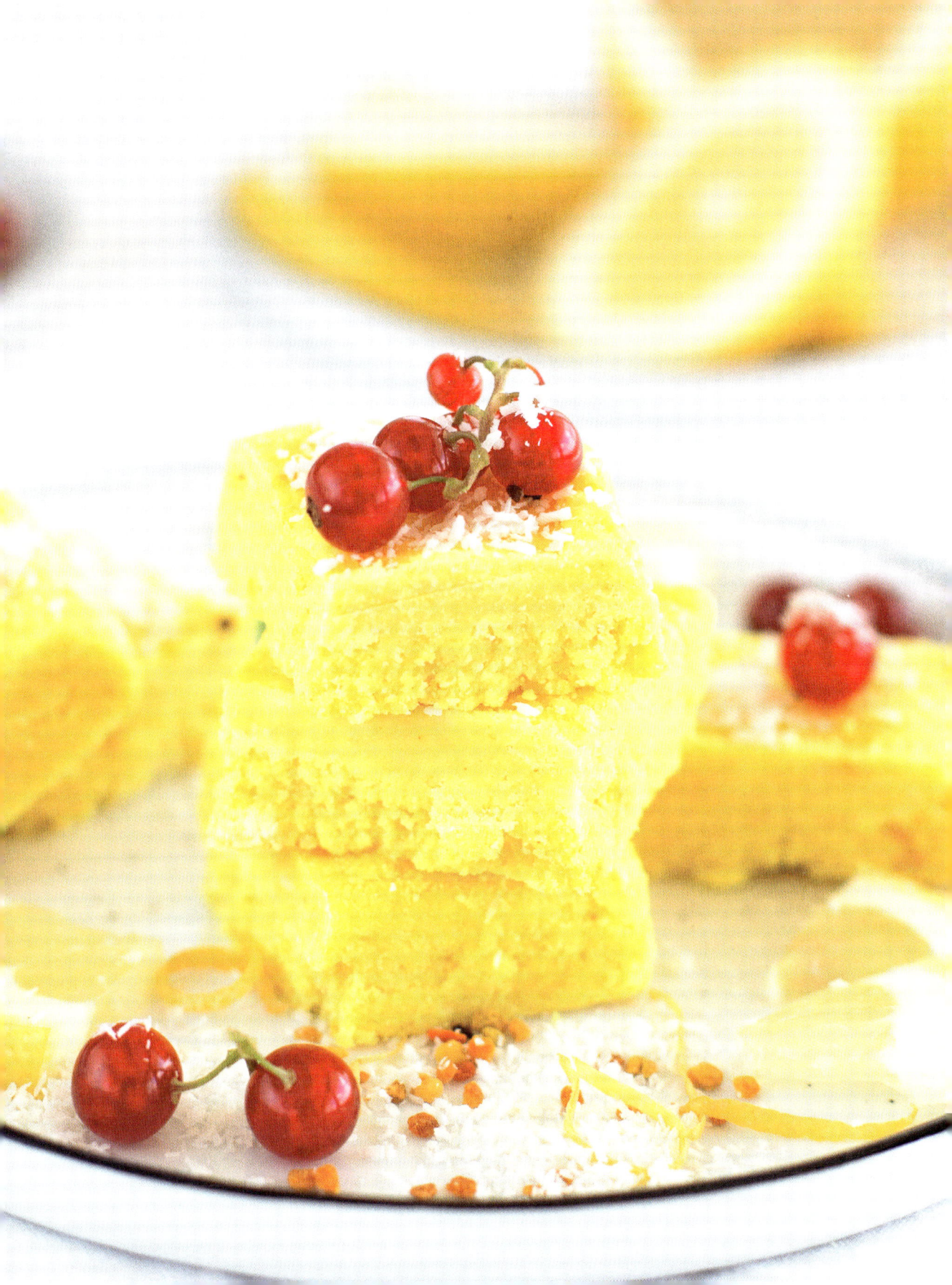

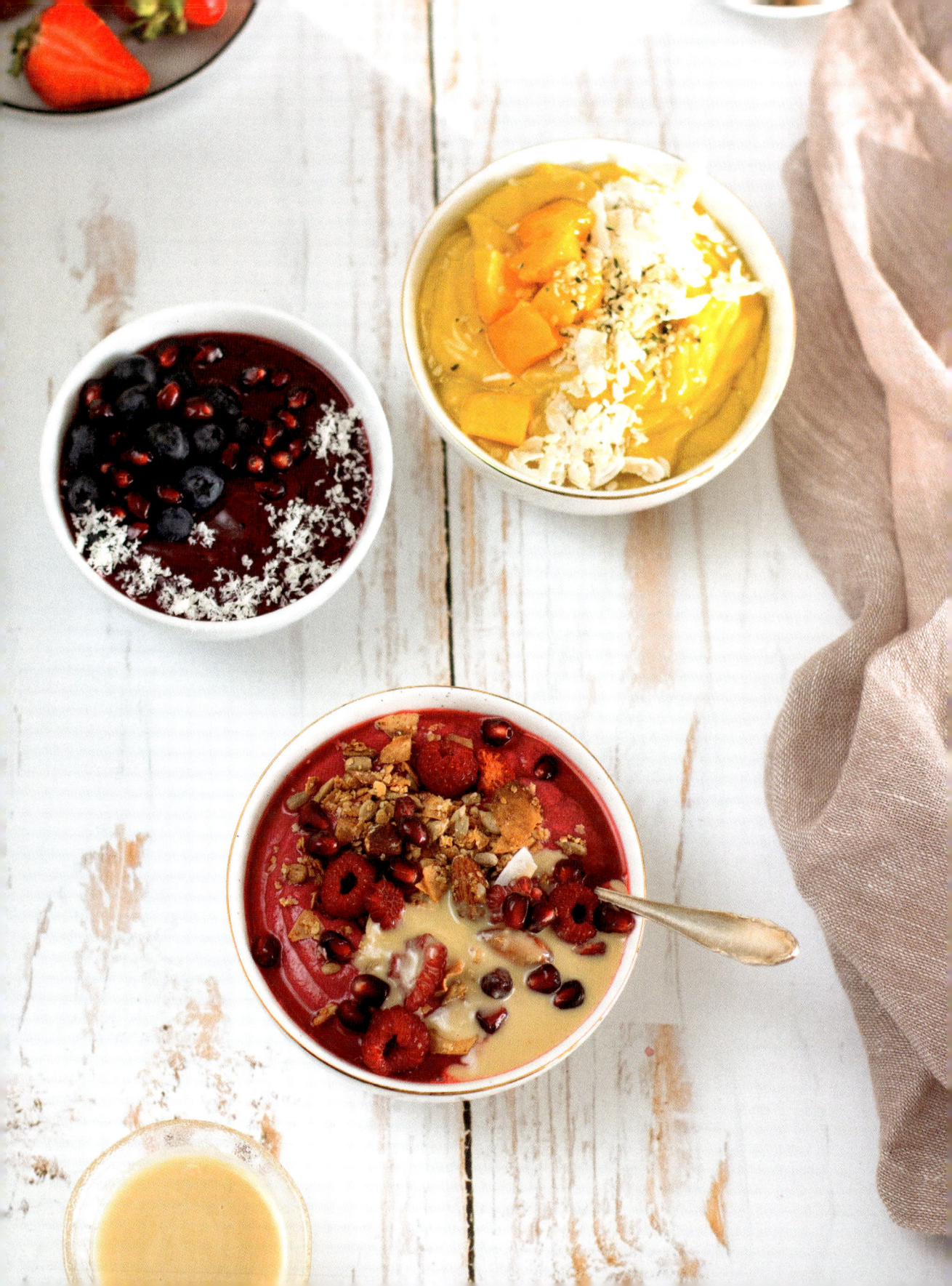

SMOOTHIE-BOWL

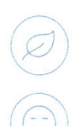

Vor allem an den wärmeren Tagen gehören Smoothie-Bowls zu meinen absoluten Frühstücks-Favoriten. Sie sind nährend, leicht verdaulich und superschnell gemacht. In meinen Workshops werde ich immer wieder danach gefragt, wie eine Smoothie-Bowl denn genau zuzubereiten ist und was enthalten sein muss, damit sie schmeckt. Meine kurze Antwort: Eine strenge Vorgabe gibt es hierfür nicht. Gut ist, was schmeckt. In meiner Bowl findet ein Teil gefrorenes Obst und Gemüse sowie ein Teil nicht gefrorenes Obst Platz.

ZUTATEN FÜR 1 BOWL

1 Banane
200 g gefrorene Himbeeren
(alternativ Blaubeeren oder Mango-stücke)
2 EL Hirseflocken
1 TL geschrotete Leinsamen
1–2 gefrorene Blumenkohlröschen
1 TL Zimtpulver
100 ml Mandelmilch
Toppings deiner Wahl

① Alle Zutaten bis auf die Toppings in den Mixer geben und mixen, bis eine cremige Konsistenz entsteht.
② Anschließend mit Toppings nach Wahl garnieren.

MEIN TIPP: Versuche es auch mit gefrorenem Gemüse, um den Pflanzenanteil hoch zu halten. Hierzu eignen sich Blumenkohl, Zucchini, Brokkoli oder auch Spinat ganz wunderbar für die Zubereitung.

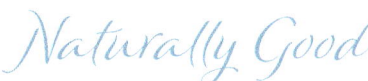

Naturally Good

Gib deiner Smoothie-Bowl noch das gewisse Extra. Special Add-Ons sind für mich zusätzliche Superfoods wie Kakaonibs, Blütenpollen, Acaipulver, Hanfsamen oder Chiasamen. Sie regelmäßig mit einzubauen, ist ein absoluter Mehrwert für deine Gesundheit und eine einfache Möglichkeit, um im Alltag ein paar Extra-Benefits herauszuholen. Außerdem: Was wäre eine Smoothie-Bowl ohne Toppings?

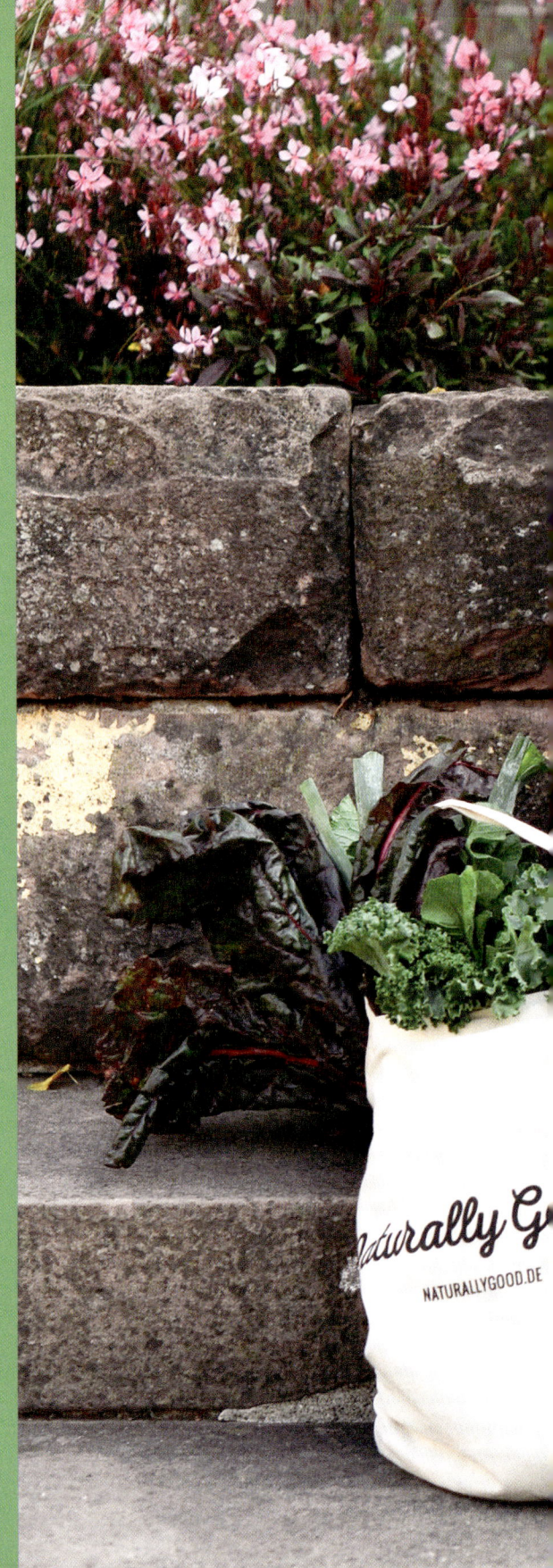

Ernähre dich entspannt

Deine Nahrung ist ein wichtiger Genuss-
faktor und großer Teil deines Lebens, der
dir Freude bereiten soll und darf, und zwar
ohne Gewissenbisse im Anschluss. Worte
wie „Verzicht" oder „Diät" haben in meiner
Ernährung deshalb keinen Platz.

*Weniger über richtiges und falsches Essen
nachzudenken, gibt uns mehr Raum für die
wichtigen Dinge im Leben.*

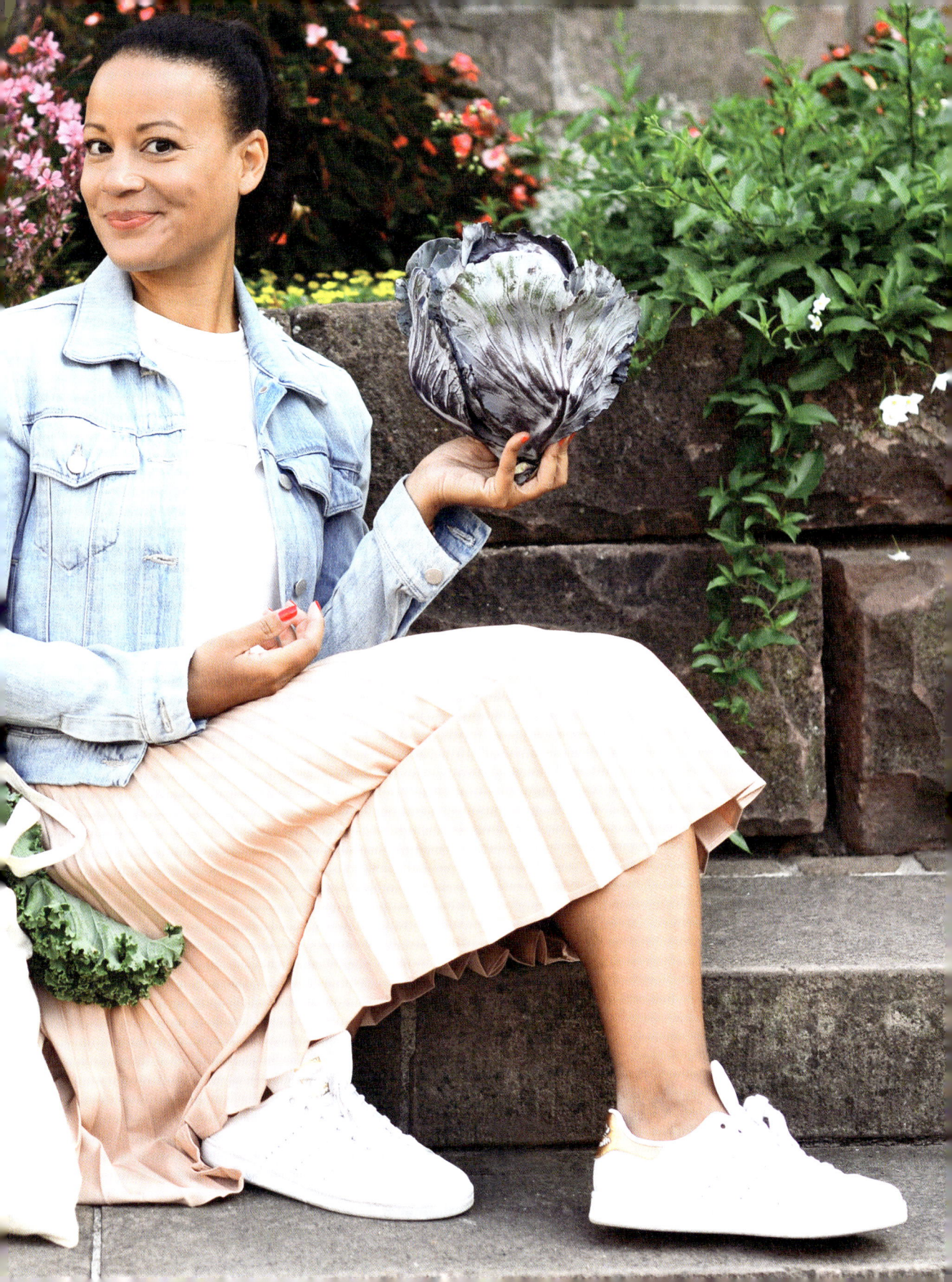

ENTSPANNT GENIEßEN

Ich glaube nicht daran, dass wir, indem wir uns bestimmte Dinge in unserem Leben gänzlich verbieten, am Ende des Tages gesünder und glücklicher leben werden. Stell dir zum Beispiel vor, deine Oma feiert ihren 80. Geburtstag. Du wirst dich später einmal gewiss nicht daran erinnern, ob das Stückchen Kuchen, das du mit ihr gegessen hast, mit oder ohne Sahne, glutenfrei oder mit herkömmlichem Mehl gebacken wurde. Woran du dich aber sehr wohl erinnern wirst, sind die Gespräche, das Lachen und die wunderbaren gemeinsamen Stunden, die ihr an diesem Tag zusammen verbracht habt. Genau diese Momente im Leben sind es, die deiner Gesundheit zugutekommen und zu mehr Glück und Zufriedenheit auf allen Ebenen führen.

Regelmäßig werde ich gefragt, ob ich ab und zu auch mal Dinge wie Pizza, Pommes und Co. esse. Was für eine Frage … Aber klar tue ich das! Eine gesunde Ernährung ist wichtig, aber nicht alles! So lange die Balance stimmt, finde ich daran auch gar nichts Verwerfliches. Ich mag keine starren Ernährungsformen, die mich in meinem Sein einschränken. Viel mehr setze ich auf eine natürliche, bewusste und ausbalancierte Ernährungs- und Lebensweise. Ich halte mich dabei an die 80 : 20-Regel: Wenn 80 Prozent stimmig sind, dann bleibe ich bei den anderen 20 Prozent entspannt.

Wenn du dich in deinem Alltag ausgewogen und gesund, überwiegend pflanzlich und bioaktiv ernährst, regionale, saisonale und biologische Lebensmittel bevorzugst und einen achtsamen Umgang mit den Quellen, aus denen du schöpfst, findest, kannst du deinem Körper auch mal eine kleine „Schlemmerei" erlauben – ohne damit gleich deine ganze Ernährung in Frage zu stellen. Von sogenannten Cheat Days halte ich deshalb genauso wenig wie von Diäten und Verzicht.

Lass es nicht zu, deine Persönlichkeit und dein persönliches Glück von irgendeinem in den Medien vorgelebten Schönheitsideal oder der gerade angesagtesten Ernährungsform abhängig zu machen, sondern finde das gesunde Maß und einen entspannten Umgang für dich im Alltag.

In meinen Health-Food-Workshops treffe ich nicht selten auf verzweifelte und überforderte TeilnehmerInnen, die gar nicht mehr wissen, was sie überhaupt noch essen „dürfen, müssen oder sollen". An dieser Stelle versuche ich immer sofort zu beruhigen.

Denn Fakt ist:
1. Du musst gar nichts!
2. Die eine „richtige" Ernährungsform, die für alle greift, gibt es schlichtweg nicht!
3. Was du brauchst, ist eine Ernährung, die zu dir passt, umsetzbare einfache Lösungen für deinen Alltag und die nötige Gelassenheit für Tage, an denen es mal nicht so klappt – nicht mehr und nicht weniger.

Deine Ernährung darf nicht angestrengt oder von außen gesteuert sein. Vielmehr geht es darum, das Ernährungs- und Lebenskonzept zu finden, das zu dir passt. Dazu gehört in erster Linie, den Blick bewusst nach innen zu richten, um auf deine Bedürfnisse und dein Bauchgefühl zu hören. Gibt es in deiner Ernährung Dinge, auf die du im Alltag gar nicht verzichten kannst und möchtest? Das ist völlig in Ordnung, denn ohne deine eigenen Geschmacksvorlieben und Gewohnheiten einzubeziehen wirst du niemals ein entspanntes Leben in Balance führen können.

Ich möchte dir in diesem Kapitel meine besten Tipps mit an die Hand geben, mit denen du deinen Alltag entspannter gestalten kannst und einen achtsamen Umgang für die Tage findest, an denen es mal nicht ganz so klappt. Außerdem findest du meine beliebtesten Rezepte, um aus vermeintlich „ungesunden" Schlemmereien im Handumdrehen etwas Gesundes zu zaubern.

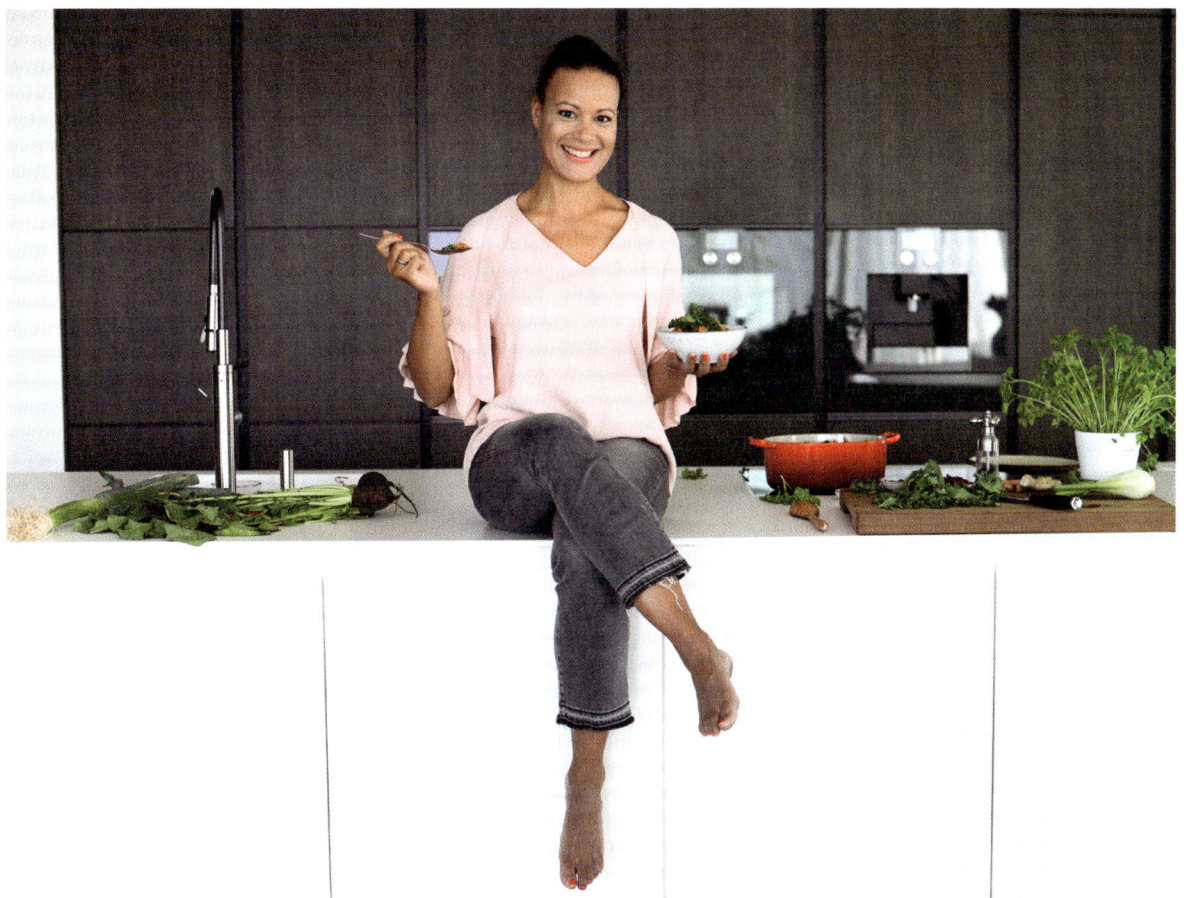

WARUM HABEN WIR GELÜSTE, UND WIE ENTSTEHT HEISSHUNGER?

Es ist tatsächlich evolutionsbiologisch bedingt, dass der Körper beziehungsweise unser Gehirn nach kalorienreichen Lebensmitteln gelüstet, um einer möglichen Hungersnot vorzubeugen. Dabei spielt die Zusammensetzung aus Salz, Zucker, Fett und „Umami" eine bedeutende Rolle. Denn diese Möglichkeiten bestimmen die Schmackhaftigkeit („Palatability") eines Lebensmittels. Und was uns besser schmeckt, wird gerne öfter und in großen Mengen verzehrt.

Möchtest du deine Ernährung umstellen, kann es also erst einmal ziemlich herausfordernd sein, auf gewohnte Genussmittel wie Schokolade, Chips und Süßes zu verzichten. Auch lässt sich die Lust auf Schokolade nicht einfach durch einen Apfel ersetzen, da dieser eben nicht, wie Schokolade, unser Belohnungszentrum im Gehirn aktiviert.

Zucker, vor allem in Kombination mit Fett, allerdings schon, denn hierbei werden gleichzeitig Botenstoffe ausgeschüttet, die dafür sorgen, dass wir uns zufrieden und glücklich fühlen. Kein Wunder also, dass wir in stressigen Phasen lieber gleich zur Tafel Schokolade als zum Apfel greifen. Die Lust nach Süßem ist uns zudem angeboren. Schon Muttermilch schmeckt süß.

Die Lust auf Naschereien ist also grundsätzlich etwas völlig Natürliches. Dennoch ist klar, dass Süßigkeiten und Chips keine gute Idee sind, um Gelüste und Heißhungerattacken zu stillen. Erst recht nicht, wenn du am Anfang einer Ernährungsumstellung stehst. Viel wichtiger finde ich es in diesem Zusammenhang zu lernen, mit Gelüsten sinnvoll umzugehen, um immer weniger in „alte" Ernährungsmuster zu verfallen.

→ Iss regelmäßig.

Vor allem dann, wenn du sehr eingespannt bist und aus Zeitmangel eher unregelmäßig isst, sind Heißhungerattacken und Gelüste vorprogrammiert. Da Zucker aus einfachen Kohlenhydraten in Stressphasen schnelle Energie liefert, neigen wir eher dazu, uns mit Süßem wie Schokolade, Cola oder einem Stückchen Kuchen zu belohnen. Im ersten Moment scheint unser Grundbedürfnis damit gestillt. Wie wir jedoch wissen, ist dies leider nur die halbe Wahrheit. Denn ausgelöst durch ein Zuviel an isolierter Glukose ohne Ballaststoffe sinkt dein Blutzucker im nächsten Moment leider genauso schnell wieder ab, womit auch dein Energielevel und deine Stimmung rapide sinken. Die Folge dieser wiederkehrenden Blutzuckerachterbahnfahrt sind noch mehr Gelüste und Heißhungerattacken. Falls du dich hier wiedererkennst, dann achte noch bewusster darauf, über den Tag verteilt regelmäßig und ausgewogen zu essen. Proteinreiche Zwischenmahlzeiten wie Joghurt mit Obst oder ein eiweißreicher Snack, wie meine Kichererbsen-Blondies (Seite 166), helfen dir dabei, deinen Blutzuckerspiegel im Gleichgewicht zu halten und Heißhungerattacken vorzubeugen.

→ Verzichte auf Lebensmittel, die dich leicht triggern.

Gerade Eis, Pommes oder Chips enthalten mehrere der oben genannten Kriterien, die ein Lebensmittel besonders schmackhaft machen. Aber auch Lebensmittel mit emotionaler Bedeutung können Auslöser für Heißhungerattacken sein. Mache dir bewusst, welche das sind.

→ Horche in dich hinein.

Hast du dich schon mal gefragt, in welchen Situationen deine Gelüste aufkommen? Gelüste und Heißhunger haben in der Regel nichts mit einem natürlichen Hungergefühl zu tun. Unterscheide deshalb klar zwischen Hunger und Appetit. Frage dich, ob du dein Naschen vielleicht einfach nur mit einem Ritual verbindest (z.B. Fernsehen und dazu Chips essen) oder ob du eventuell sogar aus reiner Langeweile isst. Oftmals stecken auch emotionale Bedürfnisse hinter Gelüsten, die sich durch ein Nachgeben nicht nachhaltig stillen lassen. Situationen, in denen wir uns schlecht fühlen und lieber zur Tafel Schokolade greifen, um uns selber zu belohnen und positiver zu stimmen, kennen wir alle. Die Frage an dich lautet daher: Was brauchst du in diesem Moment wirklich, um dein Bedürfnis zu stillen? Ist es vielleicht eine liebevolle Umarmung oder ein einfühlsames, aufmunterndes Gespräch mit einer vertrauten Person?

→ Notiere deine Heißhunger-Phasen.

Notiere dir Situationen, in denen du Gelüste auf bestimmte Lebensmittel hast. Diese Notizen müssen nicht lang sein. Es reichen kurze Informationen wie die Tageszeit, deine Stimmung (müde, gestresst) und um welches Lebensmittel es sich bei deiner Lust gehandelt hat. Die Notizen helfen dir dabei, mehr über dich, über die Auslöser und das „Warum" zu erfahren und bestimmte Verhaltensmuster zu erforschen. Das Aufschreiben hilft dabei, dir die Situation bewusst zu machen. Gleichzeitig lernst du, sie zu begreifen und kannst mit ihr beim nächsten Mal besser umgehen.

Fragen, die du für dich beantworten kannst:

- *Warum esse ich? Bin ich hungrig oder esse ich aus Frust, Stress oder Gewohnheit?*
- *Wie fühlt sich mein Hunger an? Knurrt mein Magen oder bin ich unkonzentriert?*
- *Was tut mir gut und nährt mich?*
- *Welches Essen verlangt mein Körper? Ist mir nach Süßem, Salzigem, nach einem kleinen Snack oder einer ganzen Mahlzeit?*
- *Was geschieht um mich herum? Wie fühle ich mich gerade?*

→ Durchbrich deine Verhaltensmuster.

Nachdem du deine Gelüste nun besser bestimmten Verhaltensmustern zuordnen kannst, geht es im nächsten Schritt darum, diese Verhaltensmuster zu ändern bzw. zu durchbrechen. Verbindest du deinen Nachmittags-Kaffee oder -Tee normalerweise immer mit etwas Süßem? Dann überlege dir genau, was du tun kannst, um die Situation zukünftig zu ändern. Vielleicht kannst du deinen Kaffee ab jetzt stattdessen mit einem Spaziergang an der frischen Luft verknüpfen oder du findest eine andere Möglichkeit, um von dem alten Verhaltensschema abzulassen? Fakt ist: Je stärker du dich im Vorfeld gedanklich mit deinem neuen Verhaltensmuster beschäftigst, desto leichter wird es dir es beim nächsten Mal fallen, dieses anzuwenden.

→ Trinke ein großes Glas Wasser.

Trinkst du über den Tag verteilt zu wenig, kann es passieren, dass dir dein Körper ein „vermeintliches" Hungergefühl suggeriert. Wenn du das nächste Mal Lust auf etwas Süßes verspürst, dann trinke zuerst ein Glas Wasser und warte einige Minuten ab. Manchmal lassen sich Gelüste damit ebenfalls eindämmen.

→ Geh eine Runde an die frische Luft.

Frische Luft macht den Kopf frei! Ein Spaziergang an der frischen Luft bringt dich schnell auf andere Gedanken. Gleichzeitig aktivierst du deinen Stoffwechsel und versorgst durch bewusstes Atmen deine Organe mit ausreichend Sauerstoff.

→ Pfefferminze

Hast du gewusst, dass Pfefferminze die Lust auf Süßes eindämmen kann? Probiere es beim nächsten Mal doch mal mit einem Pfefferminztee. Glaube mir, das wirkt Wunder und schenkt dir gleichzeitig ein wohlig-warmes Gefühl im Magen.

→ Greife zu natürlichen Naschereien.

Auch in gesünderen Naschereien wie Eis und Kuchen können sich eine Menge Kalorien und Fruchtzucker verstecken. Greife deshalb öfter mal zu herzhaften Varianten aus Gemüse. Gemüsesticks oder mein Rezept für Zucchini-Puffer mit Dip auf Seite 64 sind ein toller Snack, wenn dich die Lust überkommt. Wenn diese Dinge bereits im Kühlschrank vorbereitet stehen, ist es wahrscheinlicher, dass du bei Heißhunger dazu greifst.

→ Bleibe gelassen.

Manchmal gibt es Phasen, da helfen auch die oben genannten Strategien nicht. Meine Meinung hierzu kennst du. Genieße das, was du isst, in dem Moment ganz bewusst, bleibe liebevoll mit dir, entspannt und gelassen. Es gibt wirklich Wichtigeres im Leben als sich über ein Stückchen Sahnetorte, das hin und wieder geschlemmt wird, den Kopf zu zerbrechen.

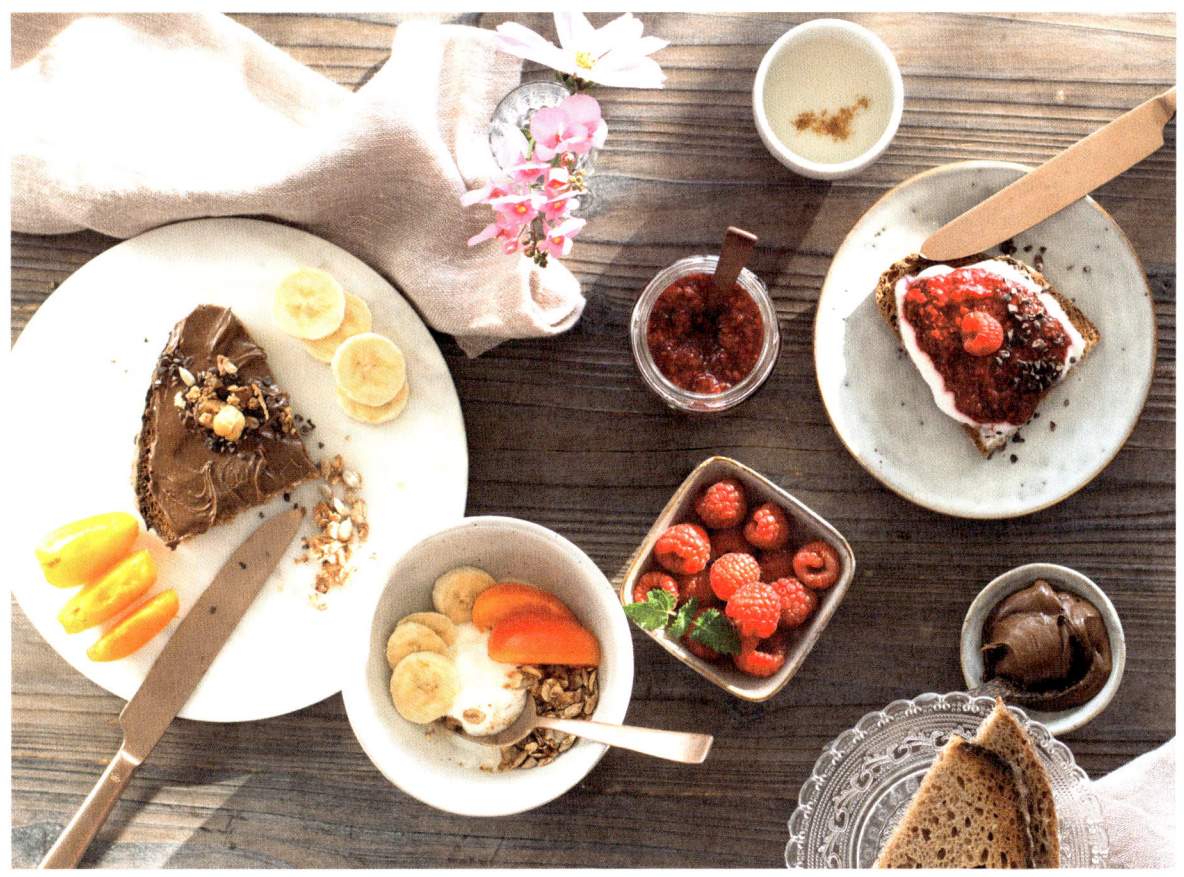

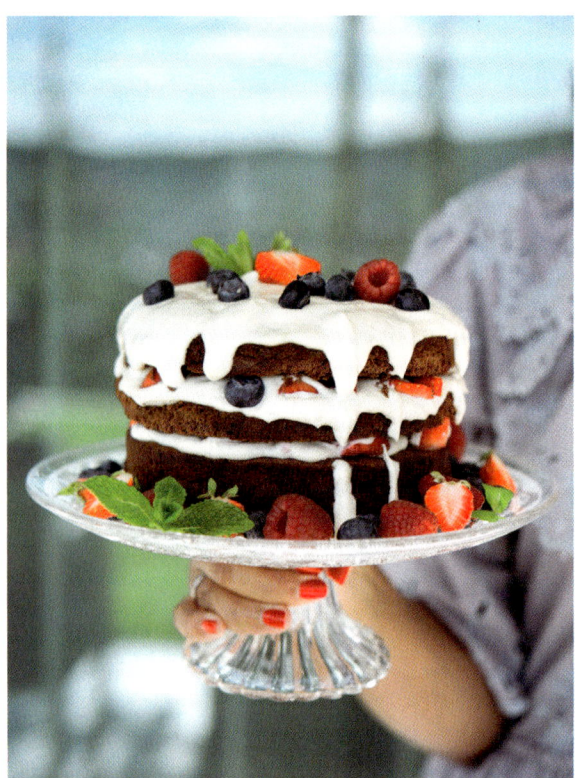

ÜBER DEN ACHTSAMEN UMGANG
MIT ZUCKER

Das Thema Zucker ist seit Jahren in aller Munde. Gut so, denn die gesundheitliche Gefahr, die durch ein ständiges Zuviel an zuckerreichen Lebensmitteln entsteht, ist nicht zu unterschätzen. Zucker macht süchtig und wirkt wie eine berauschende Droge. Wer zu viel isst, dessen Körper verlangt aufgrund der hohen Blutzuckerschwankungen automatisch nach mehr. Zucker jedoch kategorisch aus unserem Leben zu streichen oder nach einem zuckerfreien Leben zu streben, davon halte ich nichts. Schon gar nicht, weil er ja auch in natürlicher Form in z.B. Obst und Gemüse enthalten ist. Es geht also eher darum, einen achtsamen Umgang und eine gesunde Balance in Bezug auf deinen allgemeinen Zuckerkonsum zu finden. In meiner Küche verwende ich seit vielen Jahren gar keinen zugesetzten weißen Haushaltszucker. Ich vermisse ihn auch nicht, denn es gibt natürliche Alternativen. Wichtig zu erwähnen finde ich allerdings, dass Zucker am Ende des Tages Zucker bleibt – ganz gleich aus welcher Quelle er stammt – und deshalb auch gesündere Alternativen sparsam verwendet werden müssen.

Gesündere Aalternativen, die ich verwende:

Dattelmus hat etwa die gleiche Süßkraft wie brauner Zucker. Datteln sind zwar enorm zuckerhaltig und bestehen zur Hälfte aus Glukose und Fruktose, allerdings enthalten sie darüber hinaus Ballaststoffe, Mineralstoffe und Vitamine. Ich verwende sie gerne in Smoothies oder Porridges. Für Kuchenteig und Karamell-Eis verwende ich gerne mein selbst gemachtes Dattel-Karamell (Seite 136).

Honig hat eine etwas höhere Süßkraft als raffinierter Zucker. Er enthält kleine Mengen Antioxidantien, die „Zellschädigern" entgegenwirken. Honig ist antibakteriell und entzündungshemmend. Je flüssiger er ist, desto mehr Fruchtzucker enthält er. Er hat etwas weniger Kalorien als normaler Zucker (ca. 3 kcal/g) und besteht aus Glukose, Fruktose und Saccharose.

Kokosblütenzucker ist der Konsistenz von haushaltsüblichem Zucker sehr ähnlich und wird aus den Blütenknospen der Kokospalme gewonnen. Anschließend wird er getrocknet und gesiebt. Er hat einen leicht karamelligen Geschmack und soll einen ausgesprochen niedrigeren glykämischen Index besitzen. (Der glykämische Index eines Lebensmittels gibt an, wie stark dieses den Blutzuckerspiegel ansteigen lässt. Niedrig-glykämische Nahrungsmittel rufen keinen rapiden, sondern einen langsamen und gleichmäßigen Anstieg des Blutzuckerspiegels hervor.)

Ahornsirup ist ein naturbelassenes Produkt und ist der eingedickte Saft des Zuckerahorns. Er beinhaltet neben Zucker auch Kalzium, Kalium, Eisen, einige B-Vitamine sowie Folsäure. Da er 45 Prozent Wasser enthält, ist er etwas kalorienärmer als raffinierter Zucker (ca. 2,5 kcal/g). Seine Süßkraft ist etwas niedriger als die des Haushaltszuckers. (⅔ Saccharose und ⅓ Fruktose).

Agavendicksaft wird aus dem herausfließenden Sirup der Agaven gemacht, anschließend erhitzt und haltbar gemacht. Er besteht aus einem Fruktose-Glukose-Gemisch von fast 9:1 und wird oftmals industriell hergestellt, weshalb ich von einem hohen Verzehr abrate.

→ Im Gegensatz zu Glukose wird Fruktose von unserem Körper anders verwertet. Sie landet fast vollständig in der Leber, wo ein Zuviel in Fett (Fettleber) umgewandelt wird.

Reissirup enthält keine Fruktose und eignet sich als Süßungsmittel für Menschen, die an einer Fruktoseintoleranz leiden.

Vollrohrzucker: Wenn du im Alltag grundsätzlich lieber zu Zucker als zu alternativen Süßmitteln greifst, dann empfehle ich dir die Verwendung von Vollrohrzucker. Er ist unraffiniert und enthält noch alle Inhaltsstoffe des Zuckerrohrsaftes. Vollrohrzucker gilt damit als die natürlichste braune Zuckersorte und schmeckt leicht karamellig.

MEINE EMPFEHLUNG → Mit Zucker sparsam umgehen und möglichst natürliche Produkte verwenden. Greife der Umwelt zu Liebe lieber öfter zu regionalen Produkten wie Honig, Apfelmus oder Vollrohrzucker. Nicht der Zucker an sich oder die reine Fruktose sind „böse", sondern die Mengen, die heutzutage verzehrt werden. Unser Körper ist einfach nicht mehr darauf ausgelegt, damit umzugehen.

TIPPS ZUM ENTSPANNTEN BACKEN

Backen ist Liebe und macht glücklich.

Und alles, was glücklich macht, fördert ein ganzheitlich gesundes und entspanntes Leben. Da das Backen von gesunden Süßspeisen, Broten und Snacks weder kompliziert noch fade ist, habe ich vor vielen Jahren in meiner Küche ganz einfach den Switch gemacht. Diese Zutaten enthalten weitaus mehr Nährstoffe, der Genuss bleibt dabei keinesfalls auf der Strecke. Übrigens verspürst du beim Verzehr oftmals auch ein schnelleres Sättigungsgefühl, weshalb dich in der Regel das eine Stück Kuchen voll und ganz zufriedenstellt.

→ Tausche Weißmehl gegen ein reines Vollkorn- bzw. Nussmehl.

Weißmehl kannst du in allen Rezepten bedenkenlos 1:1 gegen Vollkornmehl ersetzen. Ein Mehl aus vollem Korn liefert dir zahlreiche Vitamine und Mineralstoffe, die einem herkömmlichen „weißen" Mehl entzogen werden. Für den Einstieg eignet sich zum Beispiel ein Dinkelvollkornmehl. Vollkornteige benötigen oftmals etwas mehr Flüssigkeit. Wenn du das Gefühl hast, dass dein Teig zu fest ist, dann gib noch etwas Flüssigkeit dazu. Achte beim Kauf darauf, dass das Mehl aus dem ganzen Korn stammt und eine möglichst hohe Typzahl trägt. Kleine Hilfe: Je kleiner die Typzahl, desto weniger Mineralstoffe sind enthalten.

→ Probiere auch „Pseudogetreide" wie Quinoa, Amarant und Buchweizen aus.

Pseudogetreide ist glutenfrei, proteinreich und enthält komplexe Kohlenhydrate und ganz nebenbei noch jede Menge Mineralstoffe. Für meine Kuchen- und Pancake-Rezepte verwende ich gerne Buchweizenmehl. Aber auch Qui-

noa-, Amarant oder Mandelkleie sind tolle Mehl-Alternativen und eignen sich hervorragend für die Zubereitung von Brot, Kuchen und Keksen. Mein Schokoladentorten-Rezept (Seite 142) kommt z.B. ganz ohne Mehl aus und ist dennoch supersaftig.

→ Ersetze raffinierten Zucker durch natürliche Süßmittel.

Beim Backen von Kuchen und Süßspeisen verwende ich neben den bereits erwähnten Alternativen auch gerne Bananen, Nuss-, Apfel- und Pflaumenmus. Da natürliche Süßmittel einen kräftigeren Geschmack besitzen, benötigst du meistens sogar mengenmäßig weniger als im Rezept angegeben. Ein weiterer Tipp: Reduziere die im Rezept angegebene Zuckermenge um die Hälfte. In der Regel enthalten die meisten Rezepte viel zu viel Zucker. Persönlich haben mir viele Rezepte mit weniger Zucker im Nachhinein sogar besser geschmeckt, da sie nicht so aufdringlich süß waren. Vor allem für Obst- und Fruchtkuchen-Rezepte kannst du diese Regel gut adaptieren, da du hierbei zusätzlich mit der Süßkraft der Früchte kalkulieren und die Süße deines Backergebnisses gut steuern kannst. Merke: Je süßer deine Obstsorte oder der Reifegrad des verwendeten Obstes, desto süßer das Endergebnis.

→ Ersetze Schokolade durch Kakao in Rohkostqualität.

Rohkakao ist ein Superfood mit zahlreichen gesundheitlichen Vorteilen. Beim Backen verwende ich ihn grundsätzlich anstelle von Schokolade.

→ Ersetze gefährliche Transfette durch gute Fette oder Fruchtpürees.

Durch die Verwendung von Fruchtpüree und Nussmus (z.B. Apfelmus, zerdrückte Banane, Mandelmus, Avocados) kannst du herkömmliche Fett- bzw. Zuckerangaben auf natürliche Weise ersetzen.

GUT ZU WISSEN → Möchtest du auf tierische Produkte verzichten, dann verwende Johannisbrotkernmehl, Chiasamen, Leinsamen oder zerdrückte Bananen als Ei- bzw. Bindemittelersatz im Teig. *Leinsamen als Ersatz für ein Hühnerei:* 1 EL gemahlene Leinsamen mit 3 EL Wasser vermischen. *Chiasamen als Ersatz für ein Hühnerei:* 1 EL Chiasamen mit 3 EL Wasser angerührt. *Johannisbrotkernmehl:* Um ein Ei zu ersetzen, 1 gehäufter TL in das zum Backen verwendete Mehl gegeben. Darüber hinaus muss dem Teig noch etwas Flüssigkeit pro ersetztes Ei zugefügt werden.

Weniger über richtiges und falsches Essen nachzudenken, gibt uns mehr Raum für die wichtigen Dinge im Leben.

Bei all den Ernährungstipps und Weisheiten, mit denen wir heutzutage permanent „beschallt" werden, lautet meine Bitte an dich: Schärfe deinen Blick für das Wesentliche, nämlich dich, und verliere dich nicht, indem du dich ablenkst und ständig nach rechts und links schaust. Gerade wir Frauen haben oftmals ein gespaltenes Verhältnis zu unserem Körper, nörgeln ständig an ihm herum und begeben uns in einen andauernden Konkurrenzkampf mit uns und unserem Gegenüber. Lerne dich wieder mehr auf dich zu konzentrieren. Du bekommst einen anderen Blickwinkel. Das hilft dir dabei, glücklicher und ausgeglichener in Bezug auf deine Ernährungsziele zu bleiben und unterstützt dich darin, dich an dein übergeordnetes Ziel – nämlich ein ganzheitlich gesundes und entspanntes Leben in Liebe und Fülle zu leben – zu erinnern.

So schaffst du es, im Alltag möglichst entspannt und gelassen in Bezug auf deine Gesundheitsziele zu bleiben.

→ Achte auf dich, sei es dir wert.

Wir alle kennen das. Im Alltag die richtige Balance zu finden, ist gar nicht so einfach. Versuche dich doch mal ganz frei von dem Gedanken an „richtig oder falsch" zu machen und erkenne deinen wahren Wert. Hast du dich schon mal gefragt, was du dir selber wert bist? Wer auf sich und seinen Körper achtet, wird automatisch seine Zeit und Aufmerksamkeit auf Dinge wie eine gute Ernährung lenken. Gesundheit ist unser wichtigstes Gut und unglaublich wertvoll. Steht sie für dich an oberster Stelle? Und wenn nicht, dann frage dich in diesem Zusammenhang, warum du es dir nicht wert bist, das Beste für dich und deine Gesundheit herauszuholen. Der positive Nebeneffekt daran ist, dass sich zeitgleich nicht mehr all deine Energie ums Abnehmen oder richtiges oder falsches Essen dreht, sondern ein Leben in Balance und der eventuell gewünschte Gewichtsverlust ein logischer Nebeneffekt wird.

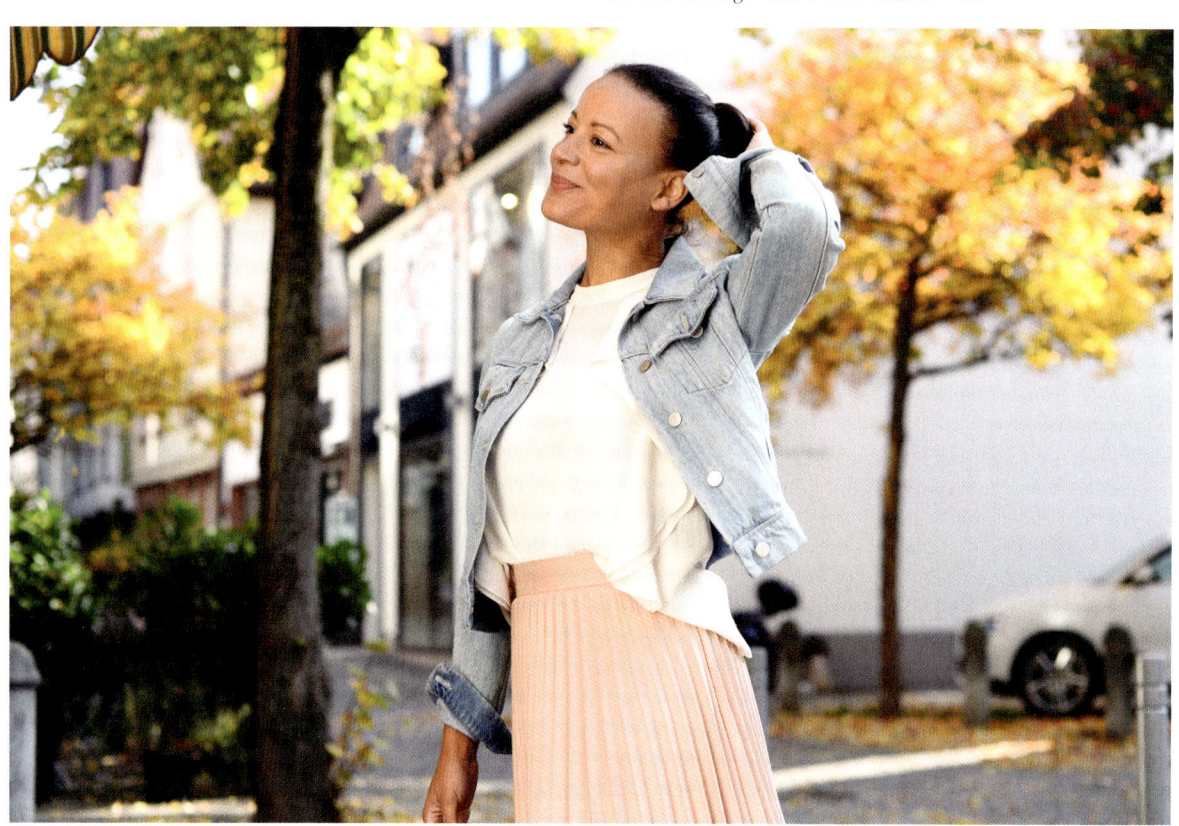

→ Sei ehrlich zu dir. Erlaube dir auch mal ein Tief.

Motivationssätze wie „Fühl dich wohl in deiner Haut!" oder „Sei smart und werde endlich fit!" haben wir allzu oft gehört. Was so einfach dahingesagt ist, lässt sich in der Realität nicht immer gleich umsetzen. An manchen Tagen sind wir einfach demotiviert und lustlos. Wichtig ist es, an diesen Tagen nicht gleich die „Flinte ins Korn" zu werfen und sich von all den negativen Gedanken überrollen zu lassen, sondern sie einfach anzunehmen. Wir alle haben mal schlechte Tage, an denen uns so gar nicht nach gesundem Essen, Bewegung und positiver Energie zumute ist. Das ist völlig in Ordnung und meistens einfach tagesformabhängig. Akzeptiere deinen Gemütszustand statt dich ständig mit einem schlechten Gewissen zu quälen. Meistens sieht es dann am nächsten Tag schon wieder besser aus.

→ Verabschiede dich von strikten Verboten.

Ein Leben komplett ohne Kohlenhydrate zu leben, hört sich nicht nach Spaß an und lässt sich im Alltag nur schwer umsetzen. In unserem Leben sind wir davon besessen, Regeln aufzustellen. Oftmals fühlen wir uns dadurch sicherer und vielleicht meinen wir auch, glücklicher zu sein, weil wir den roten Faden nicht verlieren? Gerade Themen wie gesunde Ernährung und Diäten sind prädestiniert, Regeln zu „Dos and Don'ts" aufzustellen. Wer sich allerdings monatelang von Regeln beherrschen lässt, diese am Ende bricht und zum Gewohnten zurückkehrt, hat nicht nur ein hohes Risiko für den anschließenden Jo-Jo-Effekt, sondern fühlt sich gleichzeitig schlecht, sich nicht an die „Regeln" gehalten zu haben. Meine Devise lautet deshalb: Schränke dich nicht ein, sondern bleibe flexibel und lebe in Balance. Konkret heißt das: War deine Ernährung heute nicht optimal, dann zerbrich dir nicht den Kopf, sondern starte morgen einfach erneut.

→ Gib dir Zeit und setze dich nicht unter Druck.

Stelle deine Gewohnheiten nicht alle gleichzeitig und in einem „Ruck" um, sondern ersetze sie nach und nach. So gibst du dir und deinem Körper die nötige Zeit für eine dauerhafte Umstellung. Auf dem Weg zu einem neuen Wohlgefühl und für einen entspannten Umgang mit Essen ist es enorm wichtig, dass du lernst, deinen Wert zu erkennen und auf deinen Körper zu achten. Deine Gesundheit sowie ein Leben mit Freude, Leichtigkeit und Genuss zu leben, sollten immer an oberster Stelle und als logische Schlussfolgerung den „Ich-will-mal-schnell-ein-paar-Kilos-abnehmen"-Aspekt überwiegen.

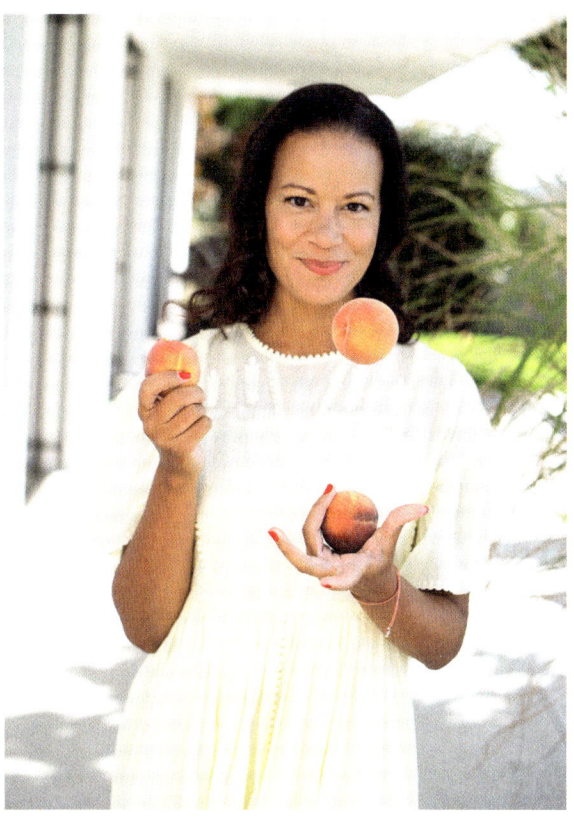

→ Finde deinen Mittelweg.

Der Mensch ist ein Gewohnheitstier. Deshalb ist es alles andere als einfach, von Gewohntem abzuweichen und etwas zu ändern, das gebe ich zu. Feiere auch die kleinen Erfolge, wie zum Beispiel für den Anfang, wenn du am Abend die gewohnte Chips-Tüte gegen ein paar selbstgemachte gesunde Dips mit Gemüse ausgetauscht hast.

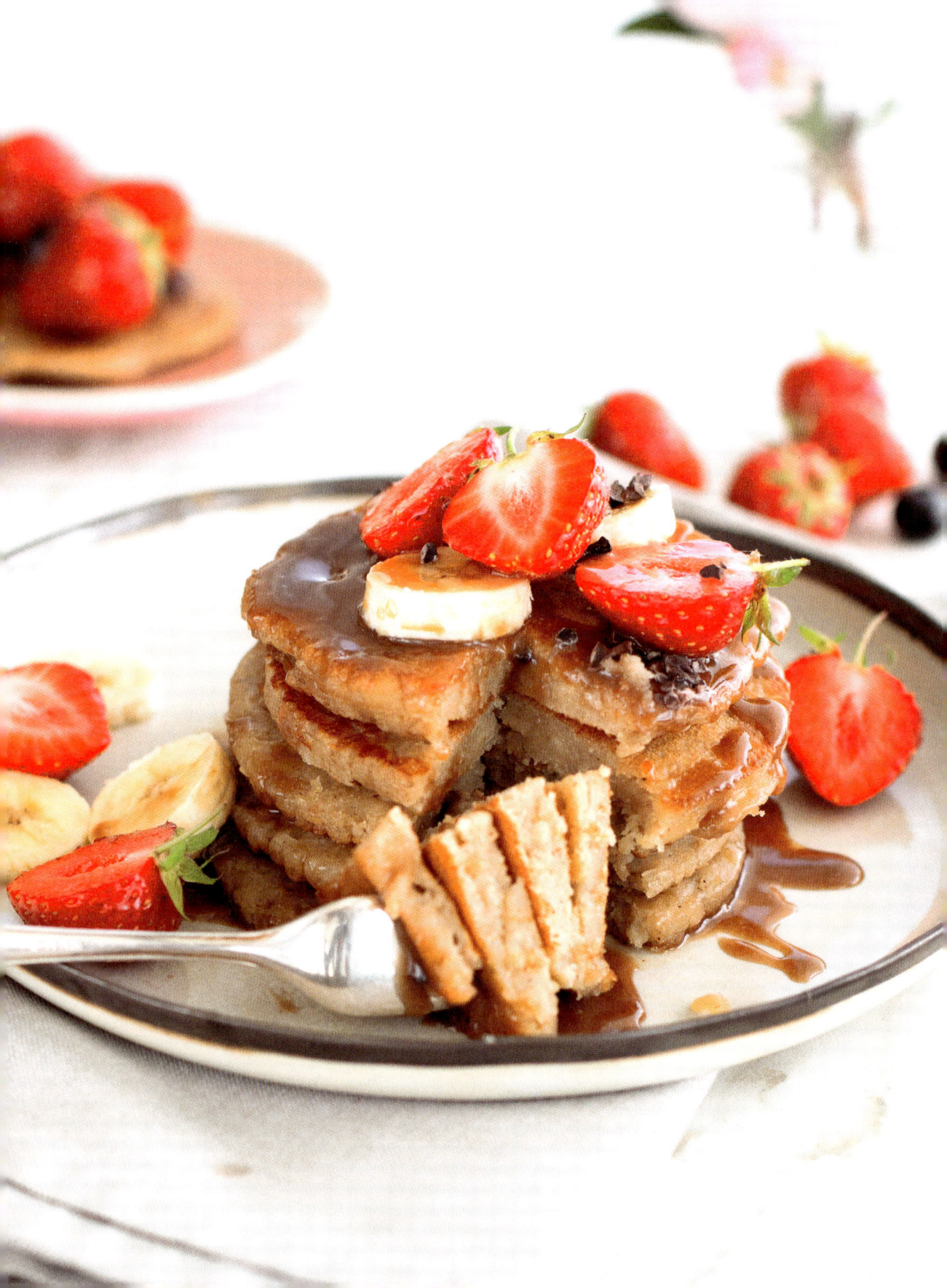

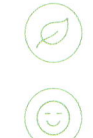

BUCHWEIZEN-PANCAKES
mit Tahini-Schokocreme

Zum gemütlichen und ausgedehnten Frühstück gehören für mich Pancakes einfach dazu.
Zuhause lieben wir Pancakes aus Buchweizenmehl für den leicht nussigen Geschmack.
Das besondere Aroma erhält der Teig durch die Zugabe von Erdnussmus und Banane.
Eine köstliche Kombination, wie ich finde. Mein Tipp: die Pancakes mit meiner gesunden
Tahini-Schokosauce toppen. Muss man nicht, aber es schmeckt traumhaft gut.

ZUTATEN FÜR 6–8 KLEINE PANCAKES

Für die Pancakes

180 g Buchweizenmehl
2 TL Weinstein-Backpulver
1 Prise Salz
½ TL Zimt
2 reife Bananen
2 TL Erdnussmus (oder Mandelmus)
350 ml Mandelmilch
1 TL Kokosöl
Beeren als Topping

Für die Tahini-Schoko-Creme
2 EL Tahini (Sesammus)
2 TL Rohkakao
1 EL Ahornsirup (oder Süßmittel deiner
   Wahl)
1 TL flüssiges Kokosöl (nach Belieben
   und falls die Creme zu fest sein sollte)

1. Die trockenen Zutaten in einer Schüssel verrühren.
2. Die Bananen schälen und mit einer Gabel zu Mus zerdrücken. Anschließend Erdnussmus und Mandelmilch zugeben und verrühren.
3. Die trockenen und die flüssigen Zutaten mit einem Schneebesen vermengen und glattrühren.
4. Etwas Kokosöl in eine heiße, beschichtete Pfanne geben, jeweils 1 Schöpflöffel Teig zufügen und jede Seite bei mittlerer Hitze etwa 3 Minuten ausbacken. Ich empfehle, die Pancakes nur einmal zu wenden.
5. Für die Tahini-Schoko-Creme: Alle Zutaten in einer Schüssel zu einer Creme glattrühren. Falls die Creme etwas zu fest sein sollte, dann gib ein wenig flüssiges Kokosöl dazu.
6. Pancakes mit Tahini-Schoko-Creme und Beeren toppen und sofort servieren.

MEIN TIPP: Bereite Erdnussbutter schnell und einfach selbst zu. Das Rezept findest du auf Seite 141.

Naturally Good

*Als Pseudogetreide ist Buchweizen glutenfrei und enthält viele Mineralstoffe und Proteine.
Die Kombination mit Erdnussmus liefert zusätzlich Proteine und gesunde Fette. Erdnüsse
sind wunderbare pflanzliche Proteinspender (100 g Erdnüsse enthalten
fast 25 g Eiweiß). Das macht fit, ist bekömmlich und hält lange satt.*

ROTE-BETE-BURGER

Wenn es um einen guten Burger geht, dann lässt sich meine Familie nicht so leicht überzeugen, etwas Neues auszuprobieren. Dieser hier ist der Hit, den alle vom ersten Bissen an für ausgezeichnet befunden haben. Dazu gibt es selbst gemachte Pommes aus Süßkartoffeln oder gerne auch Kürbis. Burger, Pommes und gesund? Das hört sich gut an, findest du nicht auch?

ZUTATEN FÜR 4–6 BURGER

Für die Burger

300 g frische Rote Bete
1 Zwiebel
1 Knoblauchzehe
1 Handvoll Basilikumblätter
130 g (glutenfreie) Haferflocken
1 EL Tamari (glutenfreie Sojasauce)
1 Bio-Ei
75 g gemahlene Cashewkerne
    (oder Parmesankäse)
Salz und Pfeffer
Kokosöl zum Ausbacken der Burger

Zum Zusammenstellen der Burger

4–6 Burger-Brötchen nach Wahl
frischer Spinat
Champignons
fermentierter Rotkohl
    (Rezept siehe Seite 25)

❶ Die Rote Bete schälen und grob raspeln. Zwiebel und Knoblauchzehe schälen und würfeln. Die Basilikumblätter grob hacken. Anschließend alles zusammen mit den restlichen Zutaten vermengen und für ca. 30–60 Minuten ziehen lassen. Ich habe aber festgestellt, dass sich die Burger hinterher besser formen lassen, wenn sie noch ein wenig länger durchziehen. Falls du das Gefühl hast, dass die Masse noch zu feucht ist, dann gib noch etwas Haferflocken dazu.

❷ Nun aus der Roten-Bete-Masse 4–6 Burger-Pattys formen. Die Pfanne erhitzen und das Kokosöl schmelzen lassen. Die Burger von jeder Seite mindestens 3 Minuten ausbacken.

❸ Mit den Brötchen und den anderen Zutaten kann sich nun jeder seinen Burger nach Herzenslust zusammenstellen.

 Für die vegane Variante kannst du statt einem Ei als Bindemittel 1 EL Johannisbrotkernmehl dazugeben.

Naturally Good

Aufgrund der wertvollen sekundären Pflanzenstoffe wird Rote Bete auch „Powerknolle" genannt. Rote Bete fördert die Bildung von Mitochondrien (Kraftwerke unserer Zellen), wodurch wir leistungsfähiger sind. Mit fast 90 Prozent Wassergehalt und vielen löslichen Ballaststoffen ist unser heimisches Superfood sogar ein wahrer Figurschmeichler.

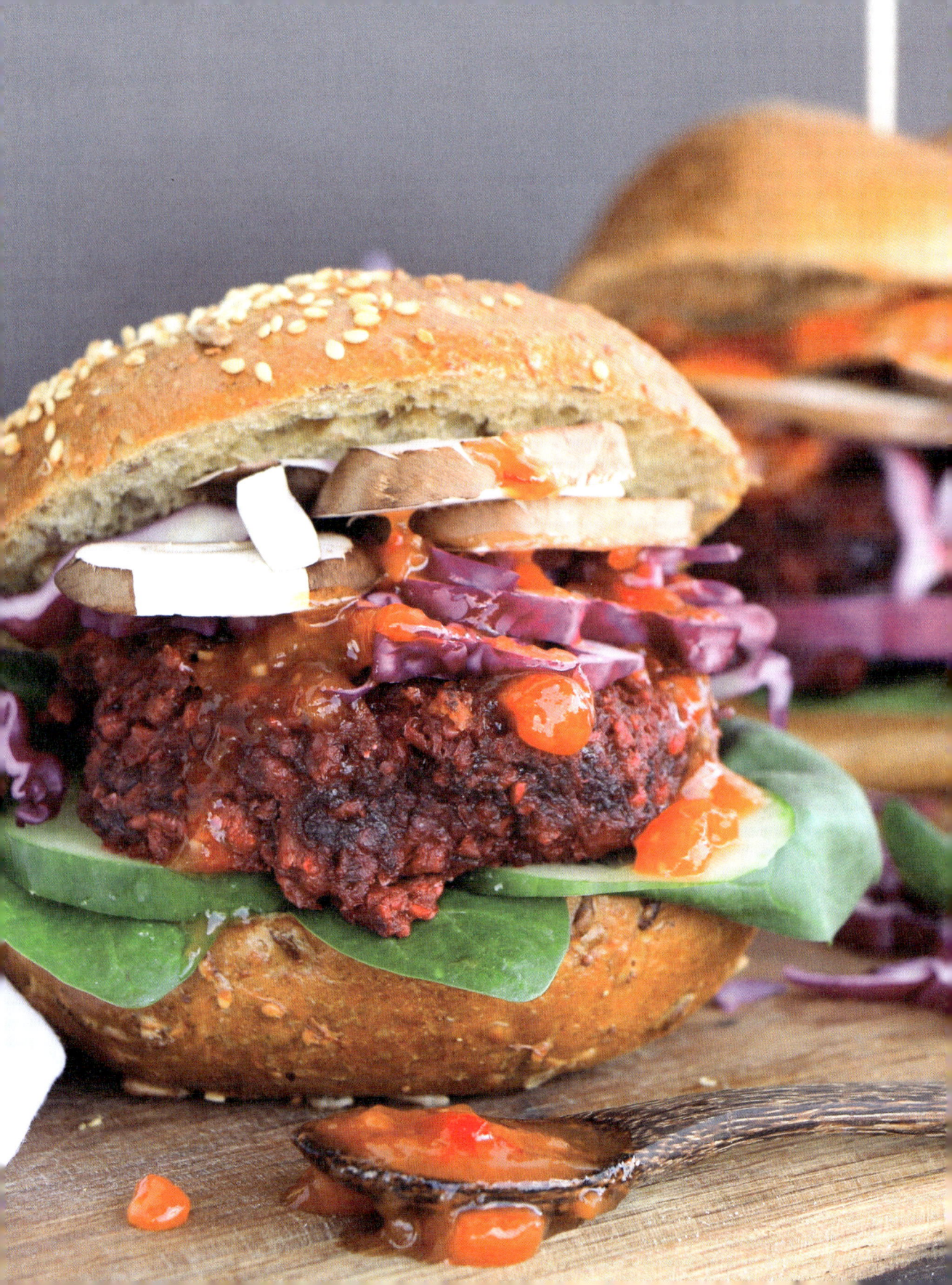

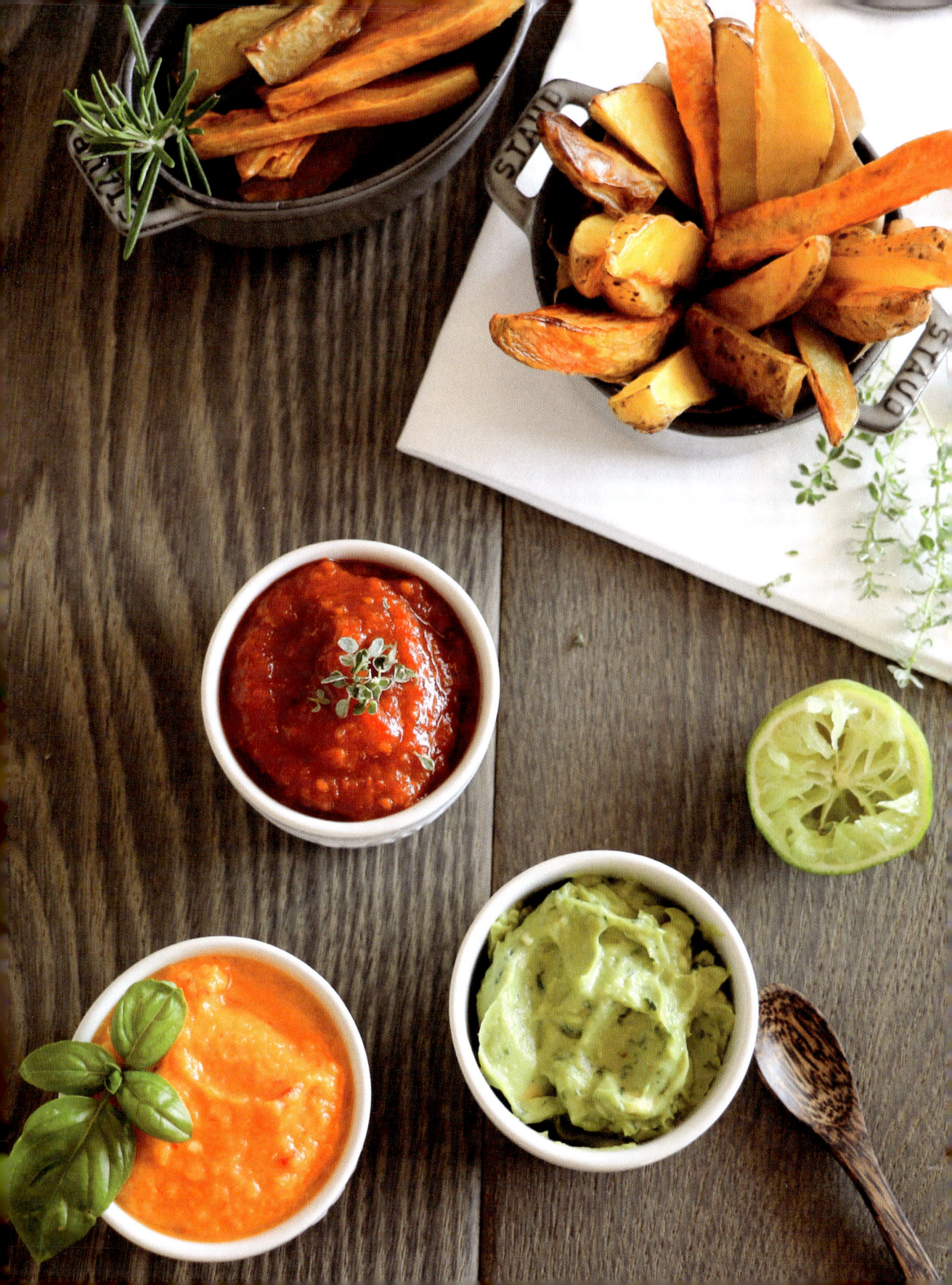

SELBST GEMACHTE GRILLSAUCEN

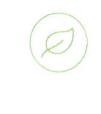

Gekaufte Grillsaucen stecken meist voller Zusatzstoffe, Geschmacksverstärker und Zucker. Deiner Gesundheit zuliebe macht es auf jeden Fall Sinn, sie selbst zuzubereiten.

Fruchtige Barbecue-Sauce
ZUTATEN FÜR CA. 1,2 KG

1,2 kg Tomaten
3 Knoblauchzehen
2 Schalotten
1 EL Öl
Saft von 1 Orange
50 g getrocknete Tomaten
1 TL Paprikapulver
6 EL Kokosblütenzucker
6 EL Ahornsirup
100 ml Apfelessig
1 Lorbeerblatt
1 TL Kreuzkümmelpulver
Salz und Pfeffer
1 Prise Chilipulver

❶ Die Tomaten häuten (siehe Seite 18).
❷ Knoblauch und Schalotten schälen, fein hacken und anschließend mit etwas Öl in einem großen Topf leicht andünsten. Die übrigen Zutaten zugeben und auf mittlerer Hitze etwa 30 Minuten gut einköcheln lassen. Zum Schluss abschmecken und abkühlen lassen. Das Lorbeerblatt entfernen und nach Belieben mit dem Pürierstab pürieren und die Sauce in vorbereitete Gläser umfüllen und gut verschließen.

MEIN TIPP: Gerade bei Barbecue-Sauce empfiehlt es sich, sie bereits am Vortag zuzubereiten. Dadurch kann sie über Nacht durchziehen und ihr volles Aroma entfalten.

Ananas-Chili-Zitronengras-Sauce
ZUTATEN FÜR CA. 300 G

1 Ananas
3 Knoblauchzehen
1 daumengroßes Stück Ingwer
1 roter Chili
1 EL Kokosöl
2 EL Reissirup
1 EL Kokosblütenzucker
4–5 frische Pfefferkörner
Salz und Pfeffer
1 Stange Zitronengras

❶ Die Ananas schälen, den Strunk entfernen und in kleine Stücke schneiden. Knoblauchzehen und Ingwer schälen und fein hacken, Chili putzen und fein hacken.
❷ Kokosöl in einen Topf geben und den Knoblauch leicht andünsten. Nun die übrigen Zutaten mit der ganzen Stange Zitronengras zufügen und ca. 20 Minuten köcheln lassen. Anschließend die Zitronengrasstange entfernen und die abgekühlte Sauce nach Belieben pürieren, in ein Glasgefäß umfüllen und gut verschließen.

Avocado-Limetten-Koriander-Mayonnaise
ZUTATEN FÜR 3–4 PORTIONEN

3 Avocados
1 Handvoll Korianderblätter
Saft von ½ Limette
Salz und Pfeffer

❶ Die Avocados schälen und vom Kern befreien. Die Korianderblättchen abzupfen und alles zusammen mit einer Gabel oder dem Pürierstab zu einer cremigen Masse pürieren.
❷ Abschließend mit Limettensaft, Salz und Pfeffer abschmecken.

DUKKAH-HÄHNCHEN-STICKS

Muss ich erwähnen, dass dieses Rezept vor allem bei meinen Kindern sehr beliebt ist? Dukkah ist eine Würzmischung auf Nuss-Basis, welche ich in meiner Küche auch sehr gerne als Panade verwende. Die Kruste wird durch den Mix mit gepufftem Amarant super-crunchy. Im Mund ist das eine wahre Geschmacksexplosion. Gleichzeitig ist sie aber auch eine echte gesunde Alternative zu jeder traditionellen Panade aus Brot, denn sowohl die darin verarbeiteten Nüsse als auch der Amarant sind glutenfrei und liefern viel Eiweiß und gesunde Fette.

Dukkah-Gewürzmischung
ZUTATEN FÜR 16 PORTIONEN

4 EL Haselnüsse
2 EL Cashewkerne
2 EL Sonnenblumenkerne
2 EL Pinienkerne
4 EL helle Sesamsamen
2 TL Kreuzkümmelsamen
2 EL Koriandersamen
2 EL schwarze Pfefferkörner
4 TL edelsüßes Paprikapulver
4 TL grobes Meersalz
1 TL getrockneter Oregano

❶ Hasel-, Cashew-, Sonnenblumen- und Pinienkerne im Mixer grob zerkleinern. Mit dem hellen Sesam in einer Pfanne ohne Fett goldbraun rösten.

❷ Kreuzkümmel, Koriander und Pfeffer in einer Pfanne ohne Fett 1–2 Minuten rösten, etwas abkühlen lassen und im Mörser fein zerstoßen.

❸ Nuss- und Gewürzmischung mit Paprika, Salz und Oregano mischen.

Dukkah Hähnchen-Sticks
FÜR 2 PORTIONEN

75 g gepuffter Amarant
2 EL Dukkah-Gewürzmischung
½ TL Salz
400 g Bio-Hähnchenfilet
3 EL geschrotete Leinsamen
etwas Buchweizenmehl
etwas Kokosöl zum Anbraten

❶ Amarant, Dukkah-Gewürz und Salz mischen.

❷ Die Hähnchenfilets waschen, trocken tupfen und der Länge nach in Stücke schneiden.

❸ Leinsamen und 100 ml Wasser in einer Schale mit einer Gabel kräftig verquirlen und salzen. Mehl und Dukkah jeweils in eine Schale oder in einen tiefen Teller geben.

❹ Hähnchen-Sticks nacheinander im Mehl wenden, überschüssiges Mehl abklopfen, durch die Leinsamenmischung ziehen, dann in der Amarant-Dukkah-Mischung panieren. Panierung leicht andrücken.

❺ Kokosöl in einer beschichteten Pfanne erhitzen und 2–4 Minuten auf mittlerer bis starker Stufe von beiden Seiten nacheinander anbraten.

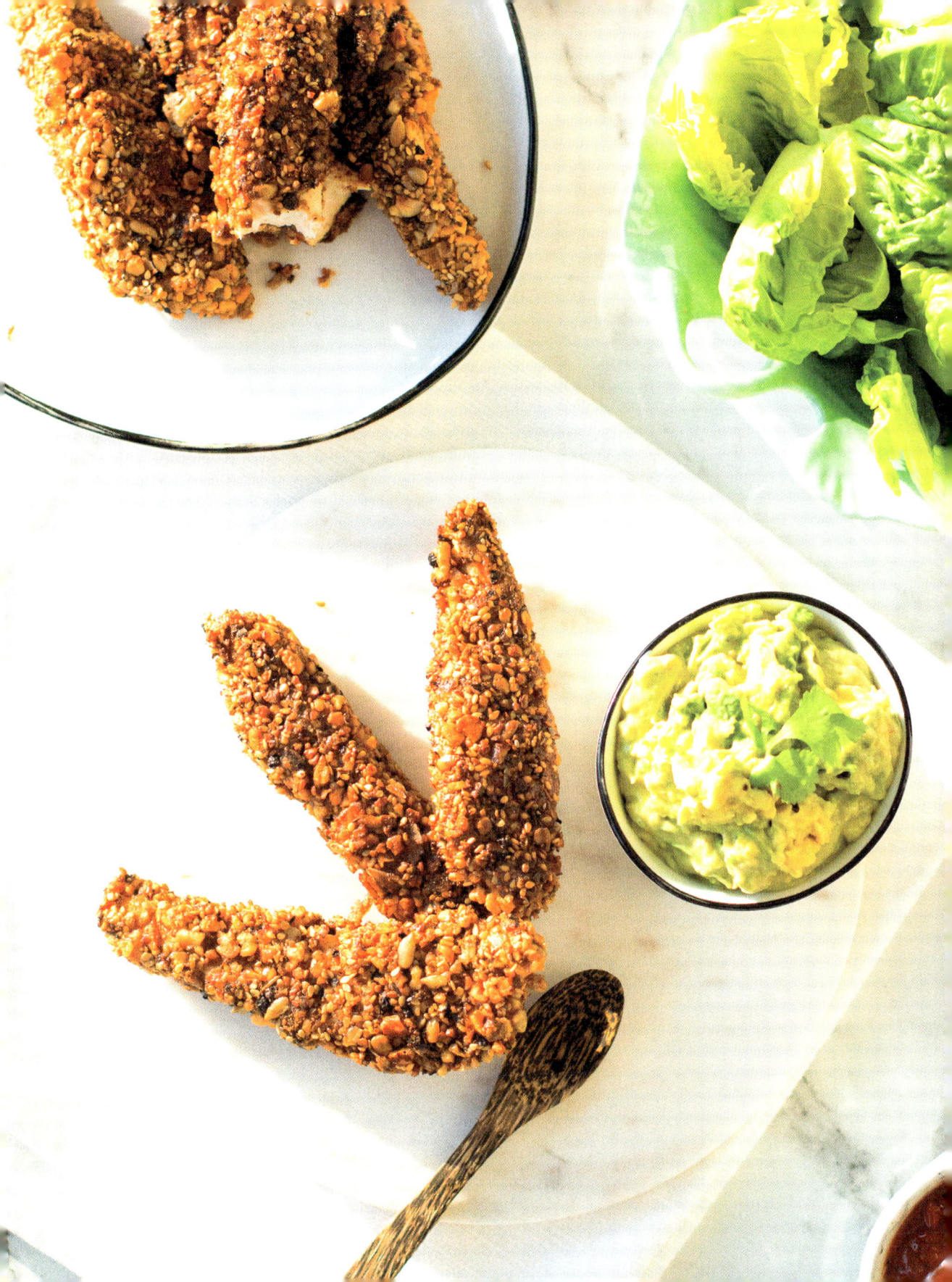

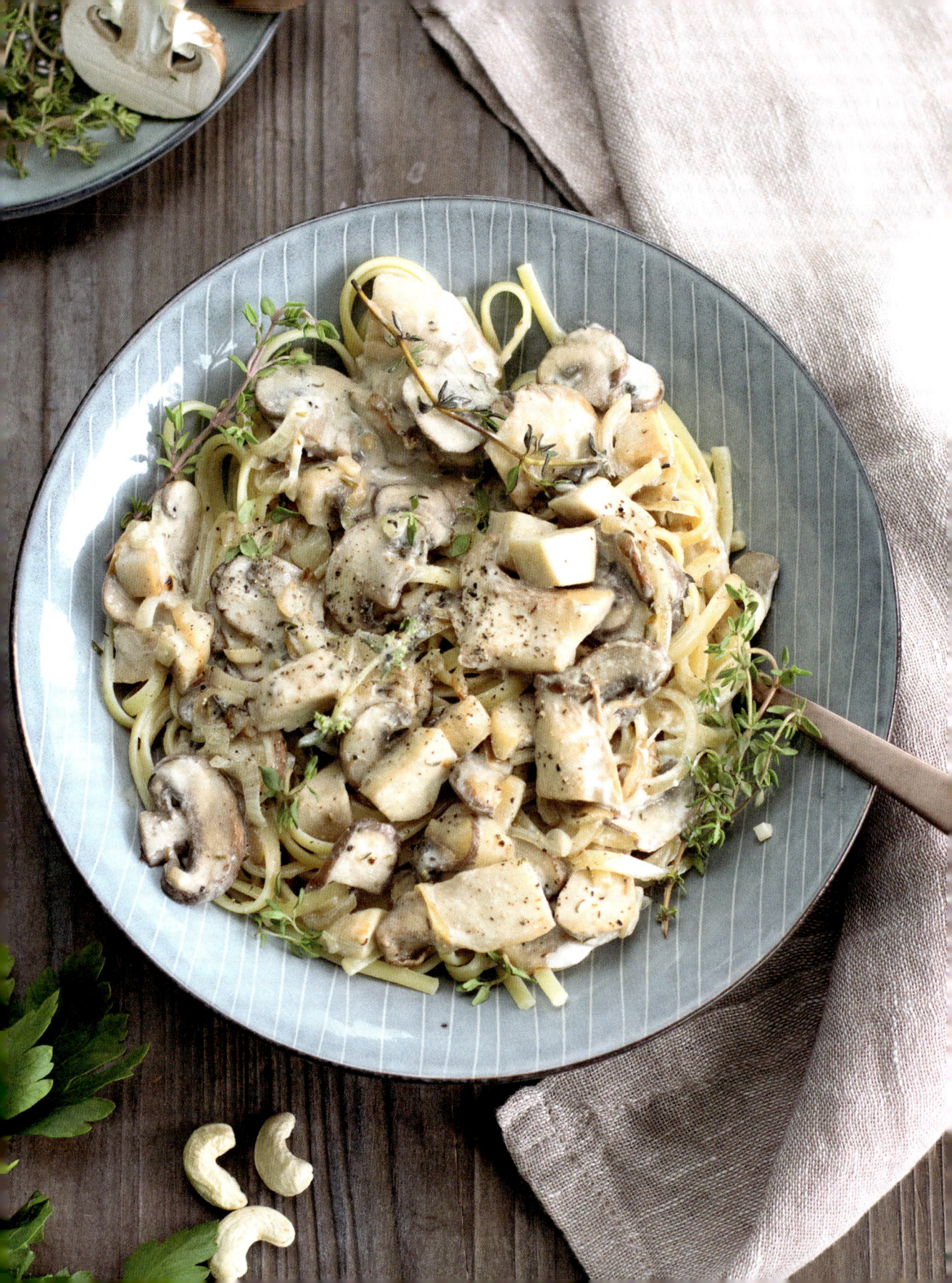

Cremige
PILZPFANNE

Das Rezept hat in unserer Familie einen festen Stammplatz – auch weil es sich zum Life-saver entwickelt hat, wenn es mal wieder schnell gehen muss. Ich nenne sie bewusst „nur" Pilzpfanne, da je nach Saison ganz unterschiedliche Pilzsorten darin ihren Platz finden können. Und was wäre eine Pilzpfanne ohne Sahne? Hierfür verwende ich mein gesundes Pflanzensahne-Rezept auf Cashew-Basis. Köstlich.

ZUTATEN FÜR 2 PORTIONEN

250 g Kräuterseitlinge
250 g Pfifferlinge
1 Zwiebel
1 Knoblauchzehe
etwas Olivenöl
1–2 Zweige frischer Thymian
Meersalz
frischer schwarzer Pfeffer
100 ml trockener Weißwein (nach Belieben)
300 ml Cashewsahne
   (Rezept siehe Seite 18)
1 Lorbeerblatt
etwas frisch geriebene Muskatnuss
½ Bund frische Petersilie
Nudeln nach Belieben

1. Pilze putzen, mit einem trockenen Tuch gut abwischen, von schmutzigen oder vertrockneten Ecken befreien und grob zerkleinern.
2. Zwiebel und Knoblauchzehe schälen und grob würfeln.
3. Olivenöl in einer Pfanne erhitzen. Zwiebel und Knoblauch zufügen und ca. 3–4 Minuten bei mittlerer Hitze glasig dünsten. Pilze und Thymian zufügen. Die Mischung salzen, pfeffern und weitere 2 Minuten dünsten.
4. Die Pilz-Zwiebel-Mischung mit Weißwein ablöschen. Cashew-sahne und Lorbeerblatt zufügen und leicht einköcheln (5 Minuten) lassen. Die Pilz-Sauce mit Salz, Pfeffer und geriebener Muskat-nuss abschmecken und mit gehackter Petersilie garnieren. Nudeln nach Wunsch dazu reichen.

Naturally Good

Pilze sind äußerst eiweiß- und vitaminreich. Sie enthalten kaum Fett und nur wenige Kohlenhydrate. Daher sind Pilze sehr gute Sattmacher und werden aufgrund ihrer gesund-heitlichen Mehrwerte gerne auch als Fleischersatz verwendet. Perfekt also für eine aus-gewogene und gesunde Ernährung. Kräuterseitlinge gehören zu den festeren Pilzsorten. Aufgrund ihres hohen Ballaststoffanteils (200 g Kräuterseitlinge liefern die Hälfte der täglich empfohlenen Ballaststoffmenge von 30 g) schmeicheln sie unserer Darm-gesundheit.

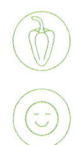

BLUMENKOHL-PIZZA

Blumenkohl-Pizza ist definitiv etwas für alle, die eine leckere und leichte Alternative zur gewöhnlichen Pizza suchen. Den Teig aus Blumenkohl und Chiasamen hast du schnell gemacht, und vorbereiten lässt er sich auch. Richtig zubereitet wird er sogar unglaublich knusprig. Ich finde, dieses Rezept ist perfekt, um seine Lieben und Gäste zu überraschen, denn mit individuellen Toppings kommt garantiert jeder auf seine Kosten.

ZUTATEN FÜR 4 KLEINE PIZZEN

Für den Pizzateig

60 g gemahlene Chiasamen
450 g Blumenkohlröschen
140 g Reismehl
1 TL Kurkuma
1 TL Meersalz
1 TL Hefeflocken

Für den Belag

150 ml selbst gemachte Tomatensauce
   (Rezept siehe Seite 18)
200 g Rucola
Cocktailtomaten
etwas Parmesankäse (optional)
1 TL Olivenöl

❶ Für den Teig 350 ml Wasser in eine kleine Schüssel geben. Die Chiasamen darin einweichen und beiseitestellen.

❷ Den Backofen auf 220 °C Ober-/Unterhitze vorheizen.

❸ Die Blumenkohlröschen im Mixer mit der Pulstaste oder auf einer Küchenreibe reiben. Die Masse sollte eine reisähnliche Konsistenz haben. Die Blumenkohlmasse in ein weiches Geschirrtuch geben und ausdrücken, damit die Masse trocken ist. Anschließend mit den übrigen Teigzutaten vermengen.

❹ Ein Backblech mit Backpapier auslegen und den Teig zu 4 kleinen runden Pizzen formen. Die Pizzaböden ca. 20 Minuten goldbraun backen. Anschließend kurz auskühlen lassen und mit Tomatensauce, Rucola, Tomaten und Parmesankäse belegen und mit etwas Olivenöl beträufeln.

Naturally Good

Nicht nur der Pizzateig, sondern auch die Toppings schmeicheln deiner Gesundheit und Figur. Rucola ist reich an Vitamin A, B-Vitaminen, Vitamin C, E und K und enthält viele Mineralstoffe wie Kalzium, Eisen, Zink, Kalium und Phosphor. Wusstest du, dass in 100 g Rucola sogar mehr Vitamin C als in Orangen steckt?

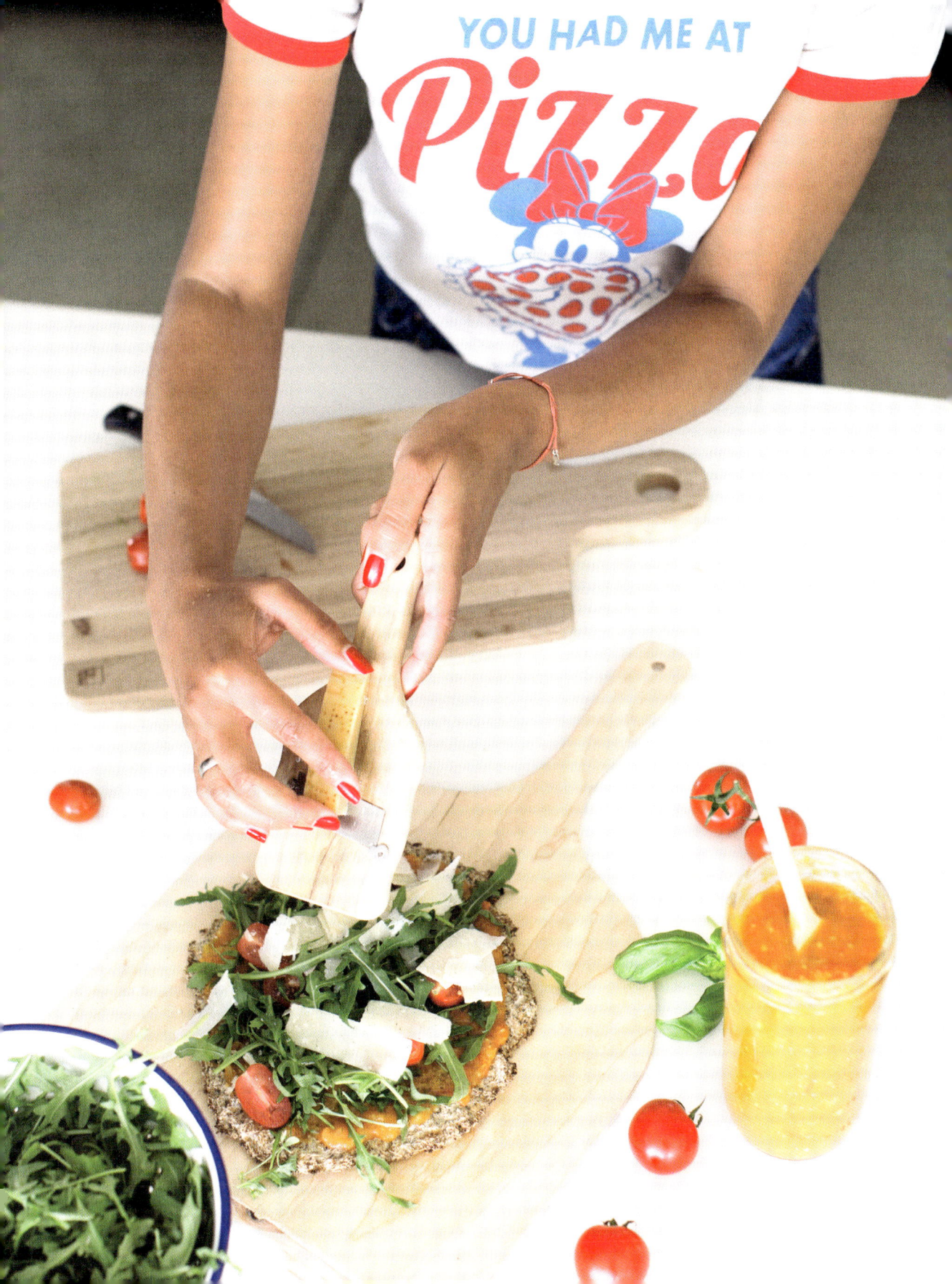

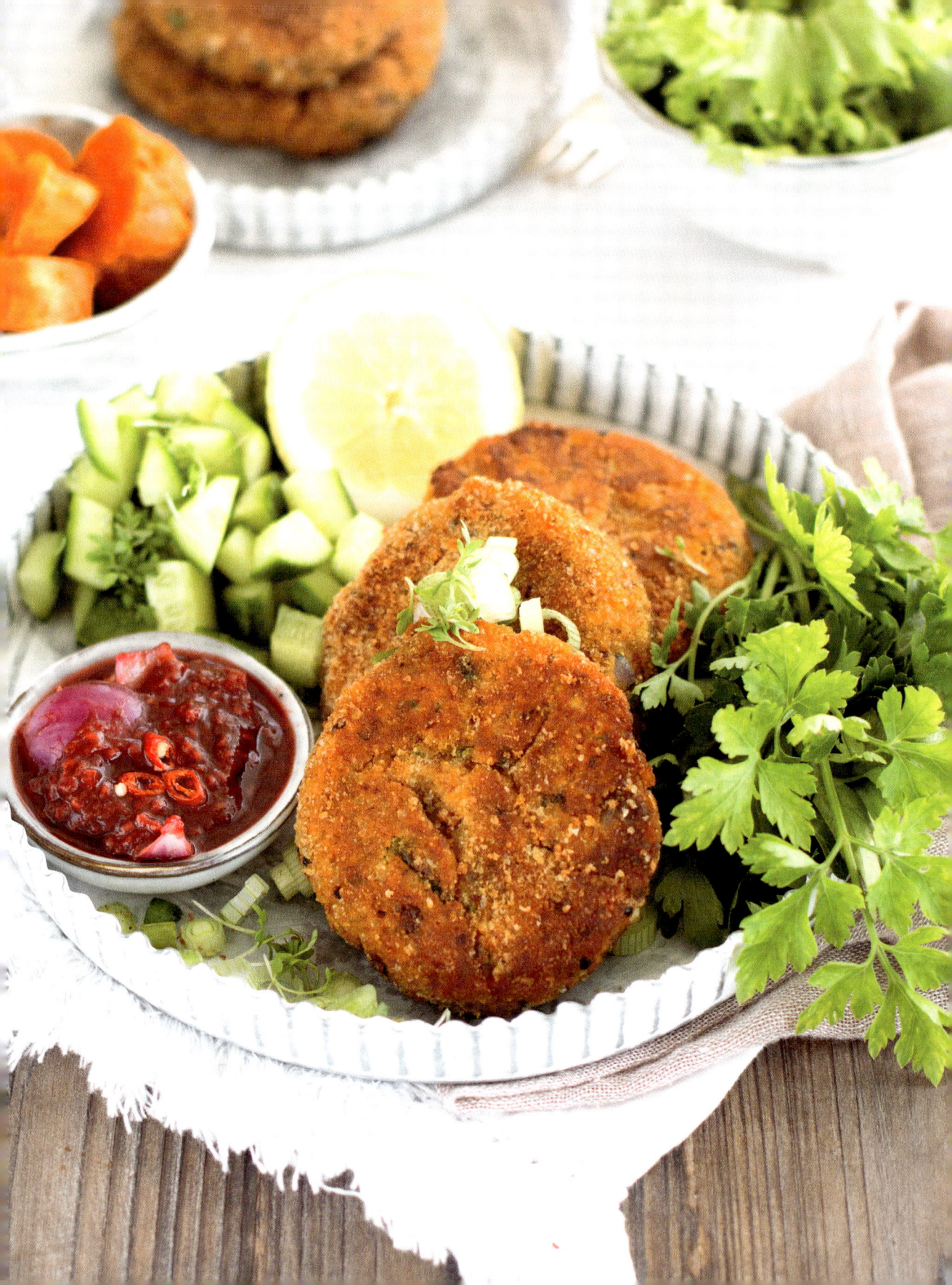

SÜSSKARTOFFEL-CURRY-BRATLINGE

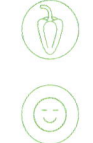

Süßkartoffeln haben einen festen Platz in meiner Küche, ebenso diese Bratlinge, die daraus gemacht sind. Mit einem leckeren Dip und frischem Salat wird daraus eine köstliche Hauptmahlzeit, die der ganzen Familie schmeckt. Dieses Rezept bereite ich meist gleich in größerer Menge zu und friere einen Teil der Bratlinge (nach dem Ausbacken) ein, um sie jederzeit entspannt zu genießen.

ZUTATEN FÜR 4–5 BRATLINGE

1 kleine Süßkartoffel
100 g Quinoa
1–2 Knoblauchzehen
1 kleine Zwiebel
½ Bund frische Petersilie
1 TL Currypulver
½ TL Kurkumapulver
2 EL Hefeflocken
2 Bio-Eier
1 Prise Cayennepfeffer
100 g Buchweizenflocken
½ TL Paprikapulver
Salz und Pfeffer
etwas Öl zum Anbraten
1–2 EL Semmelbrösel

1 Den Backofen auf 220 °C Ober-/Unterhitze vorheizen. Die Süßkartoffel mehrmals mit einer Gabel einstechen, auf ein Backblech geben und ca. 20–25 Minuten backen. (Süßkartoffeln sind dann gar, wenn karamellisierte Flüssigkeit austritt.) Sobald die Süßkartoffel gar ist, aus dem Ofen nehmen und gut abkühlen lassen. Anschließend pellen und mit der Gabel zerdrücken. Die Quinoa waschen, in einen Topf geben, mit Wasser bedecken und ca. 15 Minuten garen. Anschließend mit kaltem Wasser abspülen, in ein Sieb geben und abtropfen lassen.

2 Knoblauch und Zwiebel schälen und fein hacken. Petersilie fein hacken und zur Süßkartoffelmasse geben. Die Hälfte der Quinoa und die übrigen Zutaten (bis auf die Buchweizenflocken) in einen Mixer geben und vorsichtig mixen. Anschließend die restliche Quinoa und die Buchweizenflocken hinzufügen. Mit Paprikapulver, Salz und Pfeffer würzen. Die Masse für ca. 30 Minuten in den Kühlschrank geben. Falls die Masse zu feucht sein sollte, dann einfach weitere Buchweizenflocken hinzugeben.

3 Aus der Masse 5–6 Bratlinge formen, in Semmelbröseln wenden und diese von beiden Seiten anbraten.

MEIN TIPP: Für eine rein pflanzliche Version kannst du statt der Eier jeweils 1 TL Johannisbrotkernmehl und 1 TL Chiasamen als Bindemittel hinzugeben.

Naturally Good

Süßkartoffeln enthalten jede Menge Vitamin B6, Vitamin E und zahlreiche Biotine. Diese Vitamine sind für wichtige Stoffwechselfunktionen im Körper verantwortlich, helfen bei der Zellerneuerung und schützen vor oxidativem Stress. Die in Süßkartoffeln enthaltenen Anthocyane verfügen über eine hohe antientzündliche und antioxidative Wirkung.

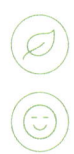

BANANA CAKE

In Nigeria gab es für uns Kinder fast täglich Bananenbrot, nur dass wir es nicht Brot, sondern „Banana Cake" nannten, was ich als Rezept-Bezeichnung auch viel passender finde. Ob nun Kuchen oder Bananenbrot – lecker und gesund ist es in jedem Fall. Wobei ich zugeben muss, dass wir uns als Kinder über das Thema „gesunder Kuchen" herzlich wenig Gedanken gemacht haben. Für uns stand der pure Genuss und Geschmack im Vordergrund. Unser Highlight war der Moment, in dem sich der Duft der gebackenen Bananen und gerösteten Erdnüsse im ganzen Haus ausbreitete.

ZUTATEN FÜR 1 KASTENFORM MIT 30 CM

4–5 reife Bananen
100 g Erdnüsse
100 ml Kokosöl
50 ml Reissirup
1 TL Zimt
100 ml Mandelmilch
250 g Buchweizenmehl
½ TL Weinstein-Backpulver
2 EL gemahlene Mandeln

❶ Den Backofen auf 180 °C Ober-/Unterhitze vorheizen. Bananen schälen und mit der Gabel zerdrücken. Erdnüsse grob hacken. Das Kokosöl erwärmen und mit Bananen, Reissirup, Zimt und Mandelmilch in einer großen Schüssel mit einem Handmixer verquirlen. Anschließend Mehl, Backpulver, Mandeln und die Hälfte der Erdnüsse zufügen und die Masse zu einem homogenen Teig mixen.

❷ Den Teig in eine mit Backpapier ausgelegte Kastenform füllen und mit den übrigen Erdnüssen toppen. Das Brot ca. 50–60 Minuten hellbraun backen.

❸ Gegen Ende des Backvorgangs eine Stäbchenprobe durchführen, um zu schauen, ob das Brot fertig gebacken ist. Gegebenenfalls noch etwas länger backen. Das Bananenbrot aus dem Backofen nehmen und 10 Minuten in der Form abkühlen lassen. Anschließend aus der Form nehmen und auf einem Kuchengitter vollständig auskühlen lassen.

Naturally Good

Mandeln sorgen aufgrund der vielen leicht verdaulichen Proteine in diesem Rezept auf jeden Fall für den extra Eiweiß-Kick – ohne zu belasten. Bananen liefern schnell Energie und machen glücklich, da sie in Kombination mit Erdnüssen aufgrund ihres hohen Tryptophan-Wertes helfen, das Glückshormon Serotonin zu bilden. Ich bezeichne sie deshalb auch gerne als Happy-Food.

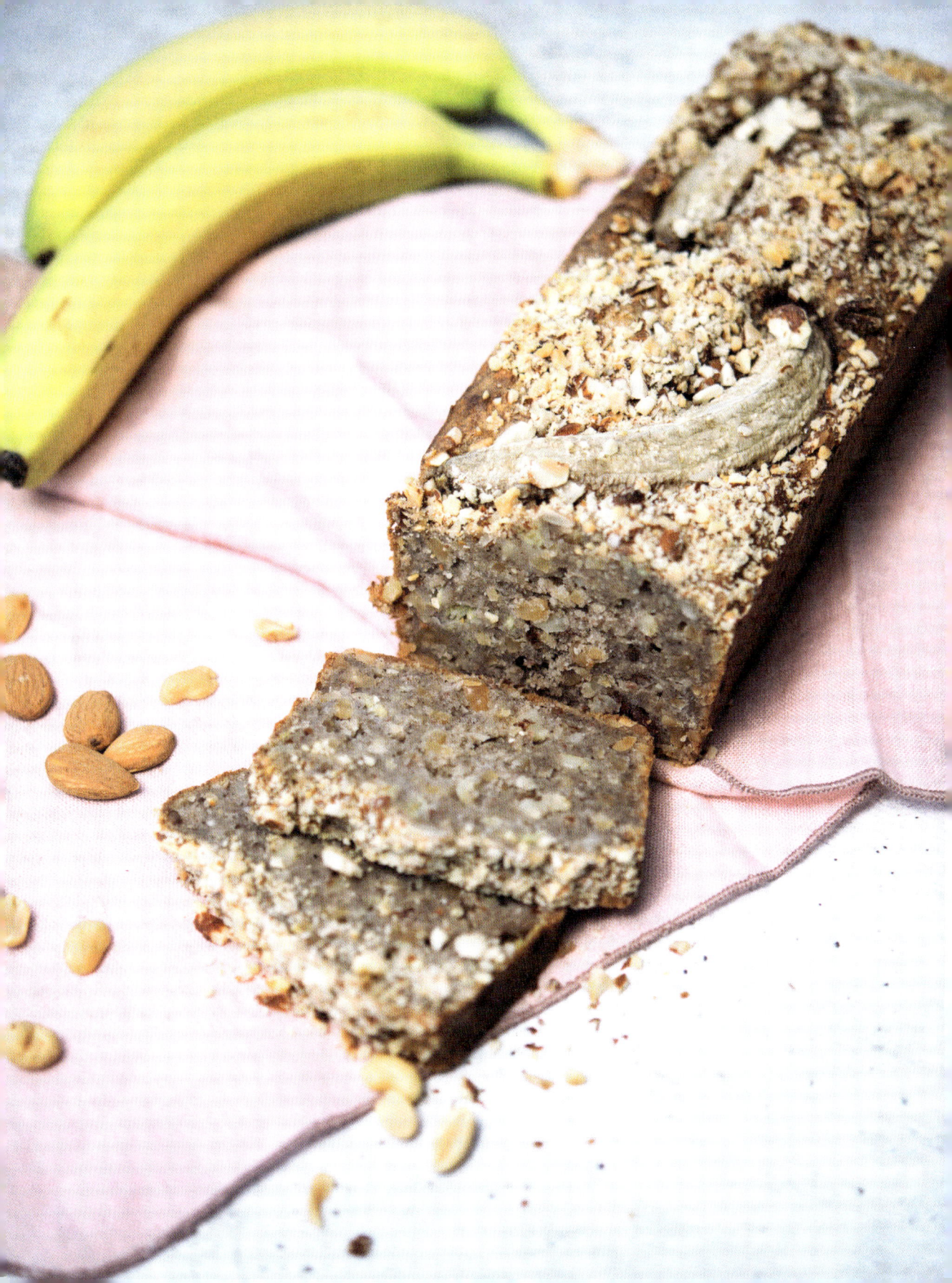

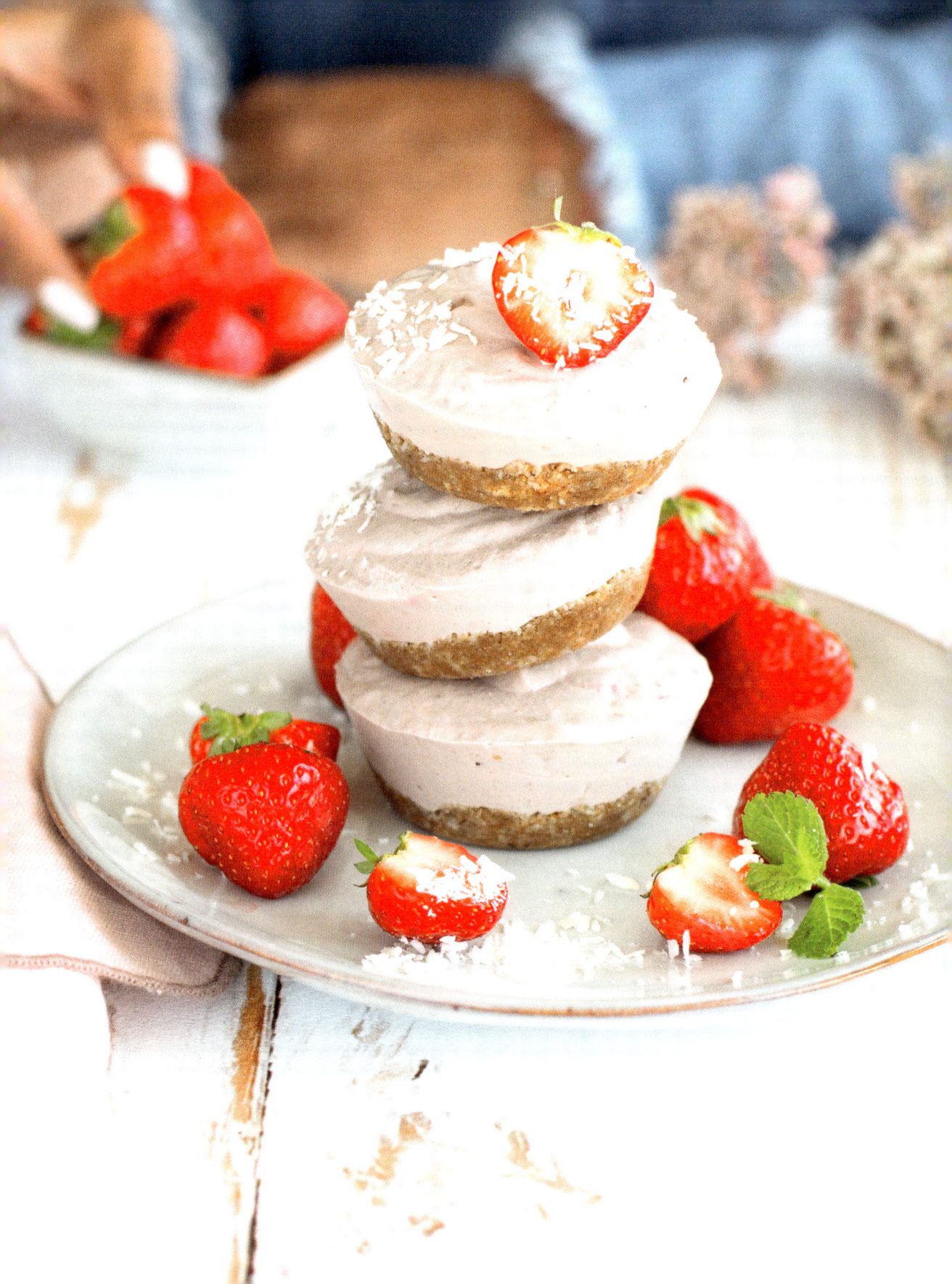

Himmlische
ERDBEER-CREME-TÖRTCHEN

Wenn du Torten auf Cremebasis liebst, dann solltest du unbedingt diese kleinen Erdbeer-Creme-Törtchen ausprobieren. Sie sind rein pflanzlich und werden nicht gebacken. Die No-bake-Törtchen müssen lediglich nach der Zubereitung für ein paar Stunden ins Eisfach gegeben werden. Das Gute daran ist, dass du sie wunderbar vorbereiten und problemlos mehrere Tage im Eisfach aufbewahren kannst. Das Rezept ist eines meiner Lieblingsrezepte und auch bei meinen Gästen immer ein Highlight.

ZUTATEN FÜR 4–6 PORTIONEN

Für den Teig

100 g Walnusskerne
60 g Kokosflocken
4 TL flüssiges Kokosöl
8 weiche getrocknete Aprikosen
½ TL Vanillepulver
1 Prise Meersalz

Für die Erdbeer-Creme

200 g Cashewkerne (3–4 Stunden
  in Wasser eingeweicht)
200 ml Mandelmilch
300 g Erdbeeren + Beeren zum Garnieren
1 Prise Zimtpulver
abgeriebene Schale von ½ Bio-Limette
etwas Limettensaft

❶ Alle Zutaten für den Teig in den Mixer oder die Küchenmaschine geben und so lange mixen, bis ein feuchter Teig entsteht.

❷ Muffinförmchen leicht einfetten, jeweils 2–3 TL Teig mit den Händen in eine Form pressen und kurz in den Kühlschrank geben.

❸ Für die Creme die Cashewkerne gründlich abspülen und mit den übrigen Creme-Zutaten in den Mixer geben.

❹ Die Masse über den Muffinboden geben und alles für 3–4 Stunden ins Eisfach geben. Anschließend mit weiteren Früchten garnieren.

❺ Damit die Törtchen schön weich sind, solltest du sie ca. 30 Minuten vor dem Verzehr aus dem Eisfach herausholen.

Naturally Good

Cashewkerne haben von Natur aus einen cremig-feinen und buttrigen Geschmack und sind der ideale Sahne-Ersatz. Im Gegensatz zu anderen Nusssorten drängt sich der „nussige" Geschmack nicht zu sehr in den Vordergrund. Sie sind daher die perfekte gesunde Alternative zu Sahne und sorgen hierbei für die feine Cremigkeit.

SCHOKOLADEN-
KARAMELL-EIS
am Stiel

Als ich das Rezept vor einigen Jahren zum ersten Mal zubereitet habe, war ich selbst davon überrascht, wie einfach und lecker diese gesunde Kombination wurde. Vor allem bei Kindern ist dieses Rezept sehr beliebt. Bestimmt kennst du eine ähnliche Rezeptkombination, die es zu kaufen gibt? Genau so schmeckt dieses Eis – nur in gesund, aus einer Vanillecreme-Füllung, selbst gemachtem Dattel-Karamell und Rohkakao zubereitet.

ZUTATEN FÜR 4 KLEINE PORTIONEN

6–7 Datteln, in etwas Wasser eingeweicht
100 g Cashewkerne (4 Stunden oder
    über Nacht in Wasser eingeweicht)
30 ml Ahornsirup
1 Prise Vanille
50 ml Mandelmilch
30 g Kokosöl
60 g Rohkakao
etwas Ahornsirup
Mandelsplitter zum Dekorieren (optional)
4 kleine Holzstiele

❶ Die Datteln entsteinen und ca. 30 Minuten in etwas Wasser einweichen.

❷ Cashewkerne, Ahornsirup, Vanille und Mandelmilch in den Mixer geben. Alles so lange mixen, bis eine cremige Masse entsteht. Nun die Masse auf 4 kleine Eisförmchen verteilen, Holzstiele hineinstecken und für ca. 2 Stunden ins Gefrierfach geben.

❸ Die Datteln mit ein wenig Mandelmilch in den Mixer geben und möglichst fein mixen. (Das funktioniert auch mit dem Pürierstab.)

❹ Die Dattel-Karamellmasse wird nun als zweite Schicht über die Cashew-Eismasse gegeben und für weitere 2 Stunden eingefroren.

❺ Das Kokosöl im Topf erwärmen. Nun den Kakao einrühren und zum Schluss ein wenig Ahornsirup für den süßen Geschmack dazugeben. Das Ganze mit einem Schneebesen zu einer glatten Masse verrühren. Nun das Eis aus den Förmchen nehmen und mit der Schokosauce ringsherum beträufeln. Nach Belieben mit Mandelsplittern bestreuen.

Naturally Good

Schokolade macht glücklich und hebt die Stimmung – für alle Schokoliebhaber heißt die Wunderwaffe daher Rohkakao. Rohkakao zählt zu den hochwertigsten, vitalstoffreichsten und komplexesten Nahrungsmitteln. Eine Studie ergab unter anderem, dass eine geringe Menge an Schokolade (30–60 g täglich) zur Absenkung des Spiegels von Stresshormonen wie Cortisol führen kann. Neben seinen positiven Inhaltsstoffen liefert Rohkakao zahlreiche Antioxidantien, Magnesium, Zink und Vitamin C. Damit unterstützt er auch die Funktionen von Herz und Gehirn und gilt deshalb als Stresskiller und Stimmungsaufheller.

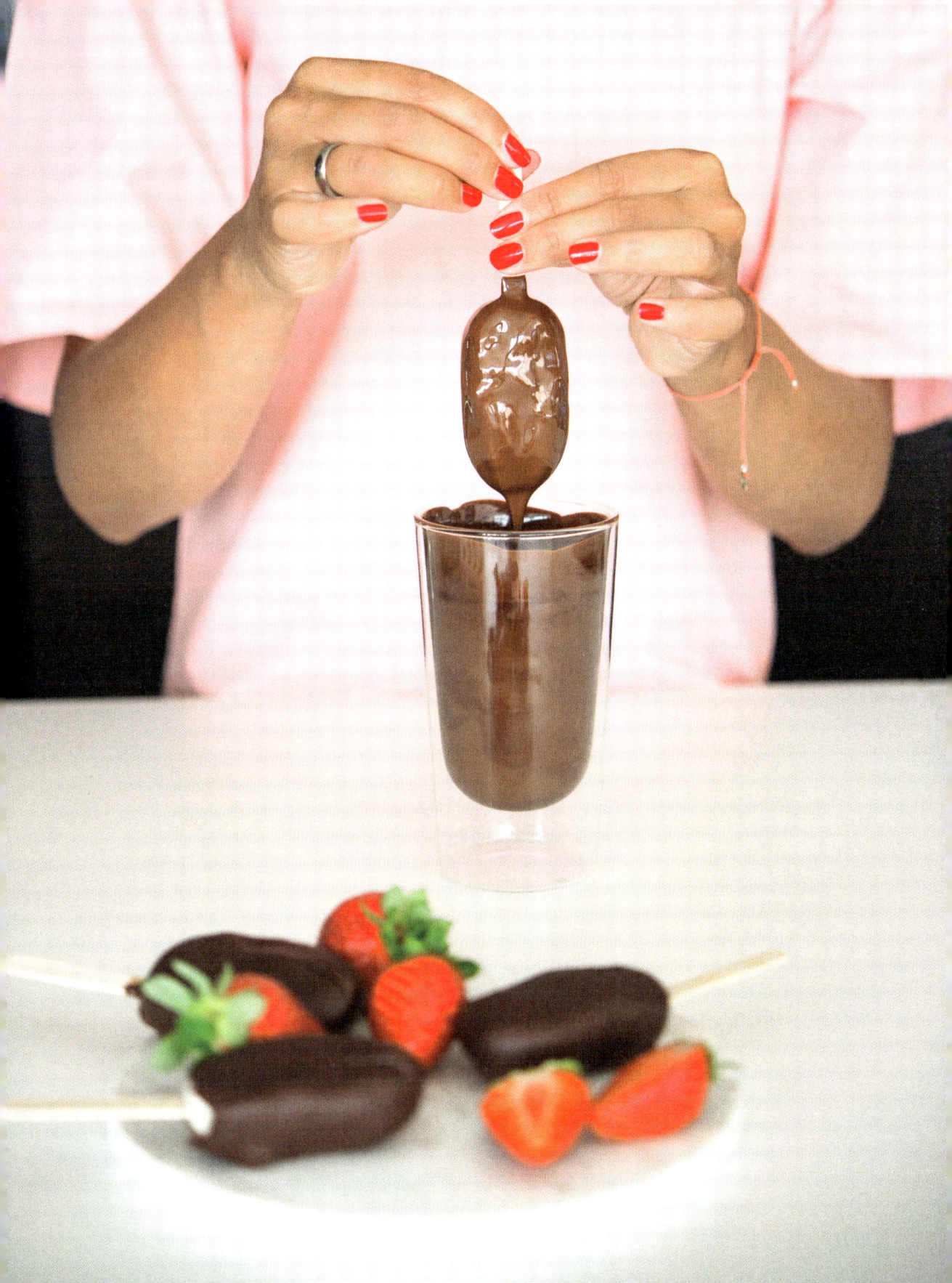

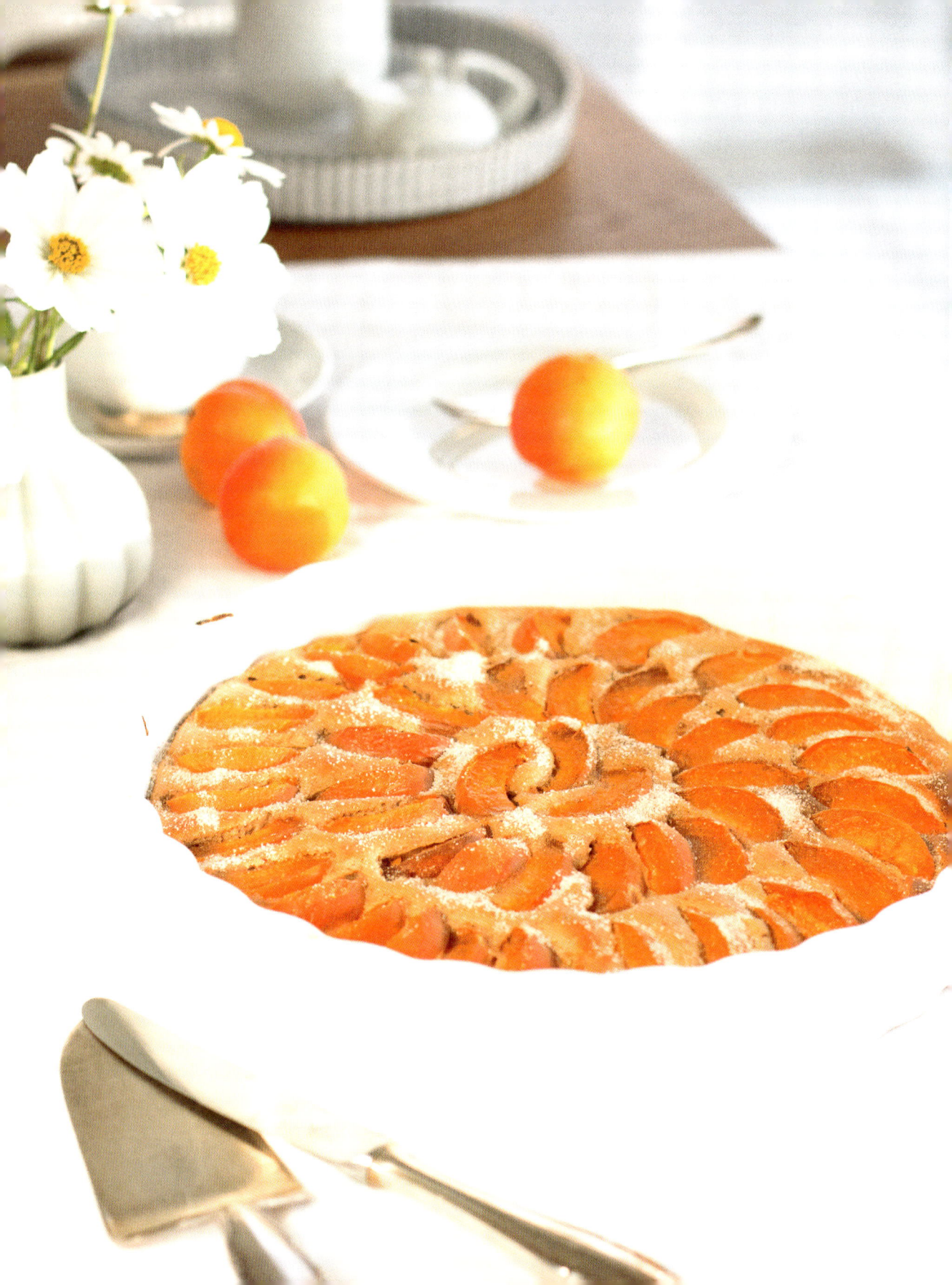

Leichter
APRIKOSENKUCHEN

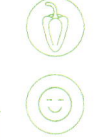

Hin und wieder ein Stückchen Kuchen darf an gemütlichen Nachmittagen nicht fehlen. Ich bin ein großer Fan von einem leckeren Stück Obstkuchen wie diesem leichten Aprikosenkuchen. Da die Teigbasis aus gemahlenen Mandeln und ein wenig Buchweizenmehl besteht, bleibt der Kuchen wahnsinnig saftig – und das sogar für mehrere Tage.

ZUTATEN FÜR 12 STÜCKE

100 g getrocknete Aprikosen
3 Bio-Eier
1 Vanilleschote
100 g gemahlene Mandeln
100 g Buchweizenmehl
1 TL Weinstein-Backpulver
200 ml Mandelmilch
etwas Öl für die Tarteform
500 g frische Aprikosen
1 EL Zimt zum Bestreuen

1. Die getrockneten Aprikosen für etwa 15 Minuten in Wasser einweichen. Das Wasser abgießen und die Aprikosen mit einem Mixer fein pürieren. Die Eier mit einem Schneebesen verquirlen und das Aprikosenpüree zufügen.

2. Das Mark aus der Vanilleschote herauslösen und zusammen mit den gemahlenen Mandeln, dem Mehl und dem Backpulver in einer separaten Schüssel vermischen und anschließend mit der Mandelmilch nach und nach unter die Eier-Aprikosen-Mischung rühren.

3. Den Teig in eine gefettete Tarteform (ca. 28 cm Durchmesser) geben. Den Backofen auf 180 °C Ober-/Unterhitze vorheizen.

4. Die Aprikosen waschen, entkernen und achteln. Danach auf dem Kuchen im Kreis verteilen.

5. Den Kuchen ca. 25–30 Minuten backen, danach herausnehmen, abkühlen lassen und mit Zimt bestreuen.

Naturally Good

Die Kombination aus Mandeln, Buchweizen und Aprikosen macht dieses Rezept zum perfekten Low-Carb-Kuchen, denn sowohl Mandeln als auch Buchweizen enthalten enorm viel Eiweiß. Aprikosen liefern Vitamine und Ballaststoffe für eine verdauungsfördernde Wirkung. Allem voran schmecken Aprikosen wahnsinnig gut und sorgen schon allein durch ihre leuchtend gelbe Farbe für gute Laune.

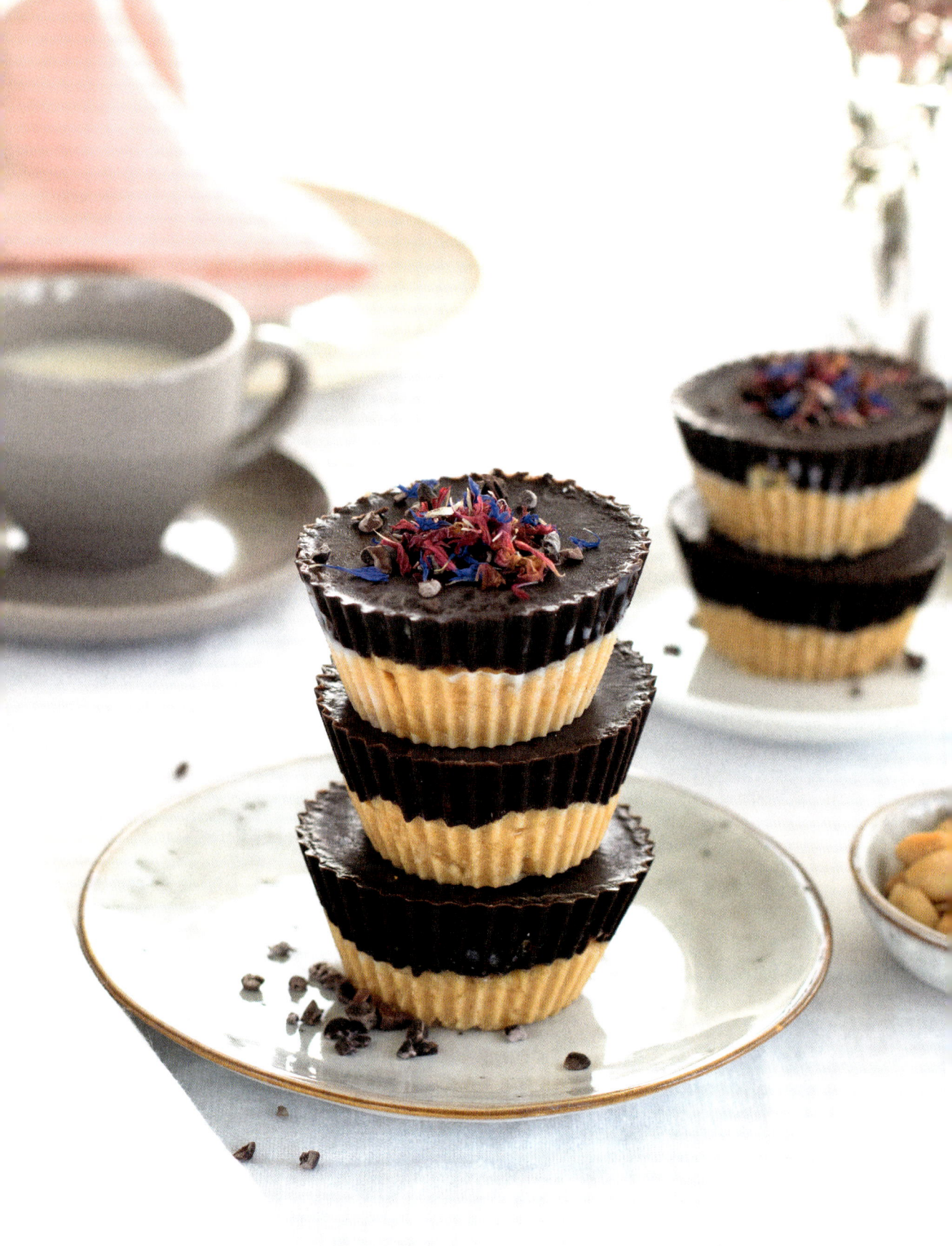

ERDNUSSBUTTER-SCHOKO-TRAUM

Erdnussbutter und Schokolade – eine Win-Win-Kombination, die sich sündig anhört, es aber überhaupt nicht ist. Diese besondere kleine Nascherei ist im Nu zubereitet und wird dein Herz und das deiner Lieben sicherlich im Sturm erobern. Denn sind wir mal ganz ehrlich: Wer kann Erdnussbutter und Schokolade schon widerstehen?

ZUTATEN FÜR 12 STÜCKE

180 g Erdnussbutter
4 EL Ahornsirup
100 g Kokosöl
5–6 EL Rohkakaopulver
1 Prise Zimt
1 Prise Meersalz

❶ Die Erdnussbutter mit dem Ahornsirup verrühren und die Förmchen mit ca. drei Vierteln der Erdnussbutter befüllen. Mit den Fingern etwas andrücken und für ca. 30 Minuten in den Gefrierschrank geben.

❷ Das Kokosöl im Topf langsam schmelzen lassen und mit den übrigen Zutaten zu einer Schokoladencreme verrühren. Anschließend über die gefrorene Erdnussbutter geben und in den Gefrierschrank stellen, bis die Masse fest ist. Gut verschlossen sind die kleinen Süßigkeiten im Gefrierschrank ca. 2 Wochen haltbar.

MEIN TIPP: Bereite Erdnussbutter schnell und einfach selbst zu und verwende sie auch in herzhaften Rezepten, als Dip oder in Currys. Dazu die gewünschte Menge Erdnüsse in den Mixer geben und mixen, bis das Öl austritt und eine cremige Masse entsteht. (Ich verwende einen Hochleistungsmixer.)

Naturally Good

Als kleine Kraftpakete liefern Erdnüsse wertvolle Vitalstoffe. Sie sind reich an Magnesium und Vitamin E und gleichzeitig ein guter Proteinlieferant. Erdnüsse enthalten zwar Fett, jedoch handelt es sich hierbei um gesunde Fette, die voller Antioxidantien stecken. Entscheide dich beim Kauf für ungeröstete Erdnüsse (nach Möglichkeit in Rohkostqualität) oder noch besser Erdnüsse in der Schale. Sie stellen die natürlichste Form des Erdnussgenusses dar und liefern noch mehr wertvolle Antioxidantien.

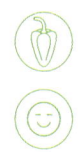

SCHOKOLADEN-TORTE
mit Erdbeer-Creme

Ich bin eigentlich nicht für größere Torten zu begeistern. An Geburtstagen, vor allem für meine Lieben, darf es jedoch ruhig mal etwas üppiger zugehen, wobei ich hierbei betonen möchte, dass sich der Aufwand bei diesem Rezept wirklich in Grenzen hält. Der saftige Schokoladenkuchen wird nämlich lediglich aus vier Zutaten gebacken. Ich habe mich für besonders hochwertige Lebensmittel wie Mandeln, Datteln und Rohkakao entschieden. Schon allein der Duft der gemahlenen Mandelmasse in Verbindung mit Kakao macht Lust auf mehr. Die Datteln geben dem Kuchen seine natürliche Süße, ohne ihn zu überladen.

ZUTATEN FÜR 6–8 KLEINE STÜCKE

Für die Erdbeer-Creme

200 g Cashewkerne
250 g Erdbeeren + Beeren zum Garnieren
200 ml Mandelmilch
3 EL Ahornsirup
1 Prise Zimtpulver
abgeriebene Schale von ½ Bio-Limette
etwas Limettensaft

Für den Boden

6 Eier
200 g Mandeln
250 g Medjoul-Datteln ohne Steine
40 g Rohkakao
etwas Kokosöl oder Butter zum Ausfetten
   der Kuchenform

Für dieses Rezept benötigst du 2 kleine Springformen mit etwa 16 cm Durchmesser.

❶ Für die Creme die Cashewkerne 3–4 Stunden in Wasser einweichen (am besten über Nacht). Erdbeeren waschen, putzen und klein schneiden. Cashewkerne gründlich abspülen und mit den restlichen Zutaten bis auf die Erdbeeren in den Mixer geben und cremig mixen. Die Erdbeerstücke vorsichtig unter die Creme heben und im Kühlschrank kühlen, bis der Kuchen fertig ist.

❷ Den Ofen auf 175 °C Ober-/Unterhitze vorheizen.

❸ Für den Boden die Eier trennen. Eiweiße steif schlagen und Eigelbe cremig schlagen. Die Mandeln im Mixer oder mit einer Küchenmaschine auf höchster Stufe mahlen.

❹ Datteln, 200 ml Wasser, Eigelbe und Rohkakao nacheinander zufügen und weitermixen, bis eine cremige Masse entsteht. Die Masse in eine Schüssel füllen und die Eiweißmasse vorsichtig unter den Schokoteig heben. Dadurch bleibt der Teig schön fluffig.

❺ Den Teig gleichmäßig auf zwei kleine gefettete Springformen verteilen und ca. 20 Minuten backen.

❻ Nach dem Backen auskühlen lassen und aus der Form nehmen. Eine Kuchenhälfte mit einem Messer vorsichtig halbieren. Den nicht halbierten Kuchen auf eine Platte setzen und mit einer Lage Erdbeercreme bestreichen. Vorsichtig die erste Hälfte darübersetzen und den Vorgang wiederholen. Zum Schluss den Kuchen mit der restlichen Creme bestreichen und mit weiteren Beeren garnieren. Ich empfehle den Kuchen vor dem Verzehr für 20–30 Minuten in den Kühlschrank zu stellen, damit die Creme etwas fester wird.

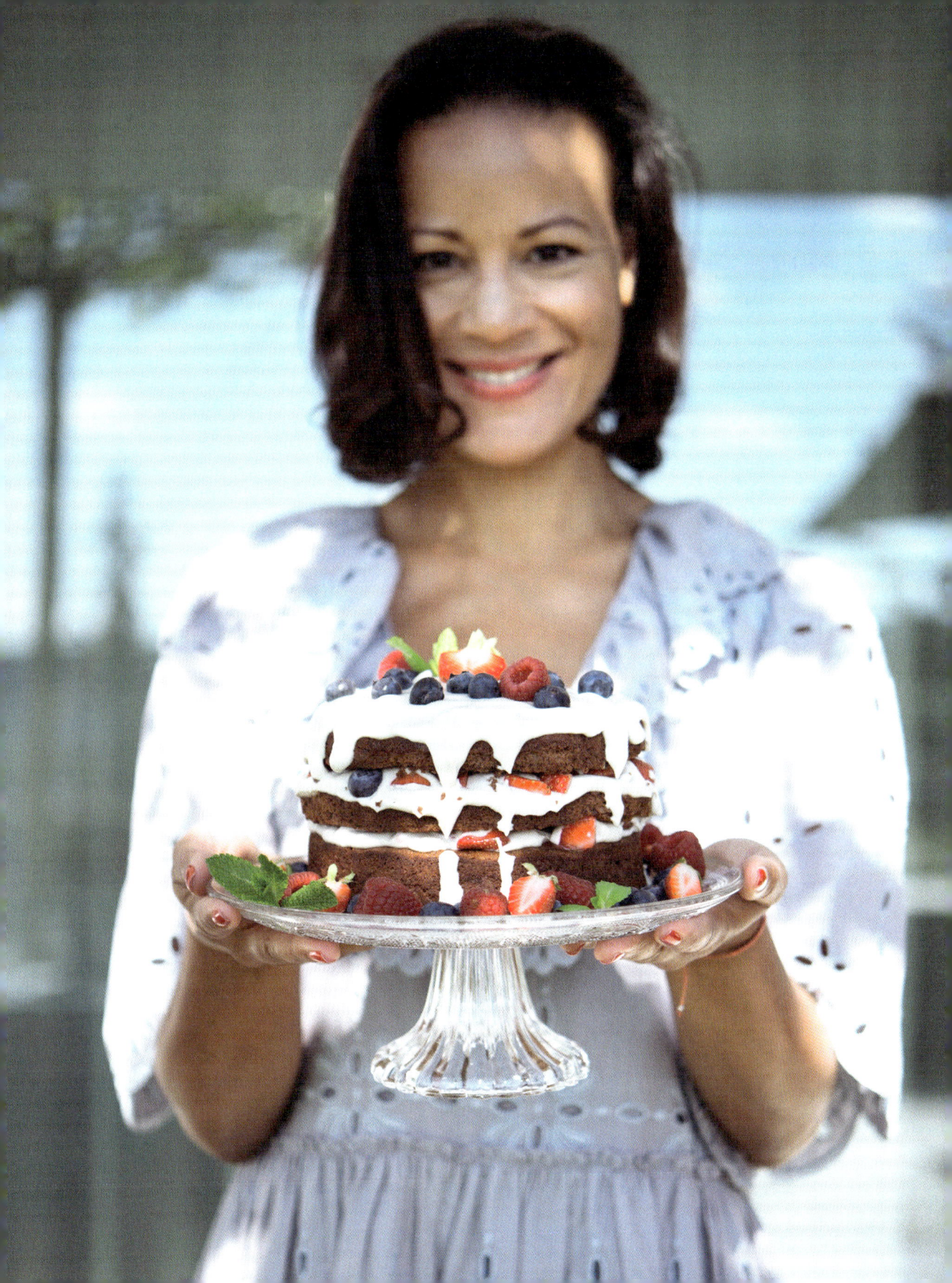

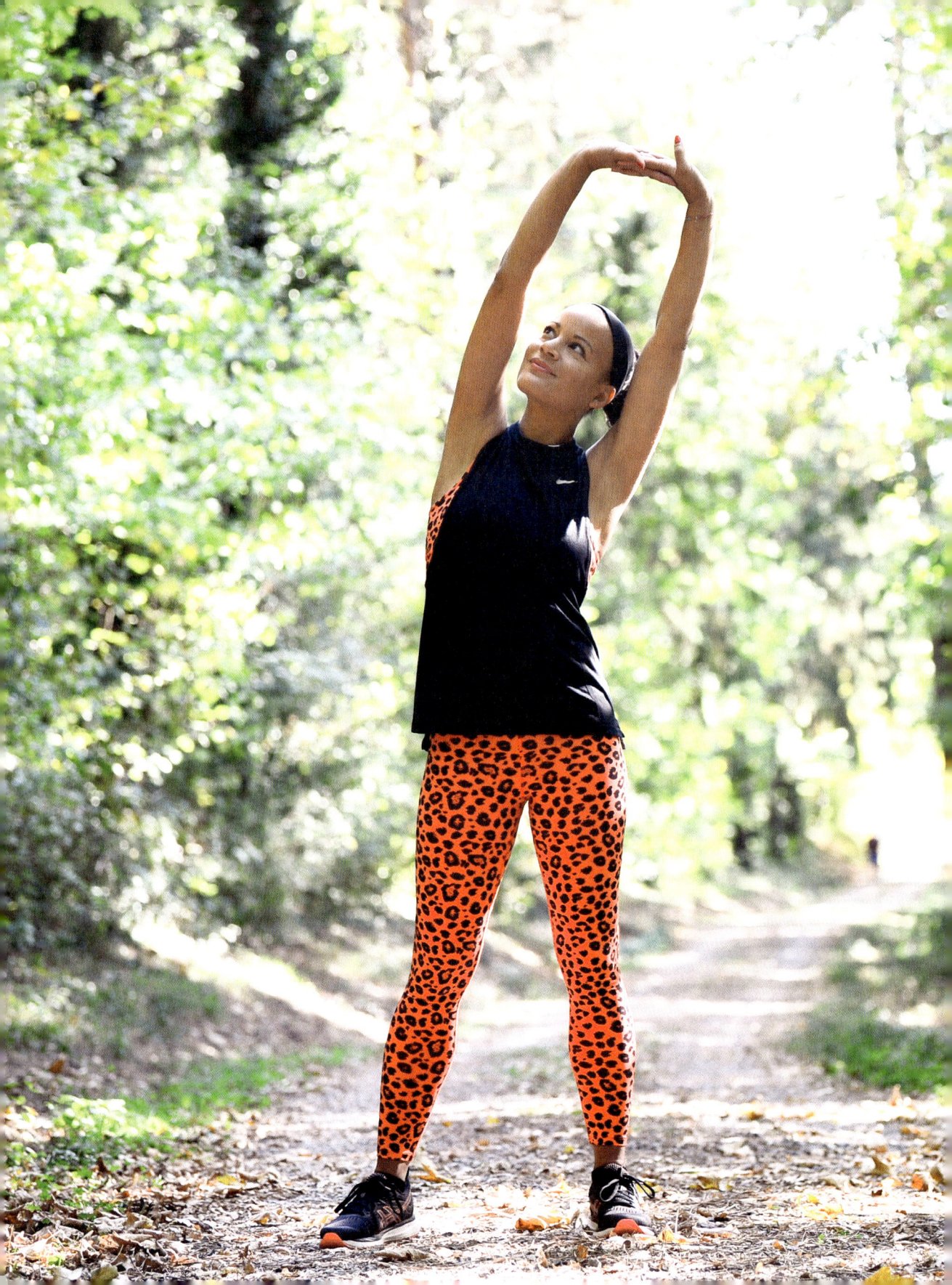

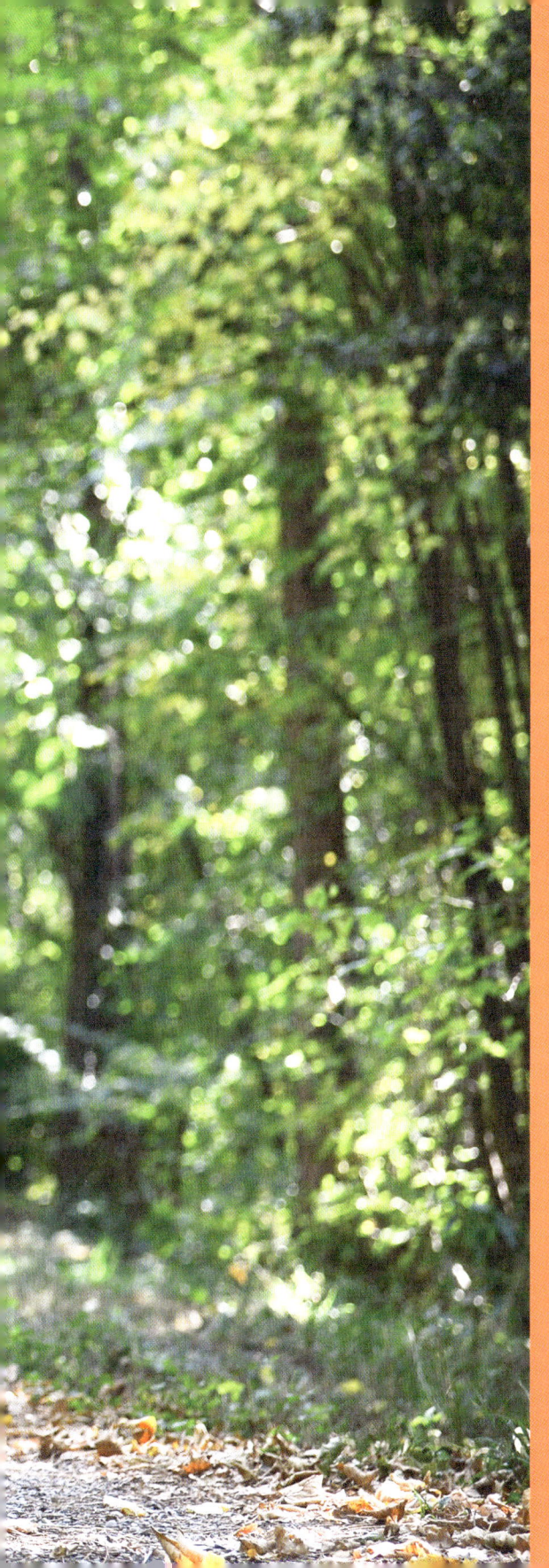

Sei aktiv und bleib in Bewegung

„Sportlich aktiv zu sein" bedeutet nicht immer, gleich das große Sportprogramm absolvieren zu müssen. Das ist etwas, das viele missverstehen. Vielmehr geht es darum, ein „bewegtes Leben" zu führen. Auch mit kleinem Aufwand kannst du bewusst mehr Aktivität in deinen Alltag bringen und von den zahlreichen positiven Effekten für deine Gesundheit profitieren.

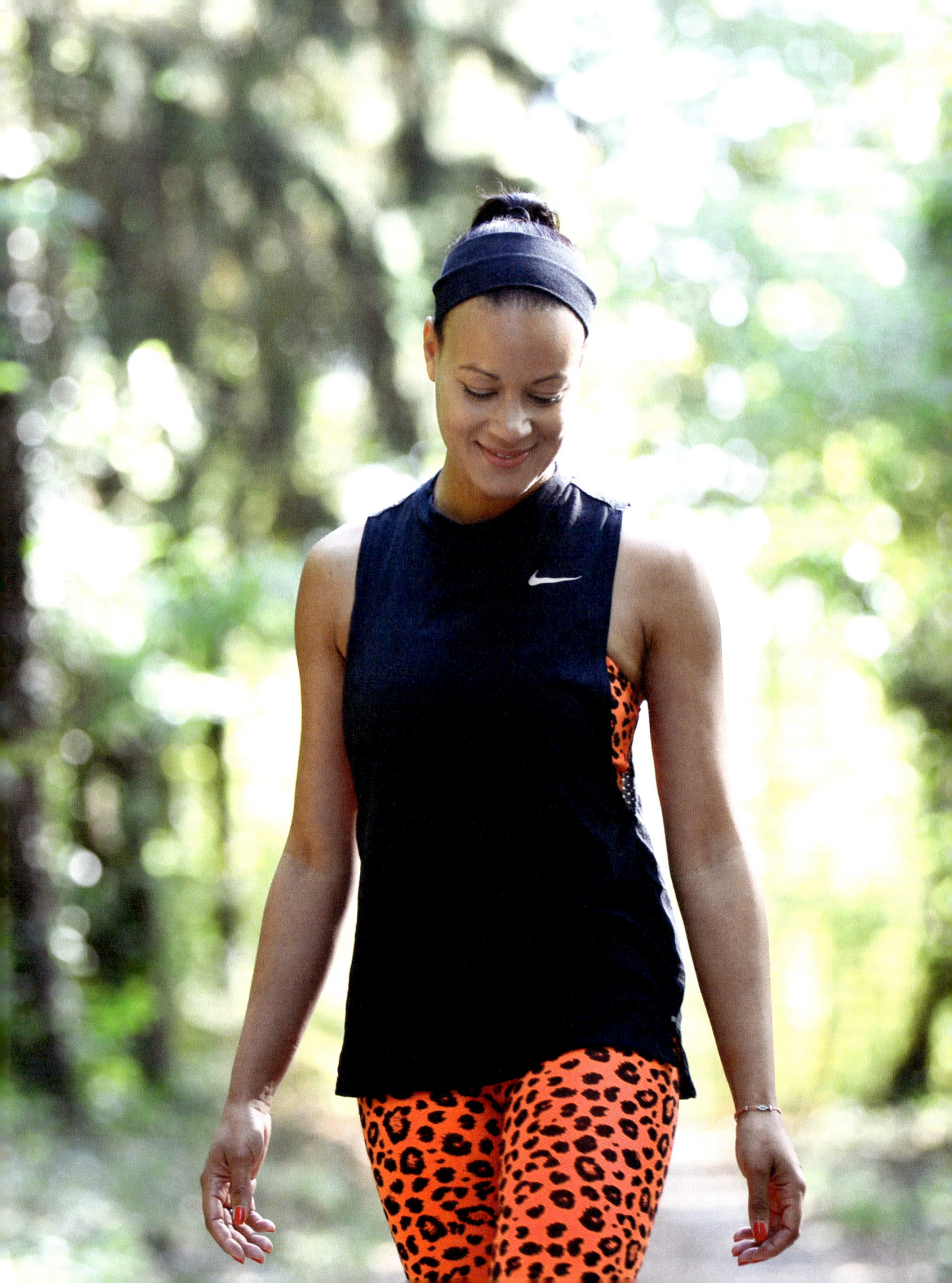

EINFACHE TIPPS FÜR EIN LEBEN IN BEWEGUNG

Sei aktiv. Für mehr Gesundheit, Gelassenheit und Freude. Seit meiner Kindheit gehört Sport für mich im Leben automatisch dazu. Leichtathletik, Ballett, Tanzen ... In Bewegung war ich immer und entdeckte bereits damals die Vorzüge davon, in besonders stressigen Phasen Sport als Ventil zum Ausgleich für mich zu nutzen. Einfach mal Dampf ablassen, z.B. durch eine kurze Laufrunde in der Natur, verschafft mir auch heute noch die nötige Luft zum Atmen und macht den Kopf frei. Ein Leben ohne regelmäßige Bewegung kann ich mir gar nicht mehr vorstellen. Ich sehe es nicht als Pflicht, sondern bin dankbar für die Möglichkeit, mich regelmäßig bewegen zu können. Nach einer entspannten Laufrunde fühle ich mich immer gestärkt und begegne vielen Dingen des Alltags gelassener.

Sieh Sport nicht als deine Pflicht, sondern als Kür und Schlüssel zu mehr Freude, Aktivität und Gelassenheit sowie als Mehrwert für Körper, Geist und Seele an.

Gesundheitlich tut Sport vor allem deinen Knochen gut, da Bewegung Osteoporose vorbeugt. Da auch dein Gehirn besser mit Sauerstoff versorgt wird, kannst du über eine mäßige Sporteinheit deine Konzentrationsfähigkeit erhöhen und gleichzeitig von den natürlichen Nebeneffekten, wie Stressabbau und parallele Endorphine-Freisetzung, ganz bewusst profitieren. Und natürlich regulierst du über Aktivität auch dein Gewicht auf ganz natürliche Weise. Regelmäßige Bewegungseinheiten sind deshalb ein fester Bestandteil des Naturally-Good-Prinzips, da sie für die nötige Balance im Alltag sorgen und dies automatisch zu mehr Gesundheit, Glück und Zufriedenheit auf allen Ebenen führt.

Trotz bester Absichten und der vielen guten Vorsätze ist es manchmal nicht leicht, den Einstieg zu finden oder dauerhaft dranzubleiben – zumal du vielleicht an manchen Tagen das Gefühl hast, dass dir noch nicht mal die Luft zum Atmen bleibt. Gerade dann wirst du dich fragen, wie du jetzt noch zusätzliche Zeit für Sport und Bewegung in deinem Alltag aufbringen kannst. Auch ich kenne diese Tage. Und soll ich dir etwas verraten? An diesen Tagen setze ich umso mehr auf meinen Sport, einfach weil er mir den nötigen Ausgleich und Entspannung schenkt. Um ein „bewegtes" Leben zu führen, musst du jedoch nicht zwingend Sport treiben. Sportlich aktiv sein kann auch bedeuten, einen ausgedehnten Spaziergang oder einen zügigen Fußmarsch zu machen. Wichtig ist nur, dass du in deinem Alltag und nach Feierabend nicht zur „Coach-Potato" wirst.

WIE DU MEHR BEWEGUNG IN DEINEM ALLTAG VERANKERST.

↦   **Starte fit und gestärkt in den Tag.**
Rituale können helfen, neue Gewohnheiten schneller zu verinnerlichen. Wenn du dich nach dem Aufwachen bewusst streckst, dehnst und ein paar Mini-Kräftigungsübungen absolvierst, wie z.B. einzelne Muskeln bewusst anspannen, kommt dein Kreislauf in Schwung. Die anschließende Aussicht auf ein leckeres und gesundes Frühstück kann zusätzlich motivieren.

↦   **Bewege dich bewusst.**
Ein paar Minuten bewusstes und schnelles Gehen bringt nicht nur das Herz-Kreislauf-System, sondern auch den Stoffwechsel in Schwung. Baue solche Geh-Übungen über den Tag verteilt bewusst ein.

↦   **Versuche in jeder Minute aktiv zu sein.**
Übertrage deinen aktiven Lebensstil auf alltägliche Situationen. Fahre z.B. öfter mit dem Fahrrad statt mit dem Auto (reduziert auch deinen ökologischen Fußabdruck). Wenn du Treppen steigst anstatt den Fahrstuhl zu benutzen, stärkst du gleichzeitig deine Bein- und Gesäßmuskulatur.

Das klingt vielleicht im ersten Moment komisch, macht aber Sinn. Wenn du z.B. den Bürostuhl gegen einen Sitzball eintauschst, stärkst du nicht nur den Rücken, sondern auch die Bauchmuskulatur. Meetings lassen sich auch im Stehen halten und die Mittagspause ins Freie verlegen.

→ Bleib in Bewegung.

Verlege deine Treffen mit Freunden in die freie Natur. Ein Plausch kann statt bei Kaffee und Kuchen auch wunderbar bei einem Spaziergang an der frischen Luft gehalten werden.

WIE SPORT ZU DEINER ROUTINE WIRD

Du wirst dein Leben niemals verändern, solange du nicht etwas veränderst, das du täglich tust. Der Schlüssel zum Erfolg liegt in deiner täglichen Routine.
JOHN C. MAXWELL

Auch bei mir gab es mal eine Phase in meinem Leben, in der ich den Wiedereinstieg finden musste. Als meine Kinder klein waren, dachte ich anfangs, einfach keine Zeit für Sport zu haben. Die Quittung dafür gab es jedoch relativ schnell. Ich litt an Verspannungen, Rückenschmerzen, fühlte mich sichtlich unausgeglichen, überfordert und gestresst. Dass mir der Ausgleich durch Sport fehlte, habe ich, dadurch dass ich ja zuvor immer sportlich aktiv war, relativ schnell verstanden. Dennoch musste auch ich erst einmal den Wiedereinstieg finden und mir meine Routine erarbeiten. Der damals wertvollste Tipp an mich selbst zum Wiedereinstieg:

Nicht so viel darüber nachdenken oder reden, sondern einfach anfangen und machen ...

Klingt einfacher als es ist? Genauso einfach ist es aber. Je weniger du darüber nachdenkst und je selbstverständlicher du dir morgens (oder mittags oder abends) deine Sportklamotten anziehst und einfach loslegst, desto schneller wird diese Handlung zur Routine und Teil von dir. Vor allem wenn du (Wieder-)Einsteiger bist, ist es wichtig, nicht jeden Gemützustand zu hinterfragen, denn Gründe, etwas nicht zu tun und dies sogar zu rechtfertigen, finden wir in der Regel immer. Wir Menschen sind schließlich Gewohnheitstiere. Die gewohnte Komfortzone zu verlassen, ist erstmal unbequem. Dennoch, um Sport zu deiner Routine werden zu lassen, musst du dich von Ausreden verabschieden. Eine neue Gewohnheit zu etablieren kostet Willenskraft.

Ist diese jedoch verwurzelt, kannst du die zuvor mühsam erbrachte Energie für andere wichtige Dinge nutzen. Routinen und feste Automatismen erleichtern das Leben, weil unser Denkapparat nicht unnötig belastet wird.

Für mich gehört das Laufen als fester Bestandteil zu meiner Morgenroutine. Noch bevor ich den ersten Kaffee des Tages trinke, schlüpfe ich bereits in meine Laufklamotten. Einfach so und ohne drüber nachzudenken. Ob ich mich dann immer besonders motiviert fühle? Um ehrlich zu sein, nicht, aber viel wichtiger ist: Ich hinterfrage das mittlerweile gar nicht mehr. Und genau das rate ich dir in Bezug auf deine Sportroutine. Mache dir nicht so viele Gedanken über den Ist- und Gefühlszustand, sondern fang einfach an. Da das Laufen bereits seit vielen Jahren Teil meiner Morgenroutine ist, hinterfrage ich diese „Handlung" nicht (mehr), sondern ziehe mir bei Wind und Wetter meine Laufsachen an und lege los.

Finde die Sportart, die zu dir passt und Spaß macht.

Meine Sportroutine ist über viele Jahre hinweg kontinuierlich gewachsen. Aber das, was für mich funktioniert, muss nicht zwangsläufig auch für dich gelten. Beim Thema Sport heißt es zuerst: Finde heraus, was dir Spaß macht, und leg los. Hast du eine Sportart gefunden, die dir Freude bereitet, wird sie viel leichter zur Routine.

Hier kommen Tipps, die mir beim Wiedereinstieg geholfen haben:

→ Lege dir deine Sportklamotten zurecht und blocke feste Trainingstage.

Damit es morgens schnell geht und ich ohne zu überlegen gleich starten kann, lege ich mir meine Laufklamotten immer bereits am Abend vorher zurecht. Falls du nicht so der Morgen-Typ bist, kein Thema ... Das klappt nämlich auch nachmittags und auch dann, wenn du erst abends zum Sport gehen kannst. Nimm deine Sportsachen einfach mit zur Arbeit, um anschließend – ohne Ausreden – sofort zu starten. Alternativ kannst du dir auch bestimmte Trainings-Tage in der Woche nach der Arbeit blocken, um dich nicht anderweitig ablenken zu lassen.

→ Formuliere Ziele.

Formuliere Ziele und erinnere dich daran, was dich eingangs dazu bewegt hat, anzufangen. Ziele geben dir Orientierung. Sie immer und immer wieder zu visualisieren hilft dir dabei, erfolgreich dranzubleiben. Achte jedoch darauf, dass es realistische und gut zu erreichende Ziele sind. Alles andere wäre demotivierend und kontraproduktiv.

→ **Trainiere gemeinsam.**

Wenn es um die Sportroutine geht, sind Ausreden immer schnell willkommen. Du möchtest deinen inneren Schweinehund überwinden, neigst aber immer wieder gerne mal zu Ausreden? Dann such dir einen Verbündeten. Gemeinsam fällt es leichter sich aufzuraffen. Gemeinsam trainieren motiviert, verbindet und hilft dir, am Ball zu bleiben.

→ **Belohne dich.**

Gibt es etwas, das dich zusätzlich motiviert dranzubleiben? Wie wäre es zum Beispiel mit einem schönen Essen in deinem Lieblingsrestaurant? Dann belohne dich damit. Natürlich nicht jeden Tag, aber zum Beispiel dann, wenn du ein bestimmtes Ziel erreicht hast. Vor allem am Anfang kann es für dich hilfreich sein, ein persönliches Belohnungssystem zu entwickeln, um dich zusätzlich zu motivieren.

→ **Gib dir Zeit.**

Aller Anfang ist schwer. Um Sport zu deiner Routine zu machen, benötigst du ein wenig Geduld. Das passiert leider nicht über Nacht. Auch wenn es dir am Anfang unglaublich anstrengend erscheint dranzubleiben, wirst du feststellen, dass es nach kurzer Zeit immer selbstverständlicher und einfacher für dich wird. Da beim Sport viele Glückshormone ausgeschüttet werden und Bewegung gleichzeitig Ablenkung und Erholung schafft sowie das Stresslevel mindert, wirst du dieses Gefühl nach relativ kurzer Zeit nicht mehr missen wollen und dein Training selbst als Belohnung nach einem stressigen Tag ansehen.

→ **Bleibe liebevoll mit dir.**

Die Wissenschaft spricht von 66 Tagen, bis eine neue Gewohnheit im Gehirn etabliert ist. Hier sind deshalb Ausdauer und Disziplin gefragt. Während dieser Zeit gilt es, den inneren Schweinehund zu überwinden und achtsam und liebevoll mit dir zu sein. Auch bei mir gibt es immer wieder Zeiten, in denen ich mich mal nicht so gut fühle. Frust darf sein und gehört dazu. Ich versuche, diese Tage gar nicht groß zu werten, sondern gehe es etwas langsamer an und halte, wenn möglich, an meiner Trainingsroutine fest. An diesen Tagen gilt für mich die Devise: Lieber weniger trainieren als gar nichts tun. Es ist erwiesen, dass Geschafftes befriedigt und gleichzeitig stolz macht. Am Ende, so finde ich, lohnt es sich immer.

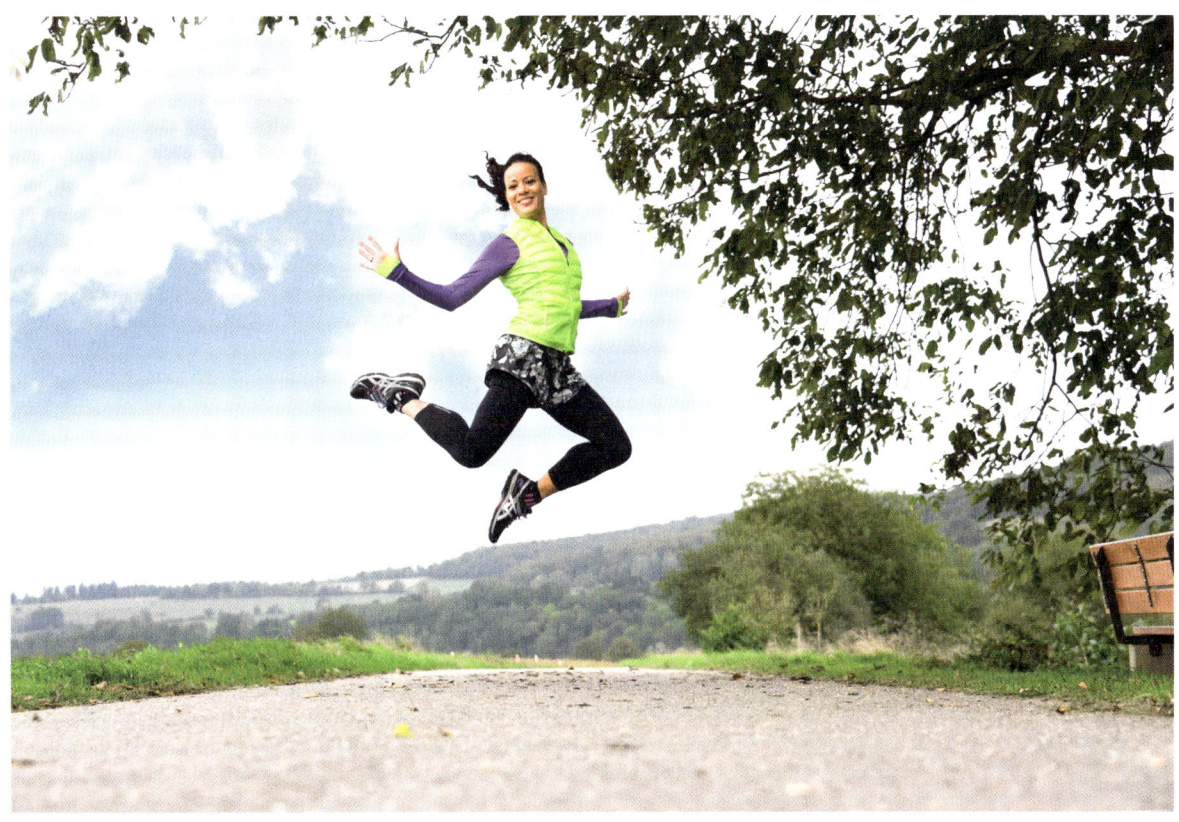

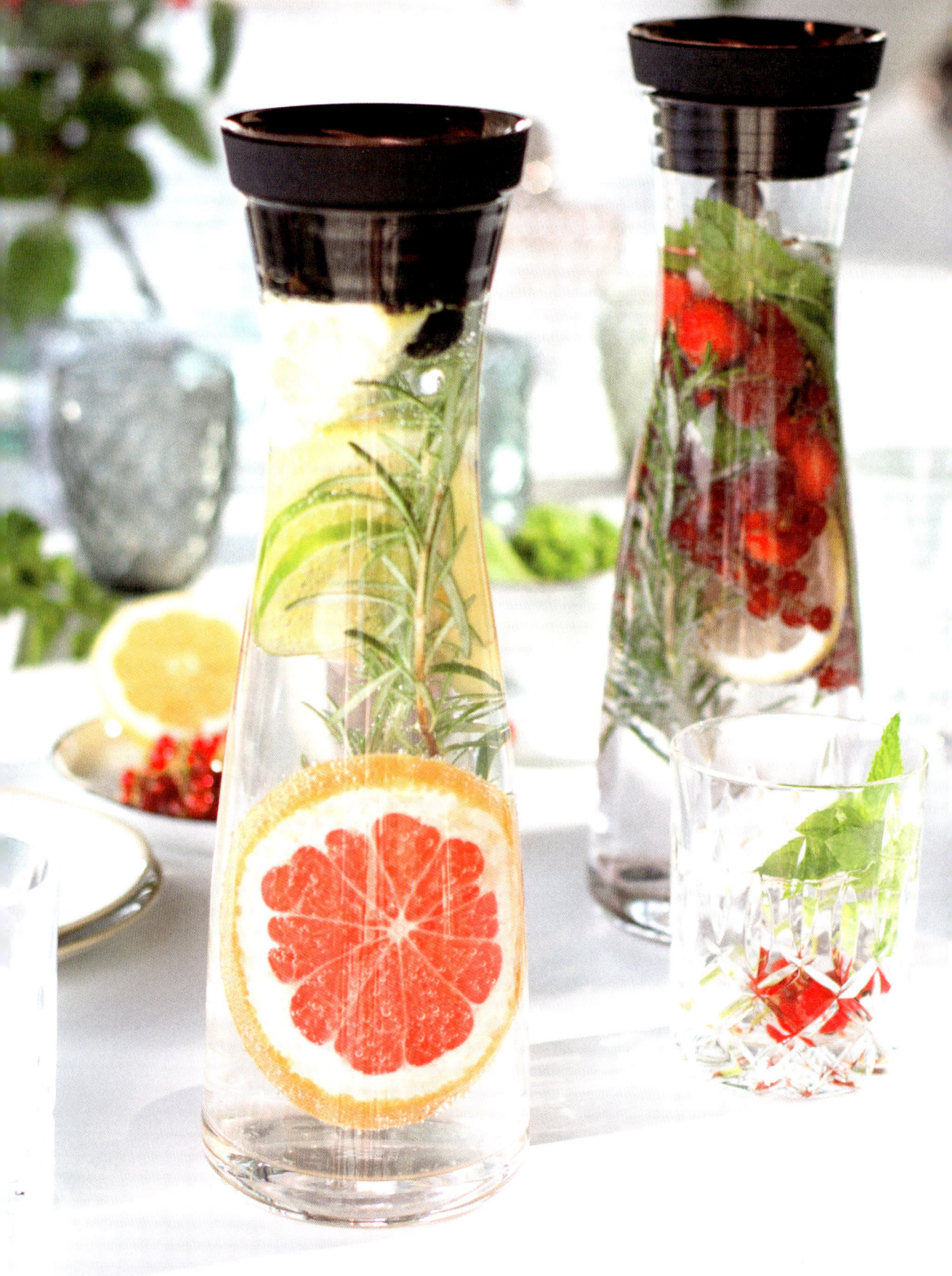

INFUSED WATER

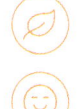

„Infused Water" bedeutet nichts anderes, als dein herkömmliches Mineralwasser
mit Obst, Gemüse und Kräutern zu versetzen und dadurch geschmacklich zu „pimpen".
In das mit Obst und Gemüse gespickte Wasser werden nicht nur Geschmacksstoffe
abgegeben, sondern auch eine Vielzahl an Vitaminen und Mineralstoffen.
Ich bereite zu Hause meist gleich einen riesigen Spender Infused Water zu, den wir über
den Tag verteilt trinken. Im Sommer mag ich die Kombination aus Beeren und Kräutern,
wie Rosmarin oder Zitronenthymian. Probiere es unbedingt mal aus und lass deiner
Kreativität freien Lauf.

STOFFWECHSELANREGEND & IMMUN-BOOSTER

→ Zitrone + Orange + Minze
→ Ananas + Gurke + Ingwer

ANTIENTZÜNDLICH & SKIN-BOOSTER

→ Apfel + Himbeeren + Blaubeeren
→ Rosmarin oder Grapefruit + Zitrone + Granatapfel

ENERGY BOOSTER

→ Zimt + Grüntee + Erdbeeren
→ Minze + Zitrone + Orange + Kurkuma

Wähle deine Lieblingszutaten aus. Anschließend gibst du dein
aufgeschnittenes Obst und/oder Gemüse und ein paar Kräuter in
ein möglichst großes Gefäß, das du mit Wasser auffüllst und für
ein paar Stunden ziehen lässt. Beeren „zerdrücke" ich vorher
leicht. Damit gehen sowohl die Geschmacks- als auch Vitamin-
und Mineralstoffe besser ins Wasser über. Je länger die „Einwirk-
zeit" des Obstes ist, desto geschmackvoller wird das Wasser.

Naturally Good

*Wasser gehört zu den wichtigsten Lebensmitteln. Die Wasserverteilung im Körper
wird durch die Eiweiße, Mineralstoffe und Spurenelemente gesteuert. Ein ausgeglichener
Flüssigkeitshaushalt ist die Voraussetzung dafür, dass deine Organe richtig funktionieren
und alle Zellen und Organe ausreichend mit Nährstoffen versorgt sind. An den wärmeren
Tagen ist es noch wichtiger, auf ein optimales Trinkverhalten zu achten, denn durch
die Hitze findet ein erhöhter Wasserverlust über die Haut und Schweißdrüsen statt.
Je nach Aktivität solltest du täglich zwischen 1,5 und 3 Liter Wasser trinken.*

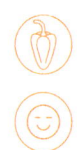

FRÜHSTÜCKS-KIRSCH-MUFFINS

Frisch gebackene Joghurt-Muffins sind für mich ein leckerer Dessert-Klassiker aus Kindertagen. Dieses Rezept ist simpel und im Handumdrehen gemacht, weshalb die Muffins bei uns nicht nur als Dessert, sondern auch gerne als köstliche Frühstücksvariante gegessen werden. Durch Zutaten wie Haferflocken, Joghurt und frische Kirschen (Beerenobst ist auch eine tolle Variante), bleibt der Teig aufgelockert und die Muffins wunderbar fluffig und saftig.

ZUTATEN FÜR 12 PAPIERFÖRMCHEN

200 g Buchweizen- oder Vollkornmehl
60 g Haferflocken
1 ½ TL Weinstein-Backpulver
2 Eier
50 g Kokosblüten- oder Vollrohrzucker
1 Prise Vanille
80 g weiche Butter oder Ghee
300 g Naturjoghurt
300 g Kirschen ohne Stein
Zartbitterschokolade zum Garnieren
   (nach Belieben)

❶ Den Backofen auf 180 °C Ober-/Unterhitze vorheizen. Die Papierförmchen in das Muffinblech setzen.

❷ Mehl mit Haferflocken und Backpulver gut mischen. Die Eier verquirlen. Zucker, Vanille, Butter und Joghurt hinzufügen und alles vermengen. Die Mehlmischung dazugeben und alles gut verrühren.

❸ Die Kirschen vorsichtig unter den Teig heben. Den Teig auf die Muffinförmchen verteilen und auf der mittleren Einschubleiste ca. 15–20 Minuten hellbraun backen.

❹ Die Muffins noch 5 Minuten im Blech ruhen lassen, herausnehmen und nach Belieben mit geschmolzener Schokolade garnieren.

MEIN TIPP: Ghee ist laktosefrei und kann in deinen Rezepten genauso wie Butter verwendet werden. Gib beim Backen mit Ghee noch ein wenig Flüssigkeit (z. B. Mandelmilch) hinzu, um den Teig aufzulockern.

Naturally Good

Neben Buchweizenmehl sind Haferflocken eine gute Möglichkeit, um ein paar Extranährwerte im Teig zu verstecken. Sie enthalten zahlreiche Vitamine, Mineralstoffe und Energie, ohne zu belasten.

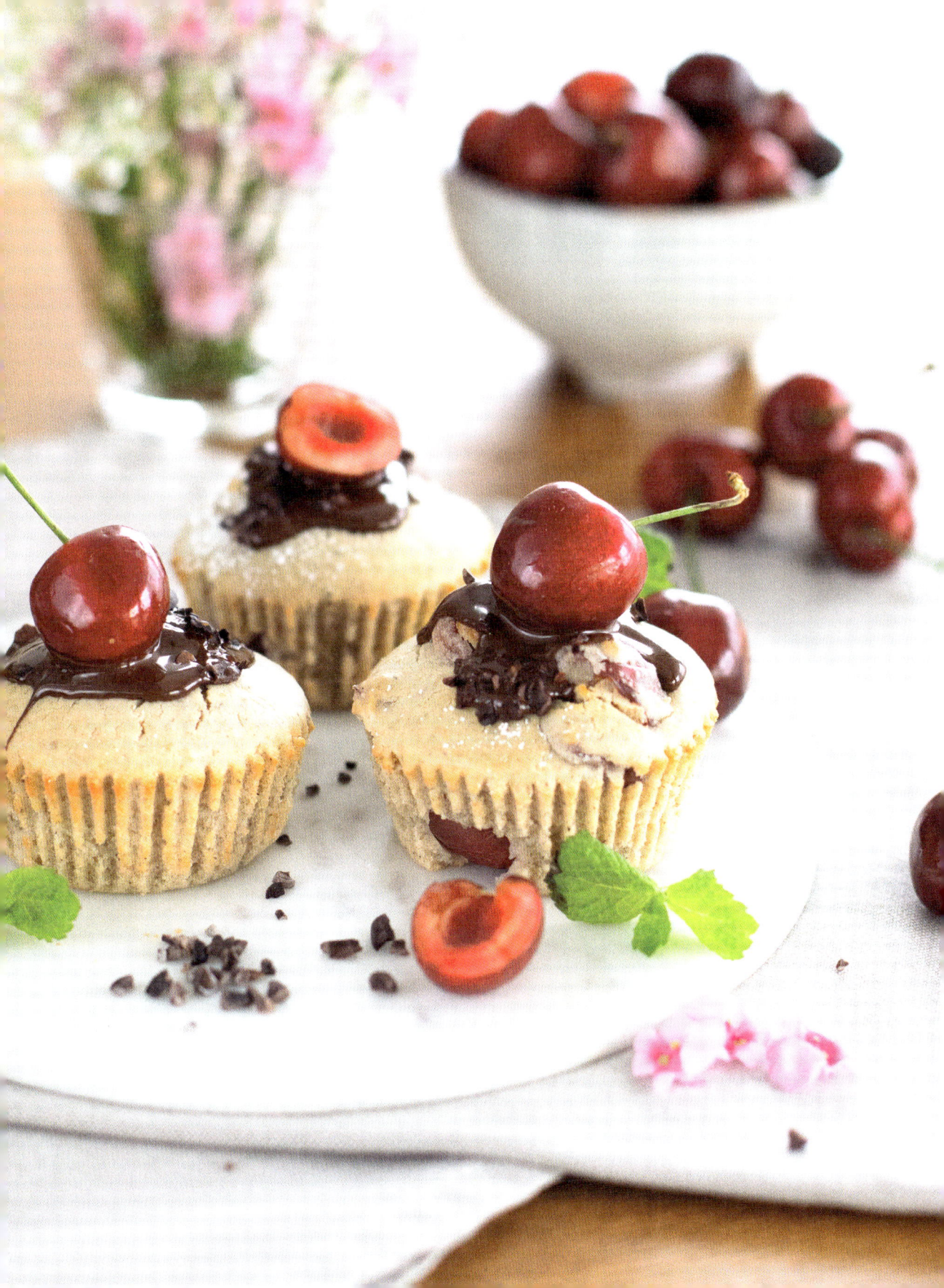

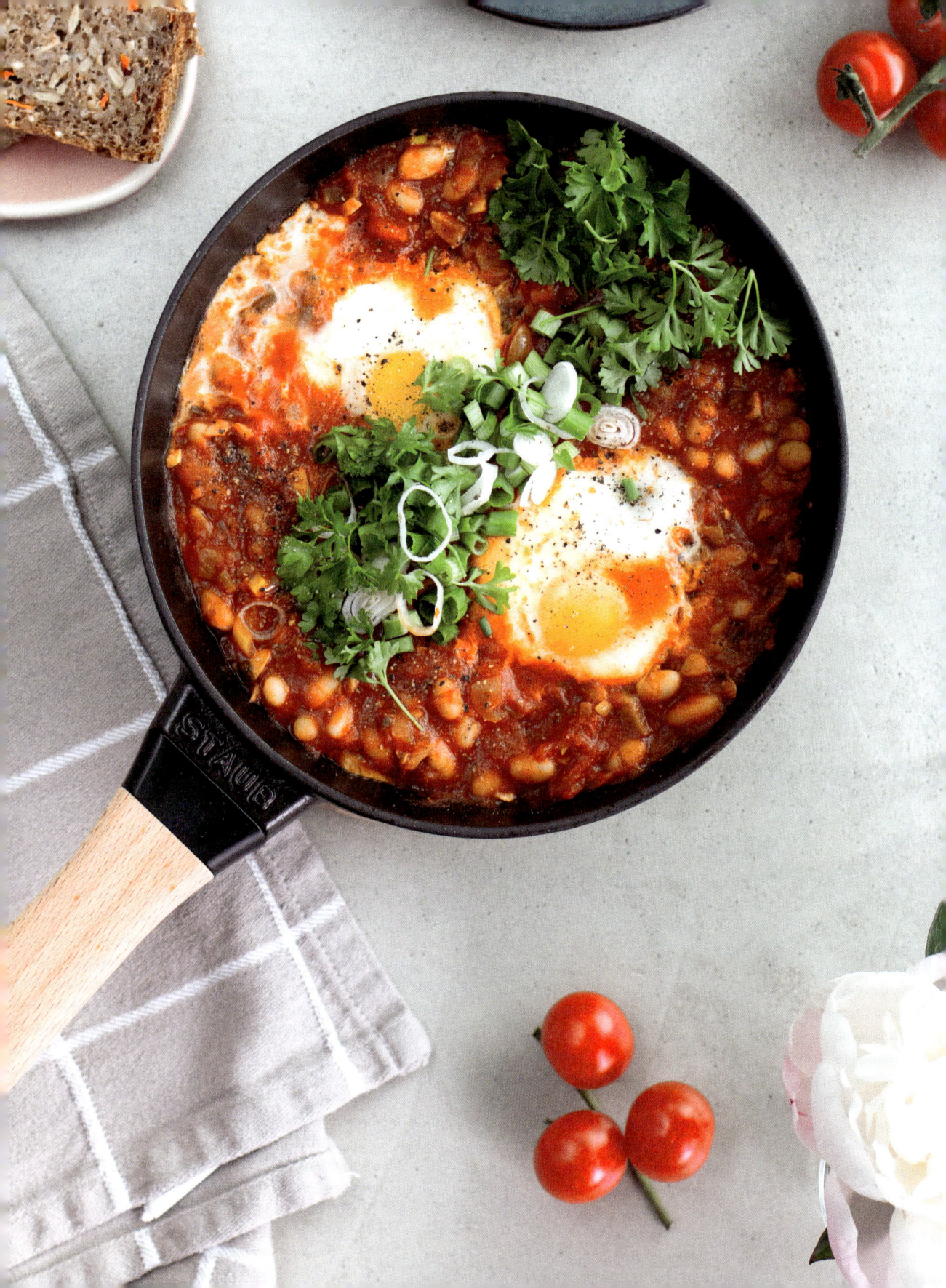

SHAKSHUKA –
Versunkene Eier in Tomatensauce

Das israelisches Frühstücksgericht ist bei uns zu Hause ein äußerst beliebtes Familien-rezept, das wir gerne am Wochenende zubereiten. Das herzhafte Frühstück ist köstlich, schnell gemacht und gesund. Falls auch du ein Fan von Herzhaftem am Morgen bist und ab und an eine leckere Alternative zu deinem süßen Porridge oder klassischen Omelett oder Spiegeleiern suchst, dann wirst du dieses Rezept lieben.

ZUTATEN FÜR 1–2 PORTIONEN

2 Zwiebeln
2 Knoblauchzehen
1 EL Olivenöl
1 EL Tomatenmark
1 Prise Paprikapulver
1 Prise Kurkumapulver
600 g stückige Tomaten (frisch oder aus dem Glas)
200 g frische Champignons
1 TL Kokosblütenzucker
2–3 Bio-Eier
1 kleiner frischer Chili (optional)
1 Bund Frühlingszwiebeln
1 Handvoll gehackte Petersilie
Salz und Pfeffer

① Zwiebeln und Knoblauchzehen schälen und fein würfeln. Oliven-öl in einer Pfanne erhitzen und Zwiebeln und Knoblauchzehen darin glasig dünsten. Tomatenmark und Gewürze zufügen und 1–2 Minuten mitdünsten. Tomaten zugeben und die Sauce ca. 15 Minuten leicht einköcheln lassen.

② Champignons putzen und in möglichst kleine Würfel schneiden und anschließend zur Tomatensauce geben. Kokosblütenzucker zufügen und die Sauce weitere 5–10 Minuten einköcheln lassen. 2–3 Mulden in die Tomatensauce drücken und die Eier vorsichtig in die Sauce geben. Die Eier ca. 10 Minuten bei mittlerer Hitze stocken lassen bzw. ggf. kurz mit einem Deckel bedecken.

③ In der Zwischenzeit den Chili, falls er verwendet wird, waschen, entkernen und in Ringe schneiden. Die Frühlingszwiebeln waschen und in Ringe schneiden und die Petersilie grob hacken.

④ Shakshuka mit Chili, Frühlingszwiebeln, Petersilie sowie Salz und Pfeffer servieren.

Naturally Good

Eier liefern fast alle Vitamine und unterstützen deinen Körper beim Aufbau von körper-eigenem Eiweiß. Zusätzlich enthält das Rezept Pilze und Kräuter. Pilze liefern zusätzliche Proteine, und Kräuter und Gewürze unterstützen unsere Stoffwechselaktivitäten. Vor allem vor oder nach dem Sport ist dieses Rezept die ideale Mahlzeit. Es ist leicht verdaulich, garantiert dir ein längeres Sättigungsgefühl und hilft beim Aufbau von Muskeln.

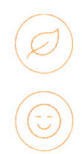

BELGISCHE (LINSEN-)WAFFELN
mit warmer Heidelbeersauce

Wir lieben Waffeln ... Ganz besonders, wenn sie auch gesund sind. Eigentlich könnte ich diese Kombination aus Linsen und Buchweizenmehl auch Fitness-Waffeln nennen. Beides liefert wertvolle leicht verdauliche Proteine und komplexe Kohlenhydrate, um deine Energiespeicher zu füllen. Aber in erster Linie geht es um den Geschmack und die Konsistenz. Die Waffeln sind weich und köstlich. Mit meiner Familie genießen wir sie deshalb regelmäßig und sehr gerne an den Wochenenden und lieben dazu mein schnelles Rezept für eine warme, selbst gemachte Heidelbeersauce.

ZUTATEN FÜR 4 KLEINE WAFFELN

Für die Waffeln

100 g rote Linsen
1 TL Kokosöl + Öl zum Ausbacken
   der Waffeln
1 Prise Kurkumapulver
400 g Naturjoghurt oder veganer Joghurt
   nach Belieben + etwas Joghurt
   zum Servieren
Saft und Schale von ½ Bio-Zitrone
100 g Buchweizenmehl
2 EL Pfeilwurzelmehl
1 TL Backpulver
1 Prise Kaisernatron

Für die Heidelbeersauce

400 g Blaubeeren (frisch oder gefroren)
Mark von 1 Vanilleschote
Saft von 1 Bio-Orange
Ahornsirup (nach Belieben)

❶ Die Linsen für ca. 8 Stunden in Wasser einweichen (am besten über Nacht) oder, falls es schnell gehen muss, in Wasser garkochen und abkühlen lassen.

❷ Kokosöl in einem Topf erwärmen und mit Kurkuma verrühren. Abkühlen lassen und anschließend Joghurt, Zitronensaft und -zesten zufügen und mischen. Die Linsen waschen und mit den übrigen Zutaten in eine Küchenmaschine oder einen Mixer geben. Die Joghurtmischung dazugeben und alles zu einem cremigen Teig mixen.

❸ Das Waffeleisen erwärmen und mit etwas Öl bestreichen, die Waffeln nacheinander ausbacken und im Ofen warmhalten.

❹ Für die Heidelbeersauce: Alle Zutaten in einen kleinen Topf geben und auf mittlerer Stufe köcheln, bis die Beeren leicht aufplatzen.

❺ Die Waffeln mit der warmen Heidelbeersauce und einen Löffel Naturjoghurt servieren.

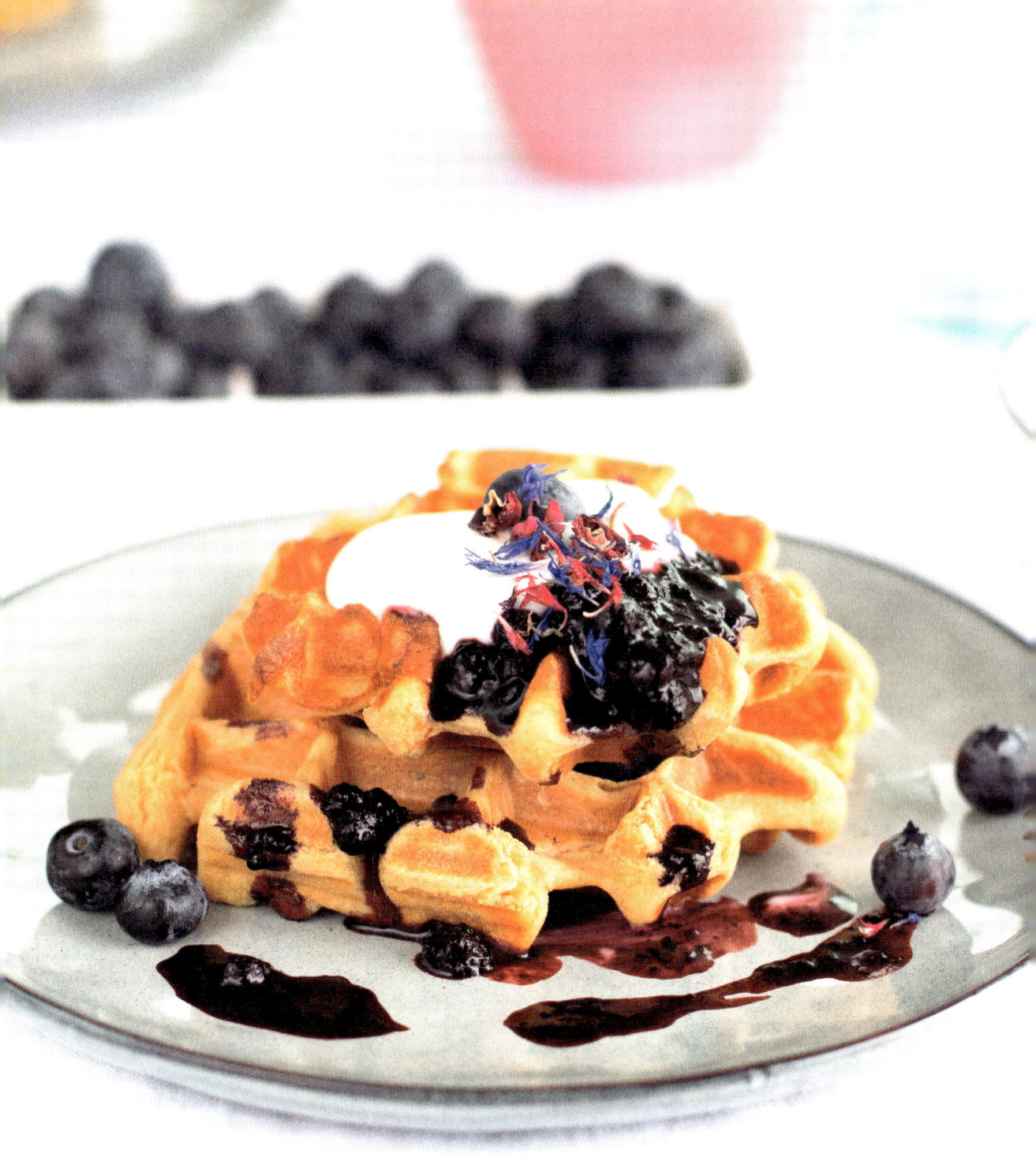

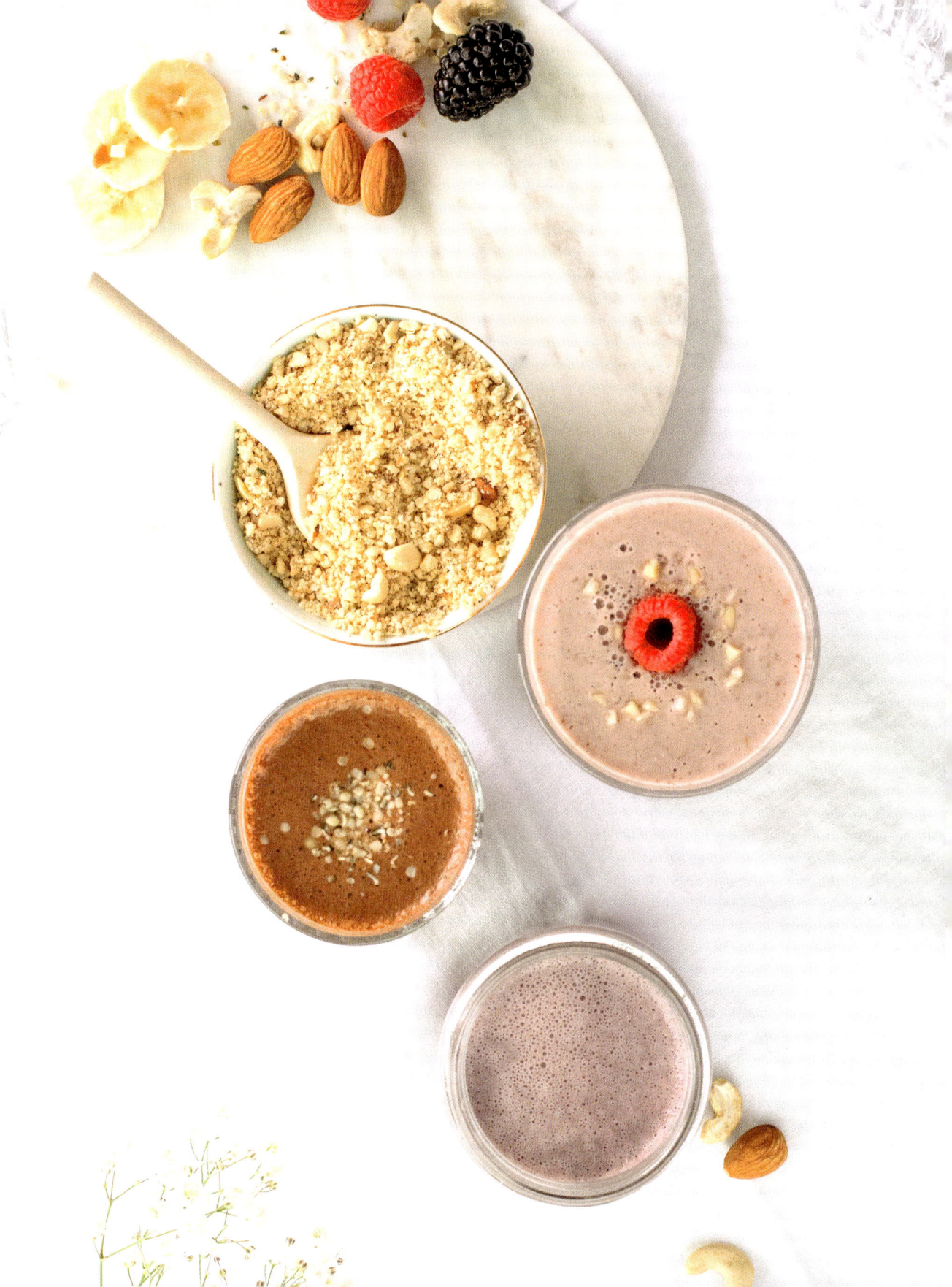

Selbstgemachtes
(EIWEISS-)NUSSPULVER

Für deinen täglichen Proteinbedarf benötigst du zwar kein zusätzliches Eiweißpulver, dieses Rezept kann ich dir dennoch sehr empfehlen. Aus unterschiedlichen Nüssen und Samen bereite ich mir regelmäßig ein Nusspulver zu, das ich in Shakes oder aufs Müsli gebe. Außerdem schmecken fruchtige Shakes an wärmeren Tagen einfach lecker und sind tolle leichte Mahlzeiten vor oder nach dem Sport . Wenn es in der Woche schnell gehen muss, trinke ich, anstatt eines Frühstücks, auch gerne einfach einen Nusspulver-Beeren-Shake.

ZUTATEN FÜR CA. 12–14 PORTIONEN

300 g Buchweizenflocken oder Haferflocken
50 g Quinoaflocken
50 g Hirseflocken
100 g Leinsamen
30 g Hanfsamen
50 g Mandeln
50 g Walnusskerne

Alle Zutaten im Mixer zu einer Pulvermasse mixen. Achte jedoch darauf, dass du die Nüsse nicht zu lange mixt. Das Pulver darf beim Mixen nicht feucht werden, da es ansonsten schnell schimmeln kann.

Blaubeer-Nusspulver-Smoothie
ZUTATEN FÜR 1 SMOOTHIE

30 g Eiweißpulver
200 ml Mandelmilch (oder Pflanzenmilch
   nach Belieben)
80 g Blaubeeren, frisch oder tiefgefroren
50 ml Wasser oder Eiswürfel
1 Banane

Alle Zutaten miteinander vermixen und sofort servieren.

Naturally Good

Pflanzliche Proteine machen aufgrund ihres hohen Ballaststoffgehalts lange satt und können von unserem Körper besonders gut aufgenommen und verwertet werden. Dazu liefert pflanzliches Eiweiß aus Nüssen und Samen essentielle Omega-3-Fettsäuren, welche die Zellgesundheit stärken und der Entstehung von „stillen" Entzündungen entgegenwirken.

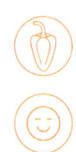

POCHIERTES EI
auf buntem Mangold-Gemüse

Das ist nicht nur ein Rezept für die gesunde, sondern auch die ganz schnelle Küche. Wenn tagsüber wenig Zeit bleibt oder ich nach einem langen Arbeitstag einfach keine Lust mehr habe zu kochen, bereite ich mir gerne gedünstetes Gemüse und pochierte Eier zu. In diesem Rezept habe ich Mangold verwendet, grundsätzlich kannst du aber auch jede andere Gemüsesorte, z.B. frischen Spinat, verwenden.

ZUTATEN FÜR 1 PORTION

200 g bunter Mangold
1 kleine Zwiebel
1 EL Olivenöl
Salz und Pfeffer
1 Spritzer Zitronensaft
   von einer Bio-Zitrone
1 Schuss Essig
1 Bio-Ei

❶ Mangold grob hacken, Zwiebel schälen und würfeln. Eine Pfanne erhitzen und Olivenöl hineingeben. Zwiebeln glasig andünsten und Mangold zufügen. Das Gemüse mit Salz und Pfeffer und einem Spritzer Zitronensaft abschmecken und warmhalten.

❷ Für das pochierte Ei einen Topf mit Wasser mit einem Schuss Essig zum Kochen bringen. Das Ei vorsichtig in eine Tasse oder Schüssel geben und darauf achten, dass das Eigelb dabei heil bleibt. Mit einem Kochlöffel einen Strudel im Kochtopf erzeugen. Das Ei direkt in die Mitte des Strudels des siedenden Wassers geben. Durch die Rotation legt sich das Eiweiß dicht an den Dotter. Das Ei bei mittlerer Hitze 3–5 Minuten ziehen lassen und das Eiweiß dabei immer wieder mit einem Kochlöffel um das Ei legen.

❸ Mit einer Schaumkelle vorsichtig aus dem Topf nehmen und auf den gebratenen Mangold geben.

Naturally Good

Unser heimisches Superfood Mangold liefert viele gesunde Nährstoffe, wie zum Beispiel Betacarotin, das im Körper in Vitamin A umgewandelt wird und unter anderem für die Augengesundheit wichtig ist, viele Mineralstoffe sowie zahlreiche sekundäre Pflanzenstoffe. Seine natürlichen Farbstoffe wie Betalaine, Flavonoide und Chlorophyll bringen nicht nur Farbe ins Blatt, sondern auch auf den Teller. Dazu profitierst du ganzheitlich von der hohen antioxidativen Wirkung als natürlichem Schutz vor freien Radikalen. Mangold kannst du in deiner Küche ähnlich wie Spinat verwenden.

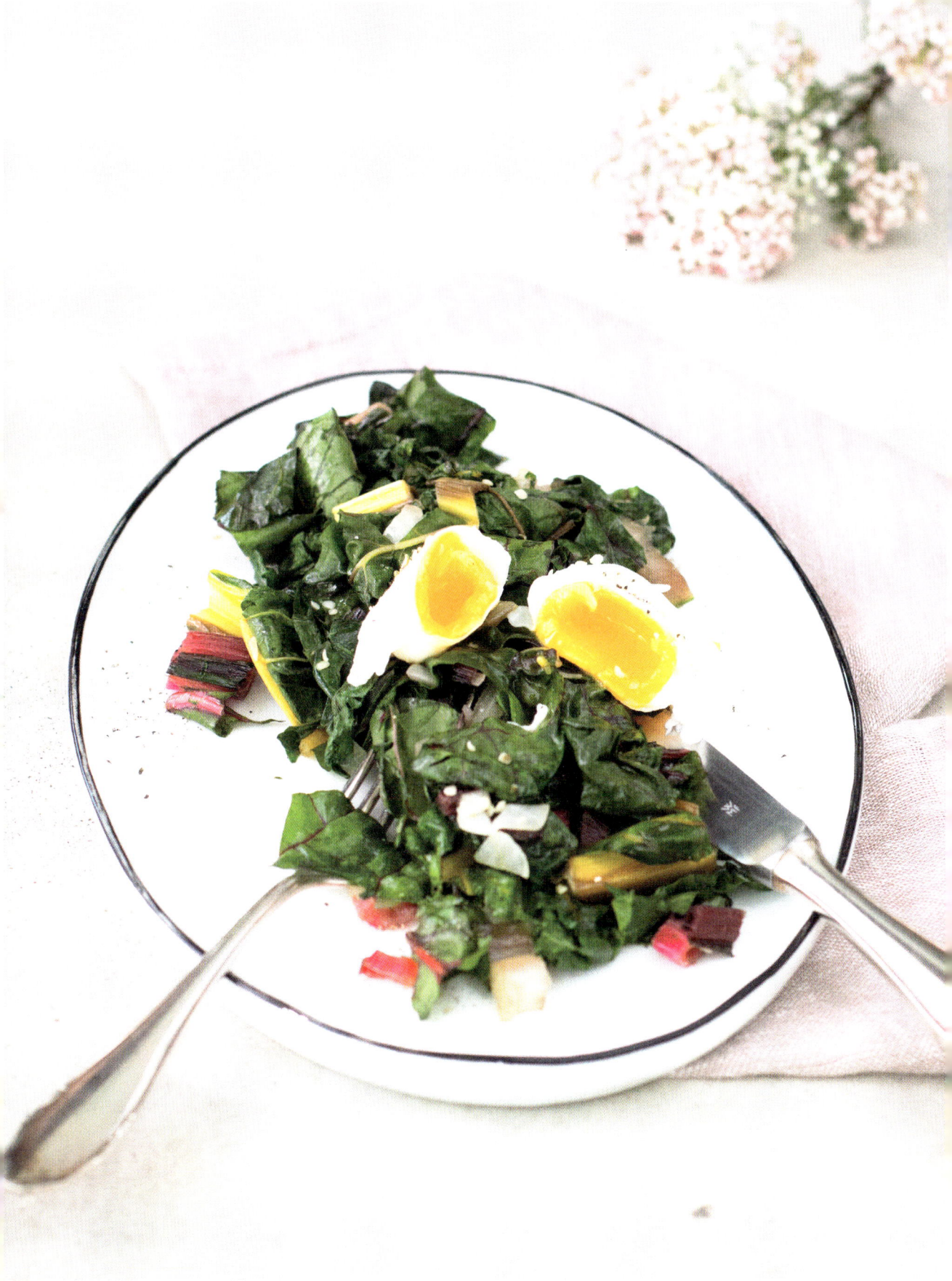

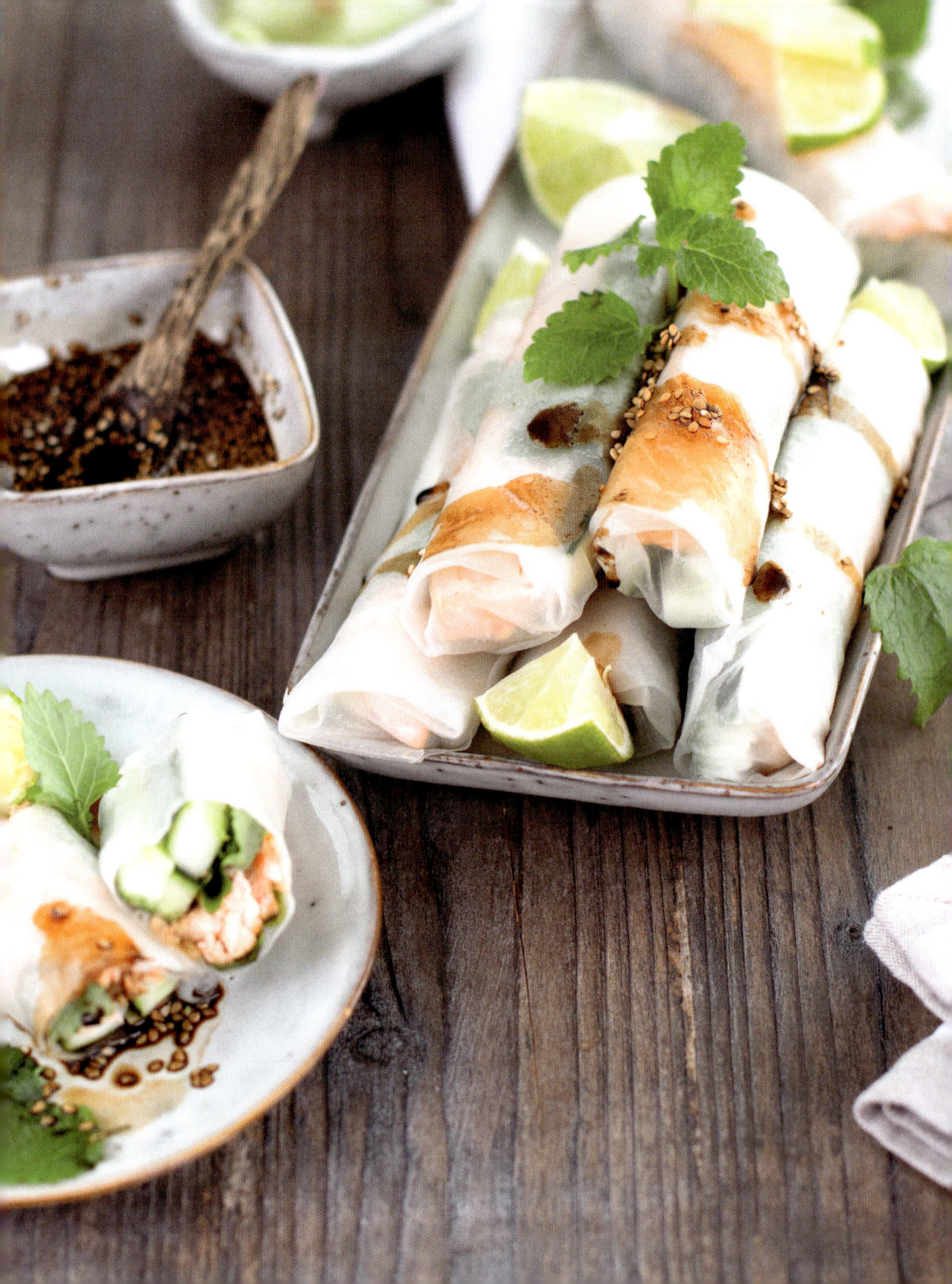

LEICHTE SOMMERROLLEN
mit Lachs und Sesam-Tamari-Dip

Während meiner Asien-Urlaube habe ich diese köstlichen Rollen bereits vor vielen Jahren kennen und lieben gelernt. Dort sind sie eine typisch klassische Vorspeise, zu der unterschiedliche Dips, meistens aus Erdnüssen, gereicht werden. Seither haben sie einen festen Platz in meiner Küche. Zu Hause sind wir alle verrückt nach den leckeren kleinen Rollen. Sie lassen sich ganz individuell befüllen: So kommen alle in der Familie auf ihre Kosten. Ich liebe sie z.B. auch ausschließlich mit Gemüse. Und auch die Zubereitung ist immer ein großer Spaß. Das Auge isst schließlich mit! Deshalb gibt es am Ende immer einen kleinen Wettbewerb um die schönste Rolle.

ZUTATEN FÜR 12 ROLLEN
Für die Rollen
1–2 Gurken
6 Frühlingszwiebeln
400 g Lachsfilet
Kokosöl zum Anbraten
12 Blätter Reispapier
12 Minzzweige + Minzblätter zum Servieren

Für den Sesam-Tamari Dip
2 EL Sesamsamen
4 EL Tamari (kräftige Sojasauce)
1–2 EL frisch gepresster Limettensaft +
    Limettenscheiben zum Servieren
1 TL Ahornsirup
1 TL flüssiges Kokosöl

❶ Gurken waschen, der Länge nach vierteln und entkernen. Nochmals halbieren und in dicke Stifte schneiden. Frühlingszwiebeln jeweils einmal der Länge nach in der Mitte durchschneiden.

❷ Lachsfilets unter kaltem Wasser abspülen und trocken tupfen. Kokosöl in einer Pfanne erwärmen und die Filets kurz (1–2 Minuten pro Seite) scharf anbraten. Die Filets auskühlen lassen und anschließend der Länge nach in ca. 2–3 cm breite Streifen schneiden.

❸ Für den Dip: Sesamsamen in einer Pfanne ohne Fett goldbraun rösten und auskühlen lassen. Sojasauce, Limettensaft, Ahornsirup und Kokosöl miteinander verrühren und abschmecken. Die Sesamsamen zufügen.

❹ Für die Rollen: Je 1 Reispapierblatt auf eine flache Unterlage geben und mit etwas Wasser anfeuchten, bis es weich ist. Ich verwende hierzu ein feuchtes Handtuch.

❺ Zum Befüllen: 1–2 Gurkensticks und 1 Lachsfiletstreifen mit 1 TL Dip mittig auf das Reispapier geben und 1 Minzzweig darüberlegen.

❻ Die Seitenränder des Reispapierblatts von rechts und links nach innen klappen und alles mit leichtem Druck aufrollen. Diesen Vorgang wiederholen, bis alle Reispapierrollen verbraucht sind.

❼ Zum Schluss mit Dip, Limettenscheiben und Minzblättern servieren.

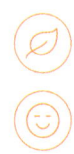

Sonniges
KOKOS-CURRY

Dieses Rezept bringt nicht nur die Sonne auf den Teller, sondern – dank der verwendeten Gewürze wie Kurkuma und Curry – ganz viel Liebe und Sonne in dein Herz. Kurkuma wird auch als „Gold" der Küche bezeichnet, verfeinert viele Gerichte auf eine ganz besondere Weise und bringt – im wahrsten Sinne des Wortes – alles zum Leuchten. Zusammen mit Curry harmoniert Kurkuma ganz besonders gut. Kein Wunder, dass es dieses Rezept bei uns fast wöchentlich auf den Mittagstisch schafft – auch, weil es sich wunderbar in größerer Menge vorkochen lässt und am nächsten Tag sogar noch besser schmeckt. Die perfekte Meal-Prep-Mahlzeit also.

ZUTATEN FÜR 4 PORTIONEN

1 große Zwiebel
1 Knoblauchzehe
1 roter Chili (nach Belieben)
1 Blumenkohl
200 g Zucchini
Kokosöl
1 TL Kurkuma
2 TL gelbes Curry (ich verwende Madras)
100 ml Gemüsebrühe
400 g Kichererbsen (aus dem Glas, ansonsten über Nacht eingeweicht)
200 ml Kokosmilch
Salz und Pfeffer
1 Spritzer Limettensaft
Koriander (nach Belieben)

❶ Zwiebel, Knoblauch und Chili schälen und fein würfeln. Blumenkohl halbieren, vom Strunk befreien und in Röschen schneiden. Zucchini waschen, halbieren und in Scheiben schneiden.

❷ Einen Topf mit etwas Kokosöl erhitzen. Zwiebel, Knoblauch und Chili darin glasig dünsten. Kurkuma und Curry zufügen und eine weitere Minute mitbraten. Anschließend mit Gemüsebrühe ablöschen.

❸ Kichererbsen und Blumenkohl zufügen und auf mittlerer Hitze ca. 8–10 Minuten köcheln. Erst kurz vor Ende des Kochgangs Kokosmilch und Zucchini zufügen, damit sie bissfest bleiben.

❹ Zum Schuss das Curry mit Salz, Pfeffer, Limettensaft und ggf. Koriander abschmecken.

Naturally Good

Kurkuma besitzt stark entzündungshemmende und antivirale Eigenschaften – alles, was du für ein starkes Immunsystem brauchst. Dazu verhindert Kurkuma die Bildung von Bakterien und Entzündungsstoffen im Körper. Aufgrund der entzündungshemmenden und antioxidativen Wirkung gilt Kurkuma im Anti-Aging-Bereich schon lange als absolutes Skin Food. Die empfohlene Dosierung: Ein halber Teelöffel am Tag soll bereits ausreichen, um von den gesundheitlichen Eigenschaften zu profitieren.

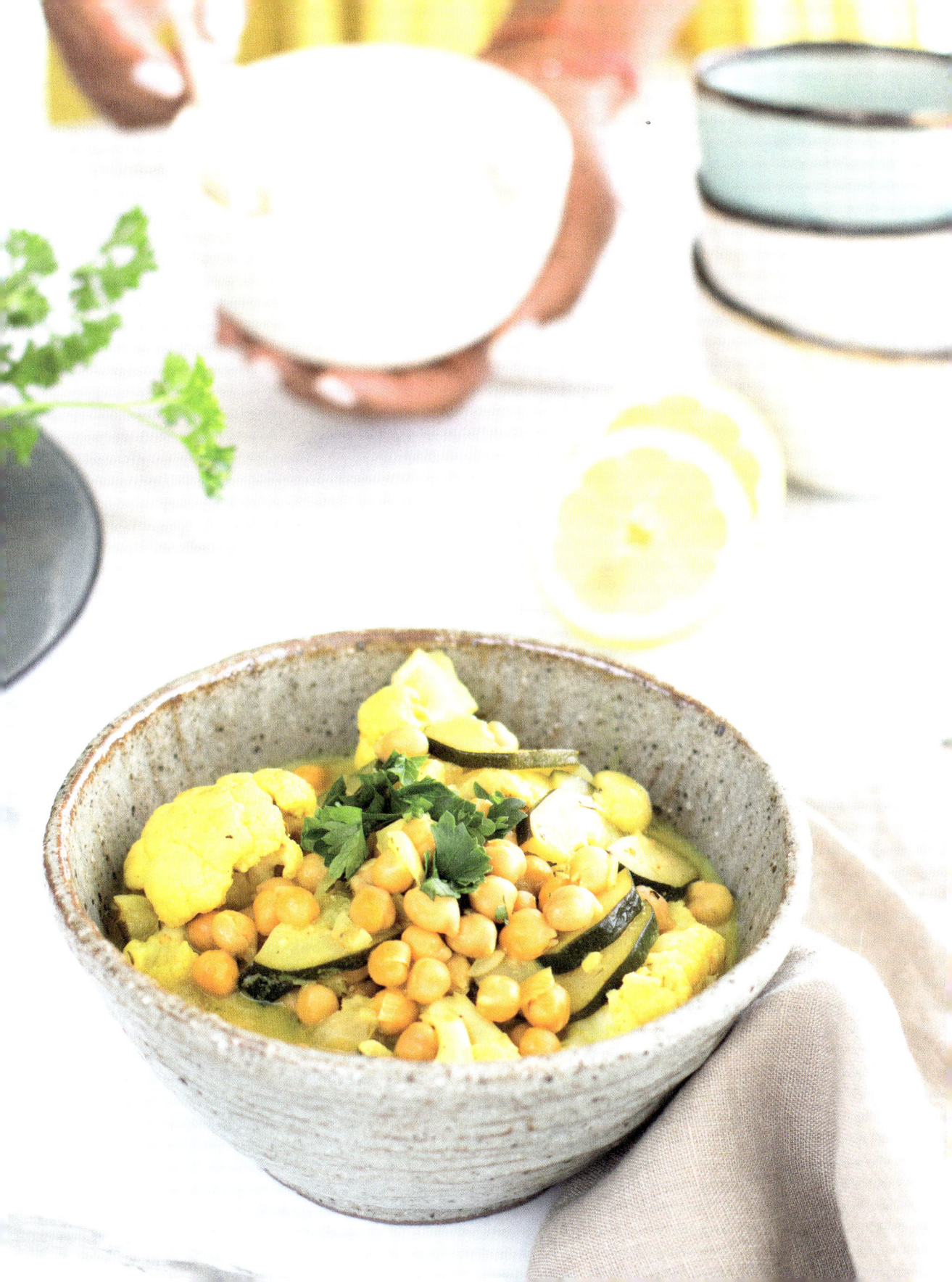

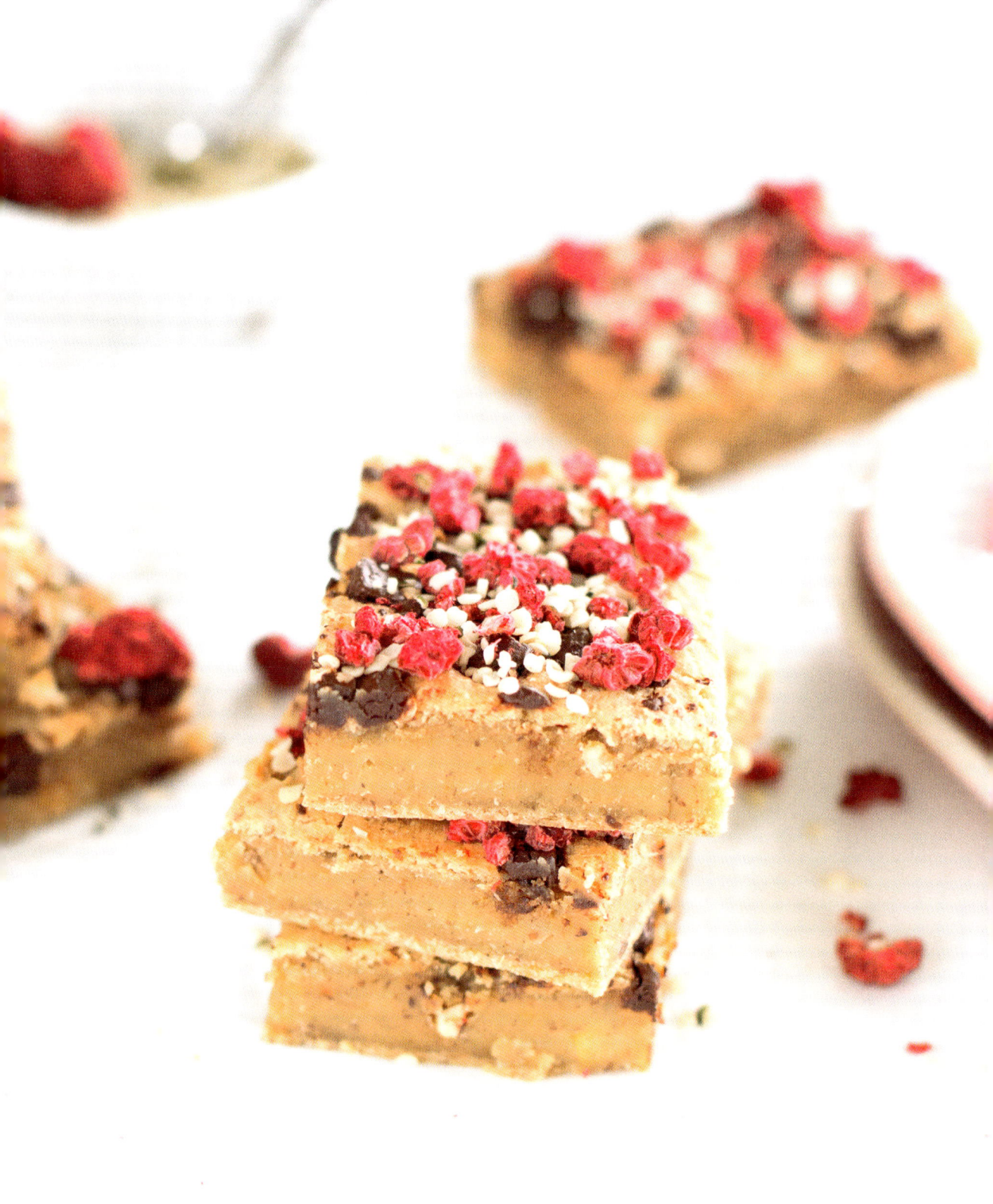

KICHERERBSEN-BLONDIES

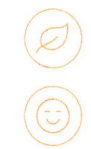

Du brauchst hin und wieder nach dem Essen etwas zu Naschen? Dann sind Kicher-erbsen-Blondies eine hervorragende Wahl. Sie sind köstlich und bleiben nach dem Backen auch Tage später noch herrlich saftig. Ich bin ein großer Fan dieser süßen „Proteinschnittchen" und bereite sie meistens gleich in größerer Menge zu, um sie an manchen Tagen auch gerne direkt nach dem Sport zu genießen.

ZUTATEN FÜR CA. 12–16 KLEINE BLONDIES

Für den Teig

350 g Kichererbsen
125 g Erdnussbutter oder Mandelmus
100 ml Ahornsirup
2 TL Zimt
1 Prise Meersalz
½ TL Weinstein-Backpulver
50 g gehackte dunkle Schokolade

Für das Topping

2 EL Hanfsamen
2–3 EL gefriergetrocknete Himbeeren

1. Die Kichererbsen abtropfen lassen. Den Backofen auf 175 °C Ober-/Unterhitze vorheizen. Eine Backform mit Backpapier auslegen.
2. Alle Zutaten (bis auf die Schokolade und die Zutaten fürs Topping) in eine Küchenmaschine geben und zu einer Teigmasse mixen. Der Teig sollte schön cremig und trotzdem etwas zäh sein.
3. Den Teig gleichmäßig in der Backform verteilen, etwas andrücken und mit gehackter Schokolade bedecken.
4. Alles für ca. 20–25 Minuten in den Ofen geben und nach 20 Minuten die Stäbchenprobe machen. Der Kuchen kann in der Mitte ruhig noch etwas „feucht" sein, sollte aber außen schön kross sein.
5. Anschließend abkühlen lassen, in kleine Stücke schneiden und mit Toppings verfeinern.
6. Luftdicht verschlossen halten sich die Blondies bei Zimmer-temperatur ca. 1 Woche.

MEIN TIPP: Bereite sie gleich in größerer Menge zu und friere einen Teil ein. Im Gefrierfach sind sie bis zu 3 Monate haltbar.

Naturally Good

Das Rezept ist eine wahre Eiweiß-Bombe. Kichererbsen liefern ca. 20 g, Erdnüsse ca. 25 g und Hanfsamen ca. 20 g wertvolle Proteine auf 100 g. Mit der richtigen Zutaten-auswahl ist „gesundes Naschen" also durchaus möglich und nicht schwer.

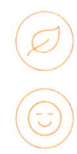

SUPERFOOD-PRALINÉS

Von diesen kleinen Pralinen habe ich immer einen Vorrat in meinem Kühlschrank.
Da sie schnelle Energie liefern, ohne zu belasten, sind sie toll als kleine Nascherei am
Nachmittag. Wenn ich Gäste erwarte, reiche ich sie aber auch gerne als kleinen süßen
Abschluss mit Kaffee nach dem Essen.

ZUTATEN FÜR 12 STÜCK

15 Medjoul-Datteln ohne Steine
50 g Kokosraspel
50 g Mandeln
1 Prise Zimtpulver
50 ml Mandelmilch
1 EL flüssiges Kokosöl
5 EL Rohkakaopulver
Superfoods zum Wälzen z.B. Hanfsamen,
    Blütenpollen, Kokosflocken, Rohkakao

❶ Datteln grob hacken und zusammen mit den übrigen Zutaten im
Mixer zu einer homogenen Masse pürieren. Anschließend aus der
Masse mit den Händen 12 kleine Kugeln formen.

❷ Die unterschiedlichen Superfoods auf ein mit Backpapier
ausgelegtes Backblech geben und die Kugeln nach Belieben darin
wälzen, bis sie rundum bedeckt sind. Die Kugeln für 20–30 Minuten in den Kühlschrank geben und erst kurz vor dem Servieren
herausholen.

Naturally Good

*Die kleinen runden Kraftpakete werden auch gerne als Energie-Bällchen bezeichnet –
ganz einfach, weil sie aufgrund ihrer Zutaten schon in kleinster Menge zahlreiche Nähr-
werte und schnell Energie liefern. Ich mixe hierbei gerne mit unterschiedlichen Superfoods:
Hanfsamen sind Eiweißbomben und stecken voller gesunder Fette. Sie enthalten neun
essentielle Aminosäuren, die unser Körper nicht selbst herstellen kann. Durch ihre mehrfach ungesättigten Fettsäuren sorgen sie für ein optimales Omega-6- zu Omega-3-Verhält-
nis. In Blütenpollen stecken eine Reihe von Vitaminen wie B-Vitamine. Sie sorgen für ein
ausgeglichenes Gemüt und Entspannung bei Stress, bringen den Hormonhaushalt ins
Gleichgewicht und halten die Verdauung in Schwung. Gleichzeitig steckt in den kleinen
gelben Kügelchen hochwirksames Vitamin C und Vitamin E. Beide Vitamine dienen dem
Immunsystem und dem Hautschutz.*

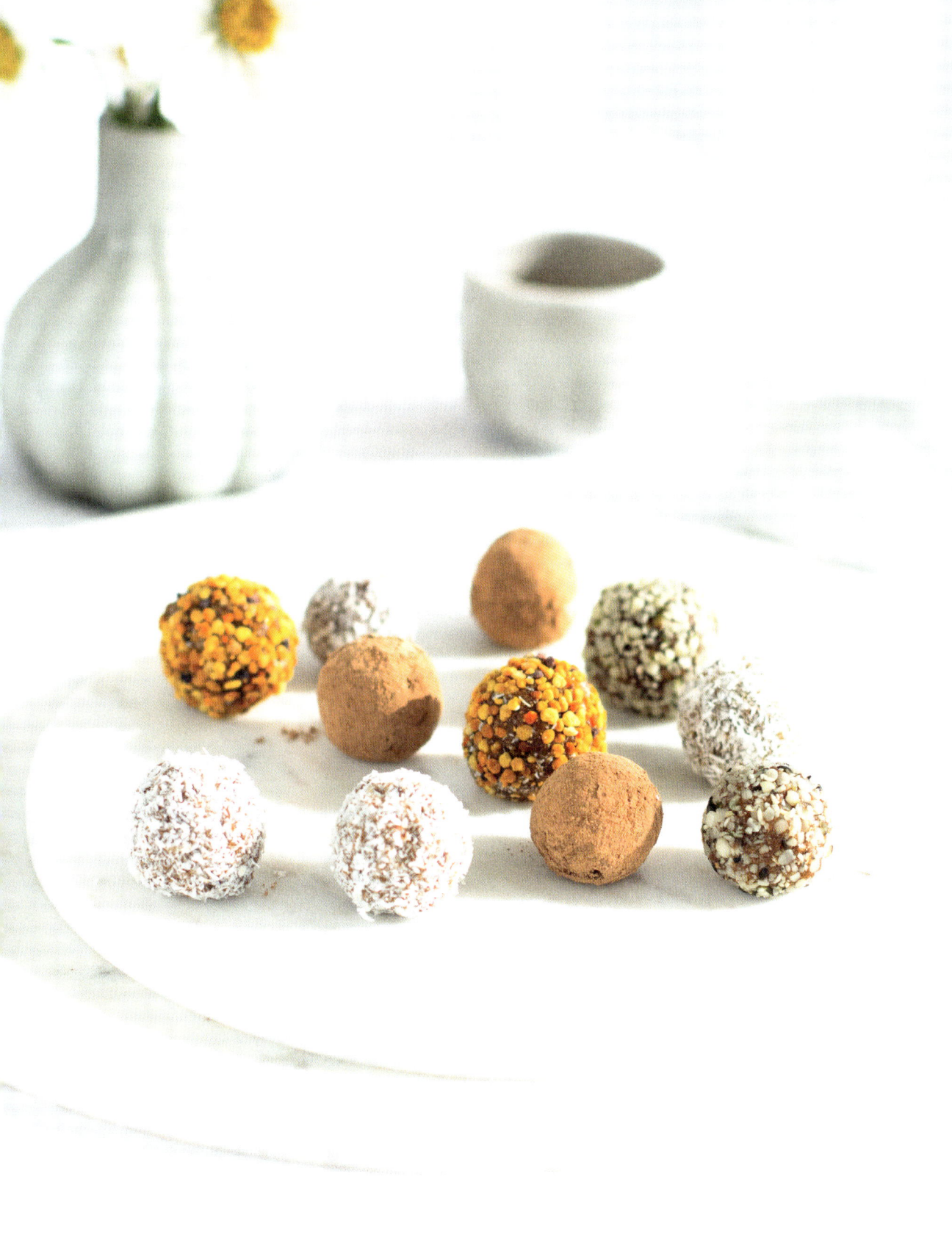

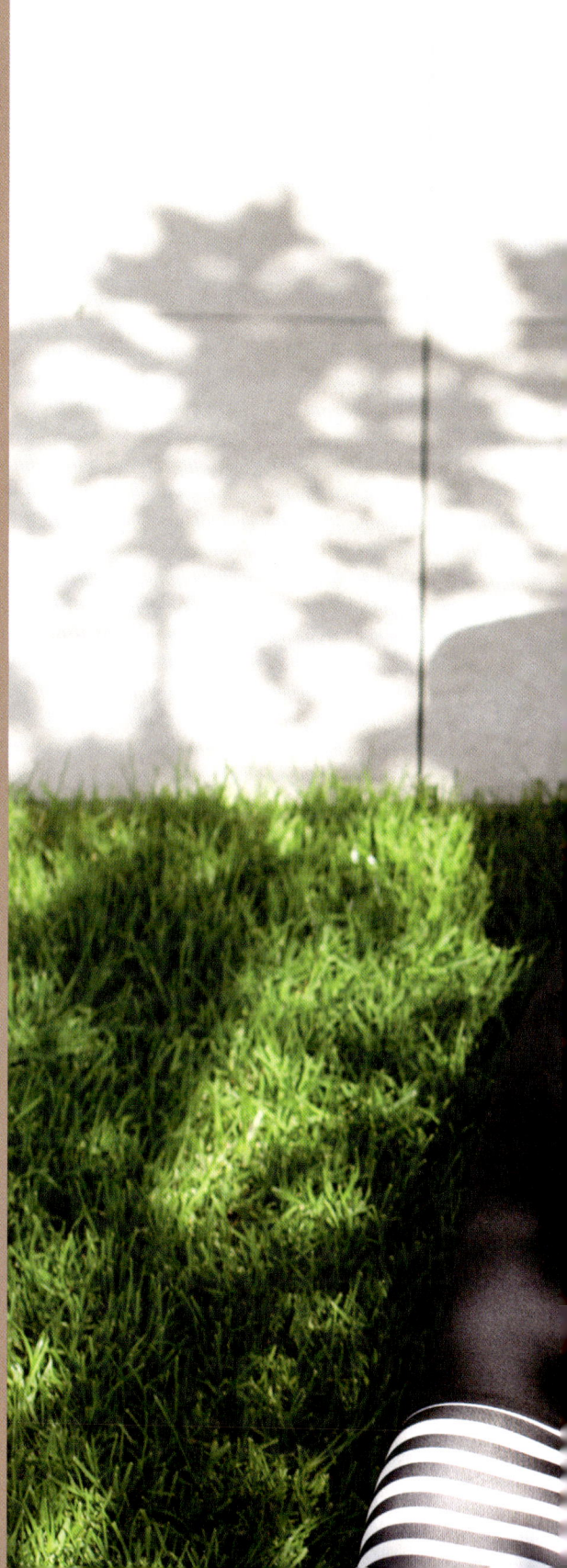

Sei achtsam mit dir

Unser Körper sendet permanent Signale und zeigt uns ziemlich deutlich, was ihm gerade guttut und was weniger bekömmlich ist. Alles, was du tun musst, ist hinhören. In dem Moment, in dem du dir für dich Zeit nimmst, kannst du erkennen, was gut für dich ist.

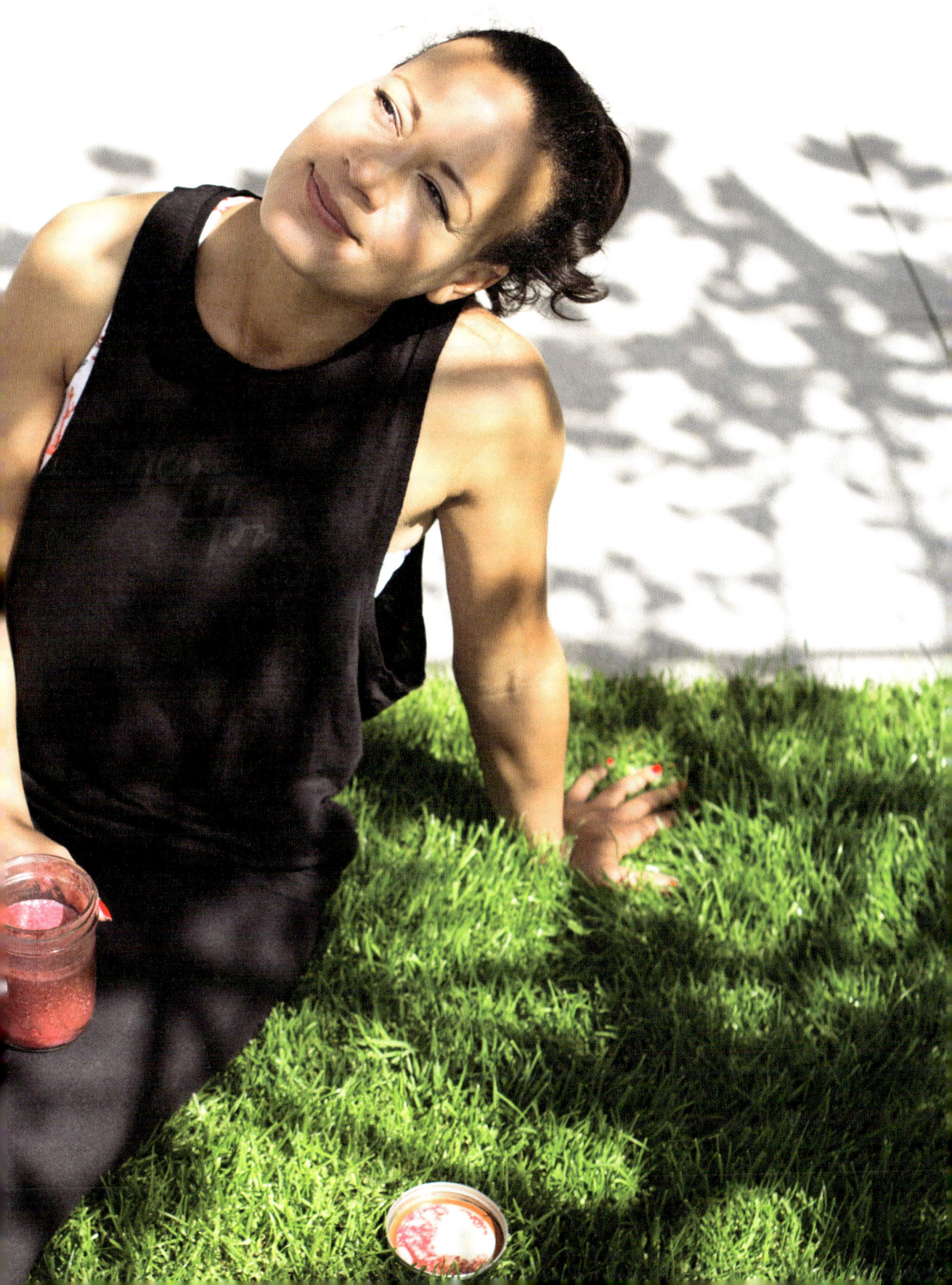

ACHTSAM ESSEN UND LEBEN

Wie viele Mahlzeiten am Tag soll ich essen? Abends lieber keine Kohlenhydrate und das Frühstück lieber weglassen? Bestimmt hast du dir schon solche Fragen gestellt. Dabei weiß dein Körper am besten, was du brauchst, um gesund, leistungsstark und fit zu sein. Alles, was du tun musst, ist hinhören. So habe ich bereits als Kind nicht nur mein Frühstück ganz intuitiv lieber in den späteren Vormittag verschoben, sondern auch schon damals Milchprodukte lieber links liegen gelassen. Die Parallelen konnte ich da noch nicht ziehen, aus heutiger Sicht weiß ich jedoch, dass dies ein natürlicher Schutz meines Körpers war. Milchprodukte habe ich damals wie heute nicht vertragen und sie inzwischen seit vielen Jahren konsequent aus meiner Ernährung gestrichen. Und frühmorgens essen mag ich auch heute noch nicht. Es sind zwei Beispiele von vielen, die gut verdeutlichen, wie wichtig es ist, ein gesundes Körpergefühl zu entwickeln und sich auf seine Intuition zu verlassen. So kannst du dir das gönnen, was dein Körper verlangt. Der Schlüssel dazu ist Achtsamkeit. In dem Moment, in dem du dir für dich Zeit nimmst, kannst du erkennen, was dir guttut.

Achtsames Essen ist einfacher, als du denkst, und du kannst es üben. Es geht weder ums Kalorienzählen noch um kontrolliertes Essverhalten. Vielmehr lernst du, wieder mehr auf dein Bauchgefühl zu hören. All das fördert ein ganzheitlich gesundes, glückliches und entspanntes Leben.

Besser als jede Diät

Wer achtsam isst, nimmt sich Zeit zum Essen. Das bringt Vorteile für Körper, Geist und Seele:

→ Du förderst deine Geschmacksknospen und lernst intensiveres Schmecken.
→ Du bist schneller satt und isst nur so viel, wie dein Körper wirklich braucht. Dadurch kannst du überflüssige Kilos ganz nebenbei verlieren.
→ Du hast weniger Verdauungsbeschwerden. Denn: Beim ausgiebigen Kauen wird mehr Speichel produziert als beim hastigen Essen. Das heißt, die Verdauung beginnt bereits im Mund. Das entlastet den Magen.
→ Du baust Stress ab. Wenn du dich auf dein Essen konzentrierst, lernst du die meditative Seite von Mahlzeiten kennen und entspannst dich.
→ Du sorgst für ein gesundes Mikrobiom in Balance.

Indem du achtsam isst und lebst, sorgst du dafür, dass dein Mikrobiom im Gleichgewicht bleibt. Über die Ernährung kannst du also einen starken Einfluss auf dein Mikrobiom nehmen, was deinem Wohlbefinden, deiner Psyche, deinem persönlichem Glück und deiner ganzheitlichen Gesundheit zugutekommt.

DAS LIEBT DEIN MIKROBIOM.

1. Vielfalt bei der Ernährungsauswahl

Versuche im Alltag immer wieder mal zu variieren. Deine Darmbakterien lieben Abwechslung in der Ernährung. Entscheide dich deshalb öfter auch für Obst- und Gemüsesorten, die nicht in die Kategorie „Lieblingszutat" gehören.

2. Ballaststoffreiche Lebensmittel

Ballaststoffe finden wir vorwiegend in Getreide, wie Dinkel, Hafer und Vollkorn, und in Pseudogetreidearten, wie Hirse, Quinoa, Buchweizen und Amarant. Auch Hülsenfrüchte wie Linsen und Kichererbsen oder Obst und Gemüse enthalten reichlich Ballaststoffe. Ballaststoffe findest du auch in vielen Nüssen und Samen, wie Leinsamen, Chiasamen oder Mandeln. Für eine bessere Verträglichkeit und bessere Nährstoffaufnahme empfehle ich dir, Gemüse vor dem Verzehr schonend zu garen und Nüsse und Samen vorab einzuweichen. Eine Empfehlung findest du auf Seite 73.

3. Fermentierte Nahrungsmittel

Fermentierte Lebensmittel wie Kefir, Sauerkraut, Kombucha und saure Gurken enthalten viele lebende, „gute" Mikroorganismen, die unsere Darmflora ins Gleichgewicht bringen. Dank der Gärung stecken sie voller Fitmacher und sind noch dazu gut bekömmlich. Ich liebe mein Rezept für selbst gemachten Kombucha (Seite 47), wovon ich täglich ein großes Glas trinke. Einzig Personen mit Histaminintoleranz sollten die Finger von Fermentiertem lassen. Sie greifen besser zu frischen, histaminarmen Lebensmitteln.

4. Resistente Stärke

Resistente Stärke, die vorwiegend in grünen Bananen, Hülsenfrüchten (Kichererbsen, Linsen, Bohnen, Erbsen), Hirse oder Vollkorn zu finden ist, dient den Darmbakterien als Nahrung und soll den Cholesterinspiegel im Blut senken. Durch die Verstoffwechselung von resistenter Stärke bilden die Darmbakterien größere Mengen an Buttersäure. Buttersäure ist zu 70 Prozent Hauptnährstoff der Schleimhautzellen der Darmwand und sorgt für ein natürliches Gleichgewicht der Schleimhaut. Darüber hinaus wirkt Buttersäure im Gehirn als Sättigungssignal und hat antientzündliche Eigenschaften, was chronischen Erkrankungen vorbeugt.

MEIN TIPP → Iss Nahrungsmittel wie Reis, Kartoffeln oder Sushi-Reis öfter kalt. Durch das Abkühlen entsteht mehr resistente Stärke für deine Darmbakterien. Rezepte für mehr resistente Stärke, die dein Mikrobiom liebt: Kartoffel-Bohnen-Salat auf Seite 184 oder mein Rezept für Rotkohl-Reis-Salat auf Seite 192.

5. Gesunde Lebensstilfaktoren

Bewegung, ausreichende Schlaf- und Ruhezeiten und die Vermeidung von Stress, geregelte Essenszeiten und ein achtsamer Lebensstil sind wesentliche Faktoren, die positiv zur Gesundheit deines Mikrobioms beitragen.

6. Wasser

Ausreichend und regelmäßig trinken. Falls dir das Trinken über den Tag verteilt nicht so leichtfällt, dann kannst du über Infused Water etwas Abwechslung in deinen Wasser-Alltag bringen. Du findest Rezepte auf Seite 151.

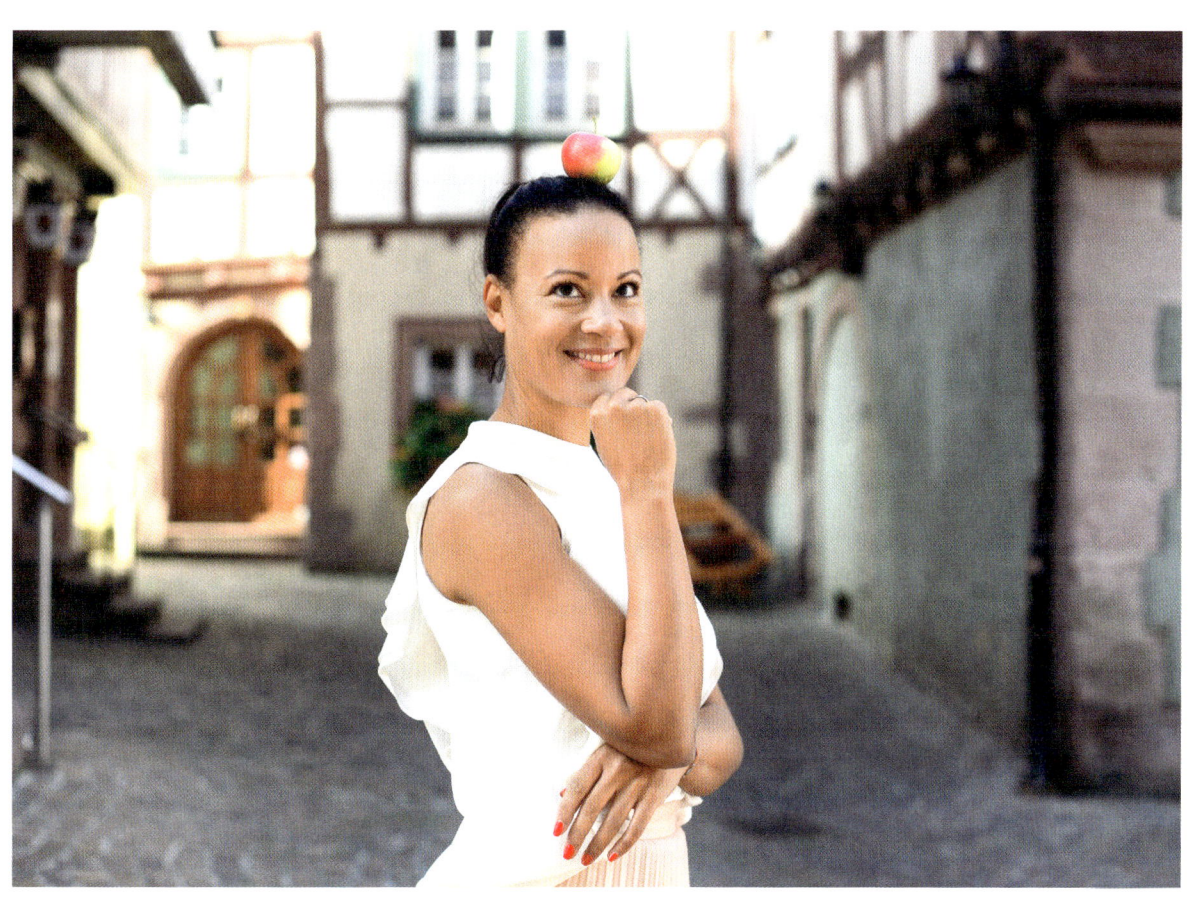

Weißt du noch, wie der Kaffee heute Morgen geschmeckt hat oder was du gefrühstückt hast? Achtsamkeit ist eine Form der Aufmerksamkeit für den Moment, die absichtsvoll ist und nicht wertet. Es ist eine innere Haltung, mit der du Dinge wahrnimmst und erlebst. Ein toller Einstieg für mehr Achtsamkeit beim Essen ist die Rosinenübung, die ich weiter unten beschreibe. Außerdem kannst du dir bei jeder Mahlzeit, jedem Snack – ja sogar bei jedem Gedanken, den du an Essen hast – diese Fragen stellen:

- *Warum esse ich? Bin ich hungrig oder esse ich aus Frust, Stress oder Gewohnheit?*
- *Wie fühlt sich mein Hunger an? Knurrt mein Magen oder werde ich unkonzentriert?*
- *Was tut mir gut und nährt mich?*
- *Welches Essen verlangt mein Körper? Ist mir nach Süßem, Salzigem, nach einem kleinen Snack oder einer ganzen Mahlzeit?*
- *Wie sieht mein Essen aus? Wie ist die Konsistenz und wie schmeckt's?*
- *Was geschieht um mich herum? Höre ich nur mein Kauen oder Musik oder andere Hintergrundgeräusche?*

Wenn es dir hilft, dich besser auf diese Fragen zu konzentrieren und sie tatsächlich zu beantworten, kannst du dir ein Achtsamkeits-Tagebuch zulegen. Zum Beispiel ein Notizbüchlein, in welchem du festhältst, wie es dir vor, während und nach dem Essen geht. Falls du Beschwerden hast, ist so ein Ess-Tagebuch ebenfalls eine schöne Sache. Dann schreibst du zusätzlich auf, was du genau gegessen hast, wie du dich damit gefühlt hast und ob du Bauchschmerzen, Völlegefühl, Müdigkeit oder Unwohlsein feststellen konntest.

Der Schlüssel zu deinem achtsamen Essverhalten ist Zeit. Wie oben beschrieben solltest du dir schon bei der Auswahl deines Essens Zeit nehmen und überlegen, was du wirklich möchtest.

Diese 6 Tipps helfen dir bewusster zu essen:

→ Nimm dir Zeit.

Im hektischen Alltag haben wir das Gefühl, immer und überall erreichbar zu sein. Entscheide dich während der Nahrungsaufnahme bewusst dagegen und nimm dir die Zeit. Ich lege zum Beispiel zuallererst mein Smartphone zur Seite und schalte es währenddessen auf Ruhemodus. Achte auf das, was du isst, iss langsam und genieße. Wie verändert sich der Geschmack mit jedem Bissen?

→ Mach deine Mahlzeitenaufnahme zu etwas Besonderem.

Schaffe dir eine angenehme Umgebung für deine Mahlzeiten, wie dein Essen schön anrichten, den Tisch eindecken, vielleicht magst du auch Kerzen und Blumen? Es sind kleine, aber wirkungsvolle Elemente, um deine Mahlzeitenaufnahme mit positiven Dingen zu verknüpfen. Falls du auf der Arbeit bist und dort wenig Raum und Zeit für achtsame Momente hast, empfehle ich dir dennoch zu schauen, wie du diese Momente möglichst achtsam gestalten kannst. Wird z.B. etwas zu essen beim Imbiss bestellt, dann entscheide dich – statt direkt aus der Transportverpackung zu essen – für Besteck und Teller.

→ Schau dir dein Essen bewusst an und sei dankbar.

In Nigeria ist es normal, vor jeder Mahlzeitenaufnahme das Essen zu segnen und ein kleines Tischgebet zu sprechen. Ich finde, es ist ein schönes Ritual um Dankbarkeit, Liebe und Respekt auszudrücken. Auch wenn du nicht gläubig bist, kannst du diesen Tipp für dich nutzen, indem du in dich gehst: Welche Farben siehst du? Wie ist es angerichtet? Sei dankbar für die Mahlzeit, die vor dir steht.

→ Lege ab und zu dein Besteck zur Seite und kaue genüsslich.

Iss bewusst und gib dir und deinem Organismus Zeit. Frage dich immer wieder: Bin ich satt? Möchte ich weiteressen?

→ Höre auf zu essen, sobald du merkst, dass du satt bist.

Ich werde immer wieder gefragt, wie wir merken, dass unser Körper satt ist. Dein Körper sagt dir ziemlich genau, wann er satt ist. Leider haben wir verlernt, darauf zu hören. Rein physiologisch gesehen bist du satt, sobald du während des Essens das erste Mal aufstößt. Das ist der natürliche Hinweis deines Körpers, der dir mitteilt, dass er genug hat. Achte bei deiner nächsten Mahlzeit mal ganz bewusst darauf. Vertraue auf deinen Körper und darauf, dass er dir sagt, was er braucht.

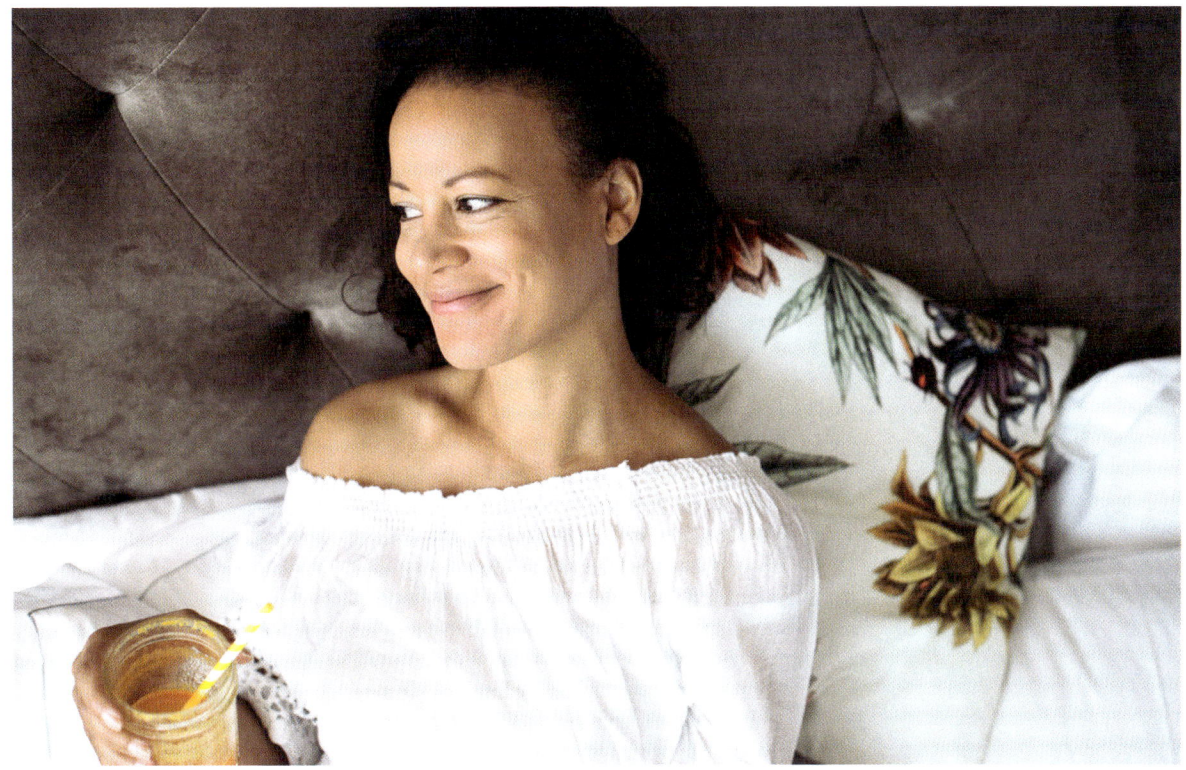

EIN DATE MIT EINER ROSINE

Mit der „Rosinenübung" kannst du ganz easy direkt in die Praxis des achtsamen Essens einsteigen. Als meine Kinder noch kleiner waren, haben wir diese Übung immer wieder spielerisch in unsere Essenszeiten mit eingebaut. Dabei habe ich ihnen damals die Augen verbunden und sie mussten im Anschluss das Gemüse oder das Obst erraten. Es hat ihnen wahnsinnig viel Freude bereitet und war immer eine schöne Möglichkeit, die Mahlzeitenaufnahme positiv zu gestalten.

Du brauchst lediglich eine einzige Rosine und einen Ort, an dem du 10–15 Minuten deine Ruhe hast. Bei dieser simplen Übung geht es darum, dich mit all deinen Sinnen auf die Rosine zu fokussieren.

→ Schau dir die Rosine in deiner Handfläche genau an. Du kannst sie auch gegen das Licht halten und sie aus verschiedenen Perspektiven betrachten.

→ Jetzt riechst du an der Rosine. Versuche das Aroma wahrzunehmen und für dich selbst zu beschreiben. Falls du schon Lust verspürst, die Rosine zu vernaschen, halte diesem Impuls stand.

→ Fühle die Oberfläche der Rosine mit deinen Fingerkuppen und mit deinen Lippen, wenn du möchtest. Dabei kannst du die Augen schließen.

→ Probiere jetzt aus, ob du die Rosine hören kannst. Halte sie ans Ohr und drücke sie leicht zwischen zwei Fingern. Wie klingt es? Nimm es bewusst wahr.

→ Zuletzt legst du die Rosine auf deine Zunge. Nimm dir Zeit zu schmecken, wie sich das Aroma entfaltet, wenn du sie im Mund hin und her schiebst und schließlich zerkaust und isst.

Die Rosinenübung kannst du immer wieder machen, wenn du merkst, dass du dein Essen bewusster wahrnehmen möchtest. Sie hilft dir dabei, auch in der Mittagspause in der Kantine oder Restaurant dein Gericht mit allen Sinnen zu genießen. Und zwar mit allen Tipps, die ich dir zu Beginn verraten habe.

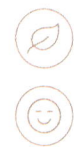

KURKUMA-SUNSHINE & BALANCED MATCHA

Bestimmt hast du schon von Matcha Latte oder von Goldener Milch gehört? Beide Getränke sind nicht nur eine willkommene Alternative zum Kaffee, sondern ausgesprochen wohltuend und belebend. Ich trinke sie regelmäßig für einen entspannten und sanften Start in den Tag und wechsle ganz nach Belieben immer wieder mal zwischen beiden Getränken. Um darüber hinaus von den zahlreichen gesundheitsfördernden Inhaltsstoffen der Heilgewürze zu profitieren, mixe ich zusätzlich ½ EL meines selbst gemachten „Rise & Shine Mix für einen zauberhaften Morgen" dazu. Er ist regulierend, ausgleichend und belebend zugleich. Damit steht einem wunderbaren Start in den Tag nichts mehr im Wege.

ZUTATEN FÜR 1 GLAS
Für die Kurkumapaste (Basisrezept)
5 TL Kokosöl
100 g Kurkumapulver
½ TL frischer geriebener Ingwer
   oder Ingwerpulver
½ TL Zimt
½ TL gemahlener schwarzer Pfeffer
1 Prise Vanillepulver

Für den Kurkuma-Sunshine
200 ml Pflanzenmilch
1 TL Kurkumapaste
   (siehe oben)
1 TL Rise & Shine Mix
   (optional, siehe Seite 179)
Ahornsirup

ZUTATEN FÜR 1 TASSE BALANCED MATCHA
½ TL Bio-Matcha-Pulver
250 ml Pflanzendrink

❶ Das Kokosöl bei niedriger Hitze in einer Pfanne erwärmen. Das Kurkumapulver hinzufügen und leicht anrösten. Alle weiteren Gewürze zufügen und nach und nach 100 ml Wasser zugeben. So lange köcheln, bis eine leicht sämige Paste entsteht. Die Paste in ein sauberes, ausgekochtes Glas füllen und abkühlen lassen. Im Kühlschrank aufbewahrt, ist die Paste ca. 10 Tage haltbar. Kurkumapaste verwende ich nicht nur für meinen Kurkuma-Sunshine, sondern gebe sie auch als Gewürzpaste in Currys oder Bowls.

❷ Für den Kurkuma-Sunshine 200 ml Pflanzenmilch erwärmen. Je 1 TL Kurkumapaste und Rise & Shine Mix (optional) einrühren. Anschließend nach Belieben mit Ahornsirup abschmecken.

❶ Wasser zum Kochen bringen und anschließend auf 80 °C abkühlen lassen. Das dauert rund 10 Minuten.

❷ Matchapulver in eine Matcha-Schale geben, das Teepulver mit 80 ml des abgekühlten Wassers übergießen und mit einem Matcha-Besen (oder Milchschäumer) umrühren, bis keine Klumpen zu sehen sind. Beiseitestellen.

❸ Pflanzenmilch erhitzen, aufschäumen und in eine große Tasse oder ein hitzebeständiges Glas geben.

❹ Den Matcha-Tee über die Pflanzenmilch gießen und genießen.

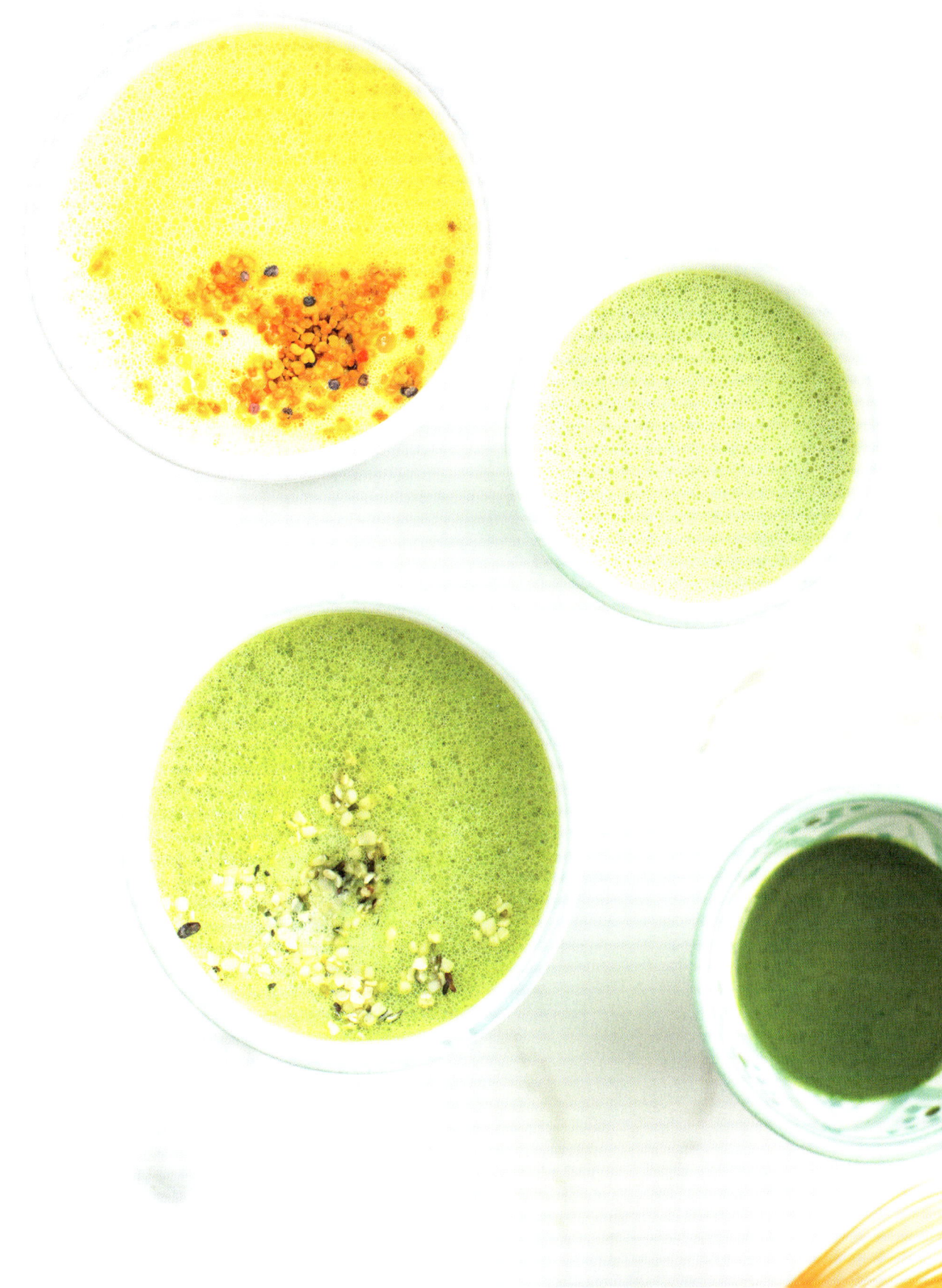

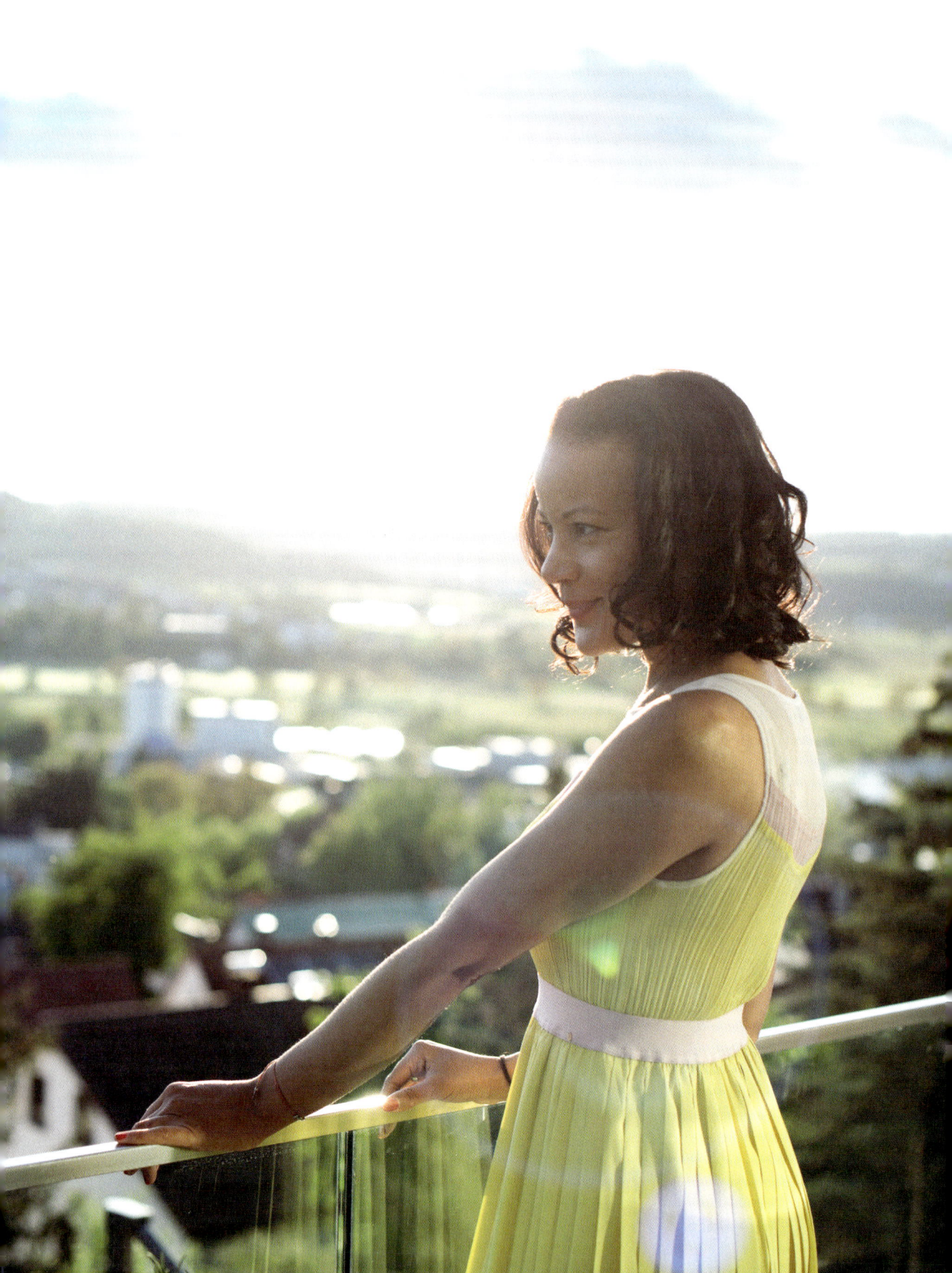

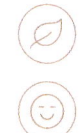

GEWÜRZE FÜR EINEN ZAUBERHAFTEN MORGEN

Ingwer sorgt in der Küche für einen wahren Energy-Boost. Die in der Knolle enthaltenen Scharfstoffe bringen unsere Stoffwechselproduktion auf Hochtouren und den Kreislauf in Schwung, was zusätzlich die Durchblutung anregt und die Fettverbrennung steigert.

Kurkuma besitzt ebenfalls belebende Eigenschaften. Mit weiteren Gewürzen wie Ingwer können wir die heilenden Kräfte gleich doppelt für unsere Gesundheit nutzen, denn auch Kurkuma wirkt antibakteriell und zellschützend, soll zusätzlich den Magen und Darm besänftigen und vor Erkältungskrankheiten schützen.

Kardamom gibt neue Power: Es gilt als Aphrodisiakum, regt Körper und Geist an und hebt die Stimmung.

Muskatnuss gilt als Power-Gewürz mit heilenden Inhaltsstoffen. Bereits eine kleine Prise reicht, um deiner Gesundheit etwas Gutes zu tun. Die Heilkräfte der Muskatnuss sollen vor allem bei Magen-Darmbeschwerden, allgemeiner Antriebslosigkeit und Herzschwäche helfen.

Gewürznelken enthalten einen hohen Gehalt an Phenolverbindungen, die antioxidative und entzündungshemmende Eigenschaften aufweisen, was unsere Zellen vor freien Radikalen schützt. Zusätzlich haben sie eine antibakterielle und eine verdauungsfördernde Wirkung.

Matchatee ist ein außergewöhnliches Energie-, Gesundheits- und Anti-Aging-Getränk, das reich an Vitaminen und Antioxidantien ist, was eine vitale und aktive Lebensweise positiv beeinflussen kann. Er enthält dreimal mehr Vitamin C als eine Orange und unterstützt damit dein Immunsystem. Seine vielen Aminosäuren, darunter das L-Theanin, wirken entspannend und belebend zugleich. Im Gegensatz zu Kaffee wird das Koffein im Matchatee nicht bereits bei Kontakt mit der Magensäure, sondern erst im Darm freigesetzt, weshalb der belebende Effekt umso länger anhält. Dazu erhöht er die geistige Aufmerksamkeit, trägt zur Leistungssteigerung bei, ist stoffwechselanregend und vermindert das Hungergefühl.

ZUTATEN FÜR CA. 10 PORTIONEN
Basisrezept Rise & Shine Mix
für einen zauberhaften Morgen
1 EL Zimtpulver
1 EL Vanillepulver
1 TL Ingwerpulver
1 TL Kurkumapulver
1 TL Kardamompulver
1 TL Gewürznelkenpulver
1 Prise geriebene Muskatnuss

Alle Gewürze in einer Schüssel miteinander verrühren und anschließend gut verschlossen aufbewahren. Ich mische jeweils ½ TL dieses Mixes in Smoothies, Bowls oder Porridges.

Frische
BEEREN-LIMONADE

Einfaches Mineralwasser gehört zu meinen liebsten Durstlöschern. Dennoch können selbst gemachte Limonaden und Fruchtsaftschorlen hin und wieder eine erfrischende Abwechslung zu Mineralwasser sein. Vor allem meine Kinder lieben dieses Rezept, und ich mag besonders, dass es ganz schnell und unkompliziert – ohne Zucker – mit unseren heimischen Superfoods – Beeren – zubereitet werden kann.

ZUTATEN FÜR CA. 750 ML

1 kg Erdbeeren
500 g Himbeeren
2 EL Honig
1 Bio-Zitrone
500 ml Mineralwasser
Eiswürfel

1. Erdbeeren und Himbeeren waschen, putzen und in einem Mixer pürieren, dabei einige Beeren für die Dekoration aufbewahren. Die pürierten Früchte durch ein sauberes Küchentuch drücken und den Saft auffangen

2. Den Erdbeer- und Himbeersaft nach Belieben mit etwas Honig süßen.

3. Die Zitrone auspressen und ihren Saft zum übrigen Saft geben. Das Saftgemisch mit Mineralwasser und Eiswürfeln auffüllen und mit einigen Beeren im Glas servieren.

Naturally Good

Hast du schon mal eine im Supermarkt gekaufte Frucht-Limonade wirklich auf ihren Geschmack getestet? Meistens ist dieser viel zu süß und kaum erkennbar, was an den zahlreichen Aromastoffen und Geschmacksverstärkern liegt. Außerdem sucht man – bei genauerem Blick auf die Zutatenliste – den darin enthaltenen Fruchtanteil meist vergebens. Nicht so bei selbst zubereiteter Limonade, die dazu reich an Vitaminen, Mineralstoffen und Spurenelementen ist und von denen du zusätzlich profitieren kannst. An den besonders warmen Tagen ist dies ein schöner Nebeneffekt, der deinem Elektrolythaushalt zugutekommt.

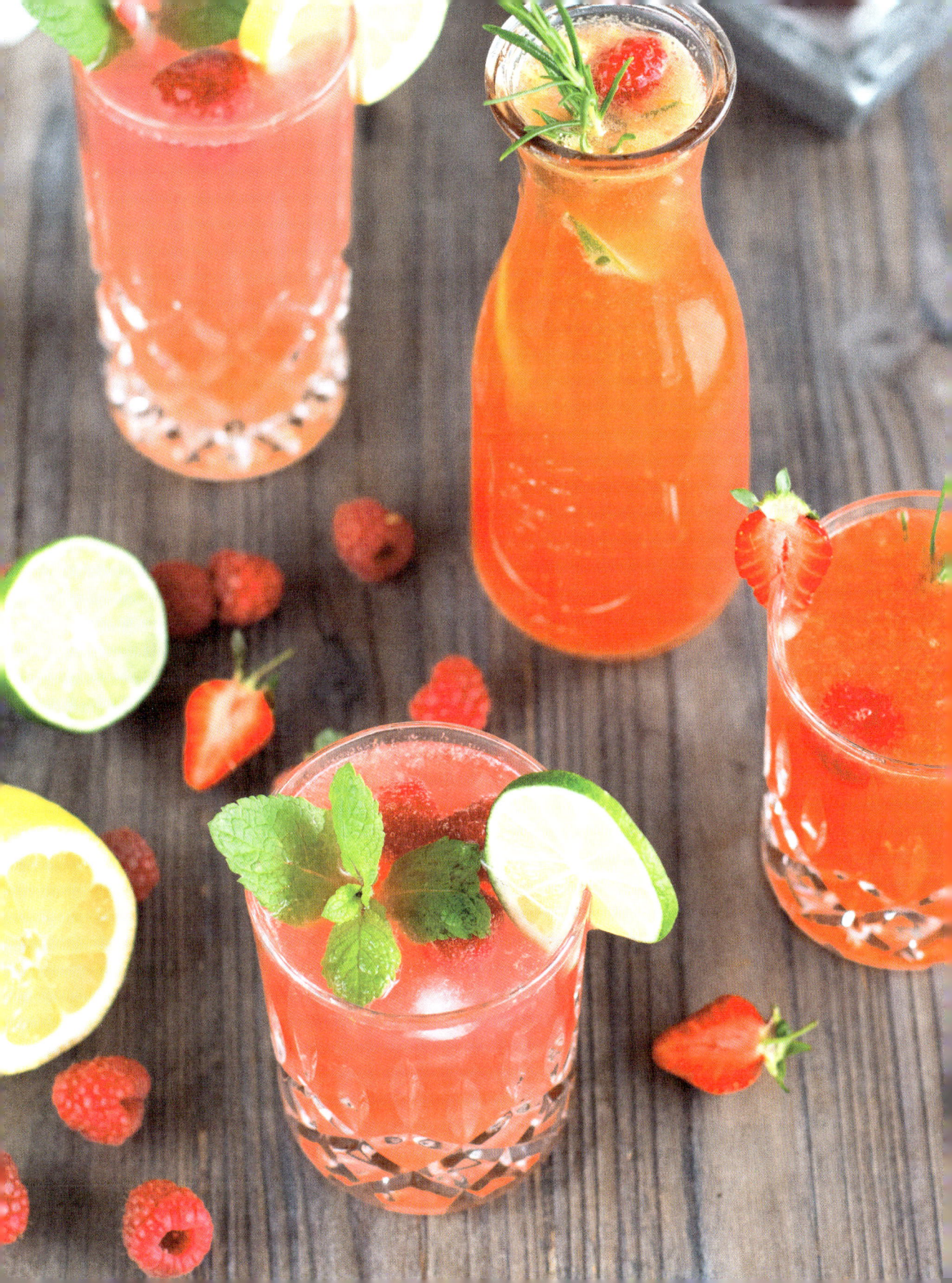

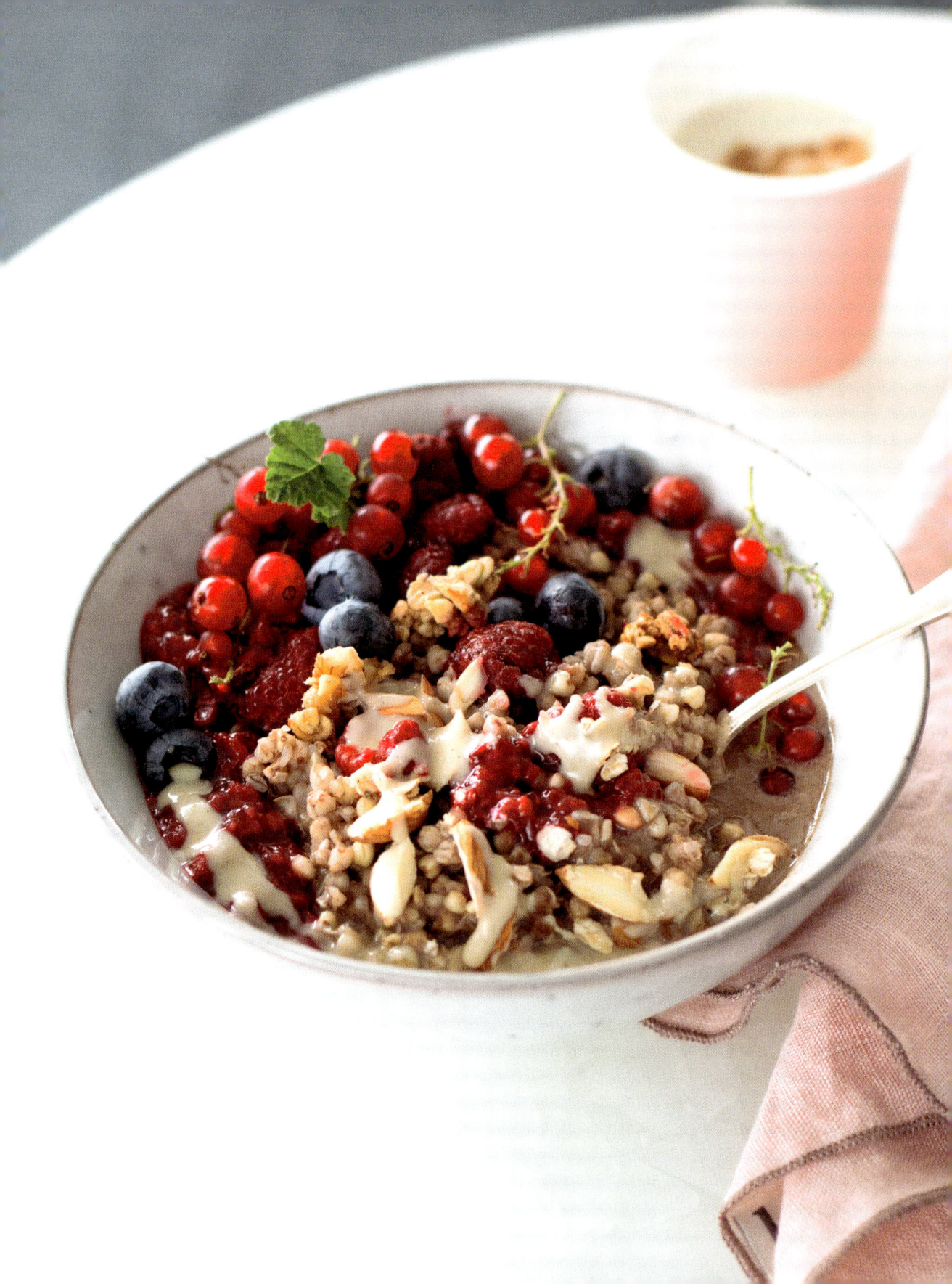

BUCHWEIZEN-
PORRIDGE
mit Beeren

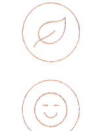

Porridge ist ein wunderbares Frühstück, um immer wieder mit unterschiedlichen Toppings zu variieren. Die vielen Topping-Möglichkeiten liefern einen guten Nährstoff-Mix und bringen Abwechslung auf deinen Frühstücksteller. In den Grundzutaten variiere ich immer wieder mal zwischen Hirse, Haferflocken, Quinoa und Buchweizen. Gleiches gilt für die Auswahl von Beeren, Nüssen und Samen. Das macht nicht nur Spaß, sondern darüber freut sich vor allem dein Mikrobiom.

ZUTATEN FÜR 1 PORTION

200 ml Mandelmilch
1 TL Kokosöl
1 TL Rohkakao
½ TL Zimt
½ TL Rise & Shine Mix (Rezept
   siehe Seite 179)
40 g gekochter Buchweizen
frische Himbeeren oder andere Beeren
½ EL gehackte Nüsse nach Belieben
1–2 TL Mandelmus

❶ Mandelmilch mit Kokosöl, Rohkakao und Gewürzen im Topf erwärmen und verrühren. Gekochten Buchweizen zufügen und für 5 Minuten auf kleiner Stufe ziehen lassen.

❷ Zum Schluss mit Beeren, gehackten Nüssen und Mandelmus garnieren.

Naturally Good

Porridges enthalten zahlreiche Vitamine, Mineralstoffe und leicht verdauliche Kohlenhydrate. Sie füllen deine über Nacht geleerten körpereigenen Speicher ausgesprochen positiv auf. Das darin enthaltene Getreide (oder Pseudogetreide) versorgt dich in Kombination mit Obst und Nüssen mit allen wichtigen Nährstoffen, die du benötigst, um den Morgen kraftvoll zu starten. Neben zahlreichen Vitaminen und Mineralstoffen enthalten Porridges durch die Zugabe von Nüssen und Samen leicht verdauliche Proteine und wertvolle ungesättigte Fettsäuren. All das hilft dir am Morgen prima auf die Sprünge, hält den Blutzuckerspiegel stabil und gibt dir die nötige Energie für einen entspannten Start in den Tag.

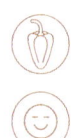

KARTOFFEL-BOHNEN-SALAT

Ein klassischer Kartoffelsalat ist eines der Rezepte, die mich immer wieder an meine Oma erinnern. Zu Familien- und Grillfesten brachte sie uns immer eine große Schüssel mit, wobei sie immer ganz unterschiedliche Kartoffelsalat-Varianten zauberte – mal mit Gurken, mal mit Radieschen, aber immer cremig. Mein Favorit ist bis heute dieses Rezept mit Bohnen. Für die Creme habe ich mich – statt für Sahne – für die etwas „leichtere" Version mit Joghurt entschieden.

ZUTATEN FÜR 2–4 PORTIONEN

Für den Salat

500 g Salatkartoffeln
300 g frische Bohnen
Salz und Pfeffer

Für das Dressing

2 Knoblauchzehen
2 Frühlingszwiebeln
2 EL Dijon-Senf
6 EL Bio-Apfelessig
100 ml Gemüsebrühe
200 g Naturjoghurt
1 TL Ahornsirup
5 EL Hanfsamenöl

❶ Salatkartoffeln waschen, in kochendem Salzwasser ca. 20 Minuten garen, abgießen und abkühlen lassen. Anschließend halbieren.

❷ Bohnen waschen, putzen und in größere Stücke schneiden. Salzwasser in einem Topf aufkochen und die Bohnen darin ca. 5 Minuten blanchieren. Achte darauf, dass die Bohnen noch schön bissfest sind. Anschließend abseihen und abkühlen lassen.

❸ Für das Dressing: Knoblauch schälen. Frühlingszwiebeln und Knoblauch fein würfeln und zusammen mit Senf, Essig, Gemüsebrühe, Joghurt, Ahornsirup und Öl vermengen.

❹ Gekochte Kartoffeln und Bohnen vorsichtig mit dem Salatdressing vermengen. Zum Schluss mit Salz und Pfeffer würzen.

Naturally Good

Die Bohnen liefern wertvolles Eiweiß, das für ein lang anhaltendes und natürliches Sättigungsgefühl sorgt. Durch das Abkühlen im Kartoffelsalat entsteht außerdem resistente Stärke, über die sich dein Mikrobiom freut. Mein Tipp, falls du beim Verdauen von Bohnen und Hülsenfrüchten Probleme hast: Gib bereits beim Kochen Gewürze wie Kümmel, Fenchel oder Anis zum Kochwasser hinzu. Das hilft, Blähungen auf ein Minimum zu reduzieren.

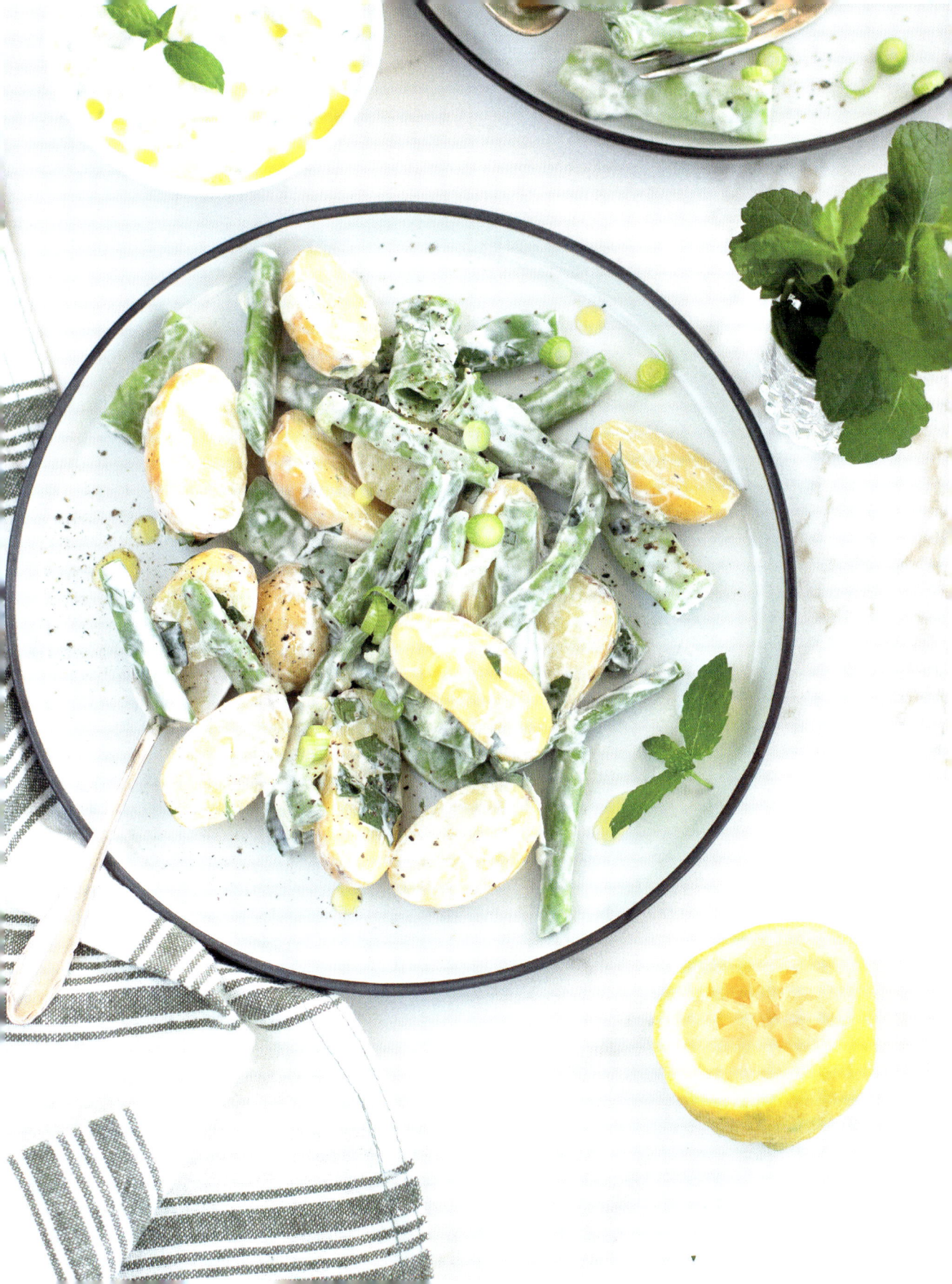

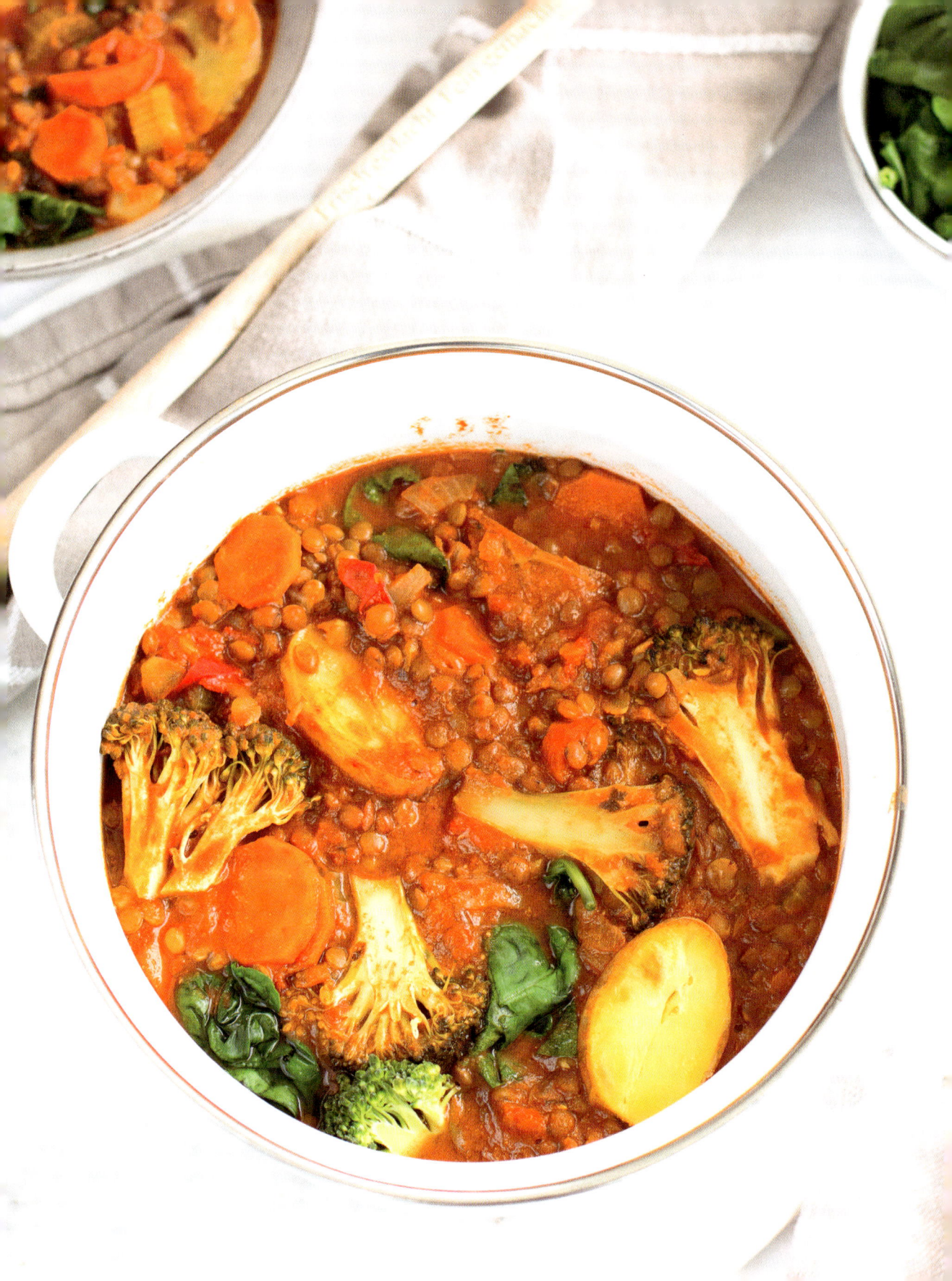

„SOULFOOD"- LINSENEINTOPF

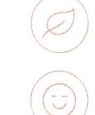

Eintöpfe haben in meiner Ernährung schon immer eine große Rolle gespielt. Für mich ist dies das perfekte Soulfood, um die ganze Familie glücklich zu machen und ganz nebenbei die geballte Ladung an Vitaminen darin zu verstecken.

ZUTATEN | 6 PORTIONEN

1 kleiner Brokkoli
2–3 Selleriestangen
3 Karotten
2–3 Tomaten
3 Handvoll frischer Blattspinat
200 g Kartoffeln
1 Zwiebel
1 Knoblauchzehe
1 kleiner roter Chili
1 TL Kokosöl
1 EL Tomatenmark
300 g Berglinsen, 3–4 Stunden oder
   über Nacht eingeweicht
800 ml Gemüsebrühe
1 Prise Kurkuma
1 Prise Zimt
½ TL Paprikapulver
2–3 ganze Nelken
1 Lorbeerblatt
200 ml Cashewsahne
Salz und Pfeffer
1 Limette

1. Brokkoli putzen und in kleine Röschen teilen. Gemüse waschen und Sellerie und Karotten in grobe Scheiben schneiden. Tomaten vierteln und vom Strunk befreien, Blattspinat waschen und grob hacken. Die Kartoffeln schälen, separat kochen, halbieren und warmhalten.

2. Zwiebel und Knoblauch schälen und in Würfel schneiden. Chili halbieren, von den Kernen befreien und in dünne Streifen schneiden.

3. Kokosöl im Topf erhitzen und Zwiebel und Knoblauch darin glasig dünsten. Chilistreifen zufügen und kurz mitdünsten. Linsen unter fließendem Wasser abspülen. Mit Tomaten, Tomatenmark, Karotten und Gemüsebrühe in den Topf geben. Die Gewürze zufügen und alles ca. 15 Minuten bei mittlerer Hitze köcheln lassen. Die Brokkoliröschen nach 10 Minuten zufügen.

4. Kurz vor Garende Cashewsahne und Blattspinat zufügen. Den Eintopf mit Salz, Pfeffer und Limettensaft abschmecken. Gegebenenfalls noch etwas Flüssigkeit (Wasser, Gemüsebrühe oder Cashewsahne) dazugegeben, falls er zu sämig erscheint. Mit warmen Kartoffeln servieren.

Naturally Good

Ein bunter Linseneintopf, mit saisonalem Gemüse und vielen wohltuenden Gewürzen und Kräutern eingekocht, ist nährstoffreich, wärmend, leicht verdaulich, sättigend und genau das, was wir brauchen, wenn wir uns nach Soulfood sehnen.

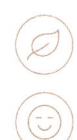

Gebratener
BLUMENKOHLREIS

Dieses Rezept ist für alle gedacht, die gebratenen Reis vom Asiaten lieben, aber ab und an eine „leichtere" Alternative zur klassischen Version suchen. Blumenkohl steht für mich da an erster Stelle, da er sich ganz unterschiedlich zubereiten lässt: von rohen Blumenkohl-Salaten über Blumenkohl-Pizza bis hin zu Blumenkohl-Steaks ... Der Kreativität werden keinerlei Grenzen gesetzt. Als gebratenen Blumenkohlreis zubereitet, finde ich ihn besonders lecker. Und das Beste: Er schmeckt warm und kalt, was dieses Rezept bei uns besonders beliebt macht.

ZUTATEN FÜR 4 PORTIONEN

1 daumengroßes Stück Ingwer
1 Knoblauchzehe
1 Zwiebel
1 kleiner roter Chili
2 Karotten
3 Frühlingszwiebeln
1 kleiner Brokkoli
¼ Rotkohl
1 EL Kokosöl
500 g Blumenkohlreis
    (Rezept siehe Seite 26)
3–4 EL kalt gepresstes Sesamöl
Salz und Pfeffer
Sojasauce zum Abschmecken
½ Limette
Koriander oder frische Kräuter
    nach Belieben

❶ Das Gemüse putzen. Ingwer, Knoblauch, Zwiebel und roten Chili fein hacken. Karotten in Stifte schneiden, Frühlingszwiebeln in feine Ringe schneiden. Brokkoli in Röschen zerteilen und Rotkohl in Streifen schneiden.

❷ Das Kokosöl in einem Wok oder einer Pfanne erwärmen. Knoblauch und Chili kurz anbraten. Anschließend das restliche Gemüse bis auf Ingwer und Frühlingszwiebeln hinzufügen und nur kurz anschwitzen, damit es bissfest bleibt.

❸ Nun den Blumenkohlreis unter das Gemüse heben und mit 3–4 EL Sesamöl weiterbraten. Zum Schluss Ingwer und Frühlingszwiebeln zufügen.

❹ Blumenkohlreis mit Salz, Pfeffer, Sojasauce und dem Saft einer halben Limette abschmecken und mit Koriander garnieren.

Naturally Good

Blumenkohl enthält kaum Kohlenhydrate, kein Fett, wenig Kalorien, jede Menge wichtiger Vitamine wie Folsäure und Mineralstoffe wie Kalium. Das Gemüse ist außerdem eine richtig gute Ballaststoffquelle und hält deine Verdauung dadurch natürlich fit. Zusammen mit weiteren Gemüsesorten wie Rotkohl, Brokkoli und Karotten liefert dieses Rezept zahlreiche wertvolle sekundäre Pflanzenstoffe, die gesundheitsfördernde Wirkungen haben und beispielsweise entzündungshemmend, blutdruck- und cholesterinsenkend wirken.

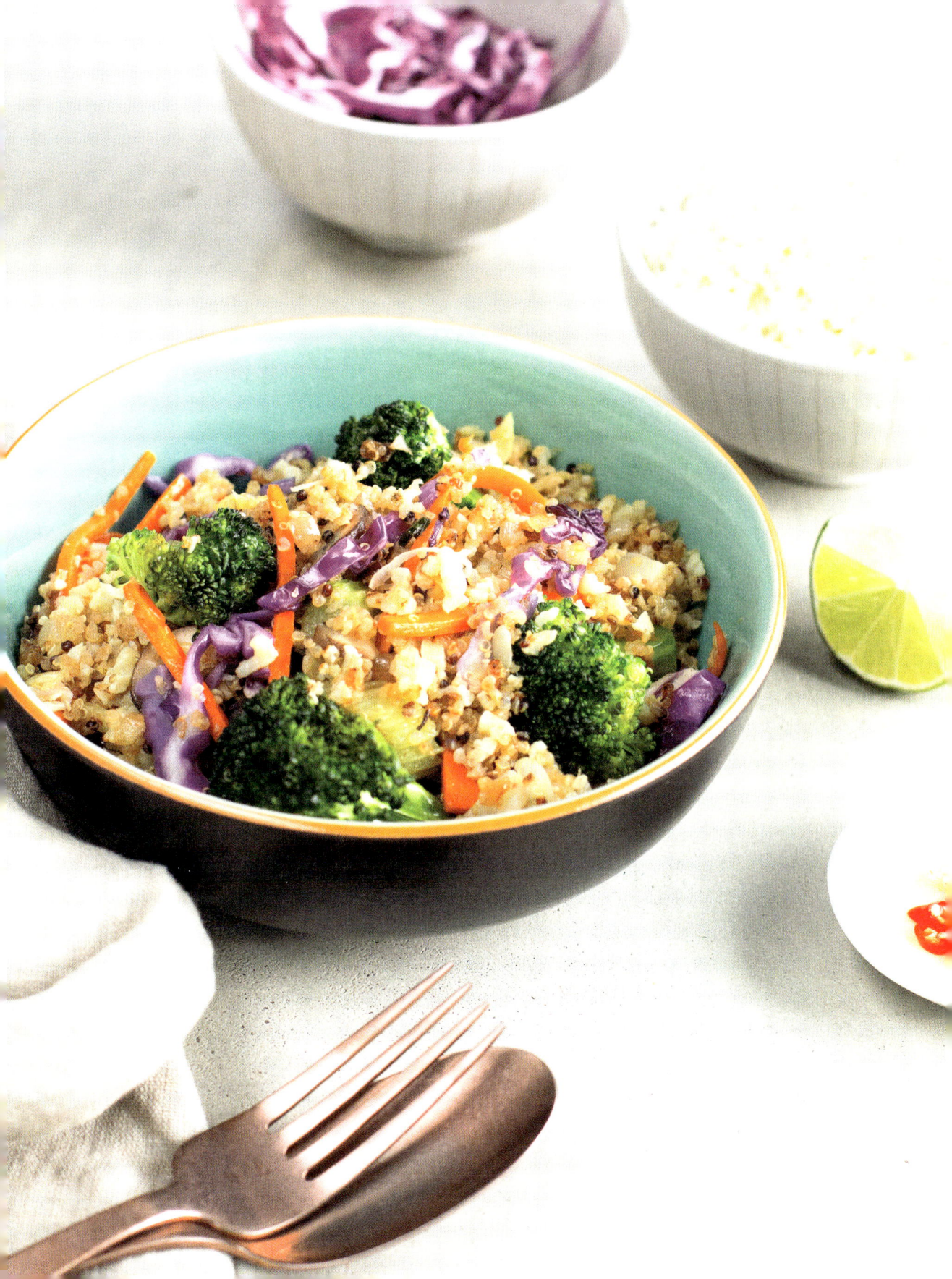

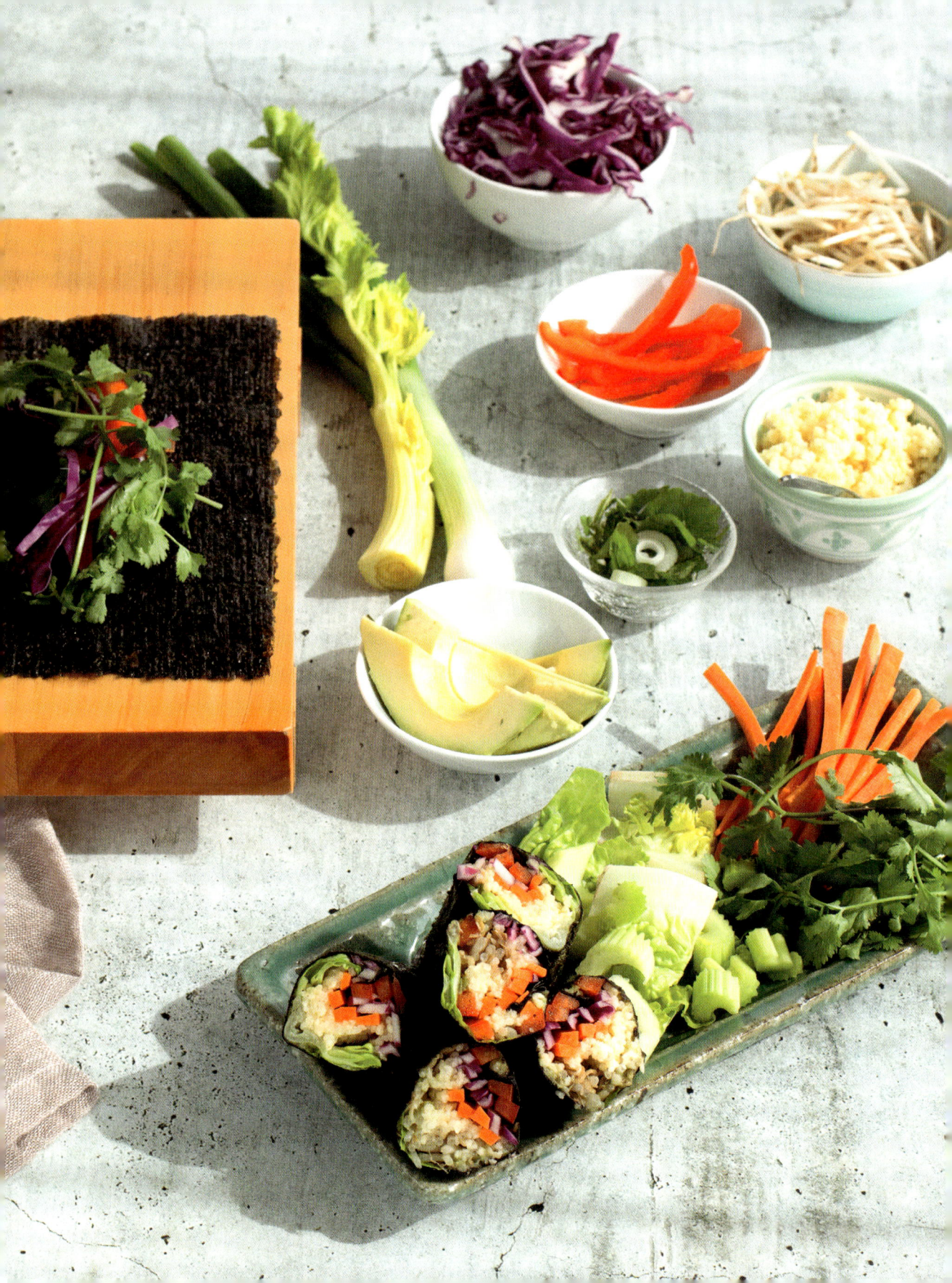

NORI-GEMÜSE-ROLLEN

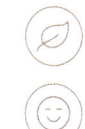

Wenn wir es möglichst einfach und leicht halten möchten, bereiten wir gerne dieses Rezept für schnelle Gemüserollen zu. Und auch wenn Freunde oder Gäste zu Besuch sind, sind selbst gemachte Nori-Rollen immer wieder perfekt, da es mindestens genauso viel Spaß macht sie in gemeinsamer Runde zuzubereiten. Hier kann jeder seiner Kreativität freien Lauf lassen. Meistens stelle ich einfach die unterschiedlichen Füllzutaten auf den Tisch, damit sich jeder seine individuelle Rolle selbst rollen kann. Hat man den Dreh erst raus, geht das Rollen unglaublich schnell von der Hand und ist immer ein Riesenspaß.

ZUTATEN FÜR 2 PORTIONEN

100 g Hirse oder Quinoa
1 Avocado
1 Limette
Salz und Pfeffer
1 kleine Karotte
2–3 Frühlingszwiebeln
1 Romana-Salat
4 Nori-Algenblätter (im Bio-Supermarkt oder Asialaden zu finden)
fermentierter Rotkohl oder Pickles (Rezept siehe Seite 25)
Koriandergrün
Sojasauce zum Servieren

❶ Die Hirse kochen, abkühlen lassen und beiseite stellen. Die Avocado vom Kern lösen, das Fruchtfleisch mit einer Gabel zerdrücken und anschließend mit Limettensaft, Salz und Pfeffer abschmecken. Die Karotten in Streifen schneiden, die Frühlingszwiebeln in Ringe und den Salat in grobe Streifen schneiden.

❷ Ein Noriblatt auf eine Unterlage legen, in der Mitte die gekochte Hirse verteilen und mit den Fingern leicht andrücken. Da dieser Vorgang ein wenig klebrig werden kann, empfehle ich, hierfür die Hände vorher mit etwas Essigwasser anzufeuchten. Am hinteren Noriblatt-Rand einen Abstand von ca. 2 cm lassen, um die Rolle am Ende sauber zusammenrollen zu können.

❸ Etwas Avocadopaste darauf verstreichen und die Lieblings-Füllzutaten wie fermentierten Rotkohl, Karotten und Kräuter gleichmäßig darüberlegen. Die Rolle an der oberen Kante mit etwas Wasser befeuchten und dann mit leichtem Druck zusammenrollen. Die Füllung sollte dabei in der Mitte der Rolle bleiben.

❹ Den Vorgang wiederholen, bis alle Zutaten verbraucht sind. Zum Schluss die Rolle in mundgerechte Stücke schneiden und mit Sojasauce servieren.

Naturally Good

Nori ist in der japanischen Küche die wichtigste Algenart und durch die Verbreitung von Sushi gut bekannt. Nori-Algen sind kalorienarm und enthalten zahlreiche Vitamine und Mineralstoffe wie Vitamin A, C, E und B, Zink, Magnesium, Kalzium, Phosphor, Eisen und Jod. Dazu sind sie gute Omega-3-Fettsäure-Quellen. Aufgrund ihres etwas geringeren Gehaltes an Jod im Vergleich zu anderen Algen sind Nori-Algen auch für Menschen geeignet, die empfindlich auf diesen Stoff reagieren.

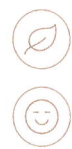

ROTKOHL-REIS-SALAT

Leckere einfache Rezepte mit großem Mehrwert gehören zu meinen Leidenschaften. Dieses ist eines, das mein Herz im Sturm erobert hat. Es ist wahnsinnig schnell zubereitet und liefert wertvolle Inhaltsstoffe, die deinem Mikrobiom schmeicheln. Ich bereite mir davon gleich meistens eine große Schüssel zu.
Mein Tipp: Probiere mein Basic-Rezept für fermentierten Rotkohl auf Seite 25 aus und gib diesen unter den Reis. Damit sparst du dir sogar noch mehr Zeit für die Zubereitung.

ZUTATEN FÜR 4 PORTIONEN
½ Rotkohl
Salz und Pfeffer
300 g Reis
100 ml Apfelessig
1–2 Knoblauchzehen
2 EL Ahornsirup
50 ml Rapsöl

❶ Den Rotkohl putzen, vom Strunk befreien und in dünne Streifen schneiden. Anschließend etwas Salz kräftig einmassieren und den Kohl ca. 30 Minuten in den Kühlschrank stellen. Den Reis waschen, in der doppelten Menge Wasser gar köcheln und anschließend beiseite stellen.
❷ Aus Apfelessig, gepresstem Knoblauch, Ahornsirup, Öl, Salz und Pfeffer eine Marinade rühren.
❸ Rotkohl aus dem Kühlschrank nehmen und das überschüssige Wasser abtropfen lassen. Anschließend die Marinade zum Rotkohl und Reis geben, vorsichtig mischen und weiter abschmecken.

Naturally Good

Rotkohl ist unser heimisches Superfood und vielseitig einsetzbar. Rotkohl enthält zahlreiche Antioxidantien, die deine Zellen vor freien Radikalen schützen. Bereits 200 g Rotkohl decken mit 100 mg den Tagesbedarf an Vitamin C ab. Kalium, Senföle und sekundäre Pflanzenstoffe stärken das Immunsystem und gelten als krebsvorbeugend. Durch den hohen Ballaststoffgehalt hält er lange satt, schmeichelt auch deinem Darm und bringt eine müde Verdauung auf Trab.

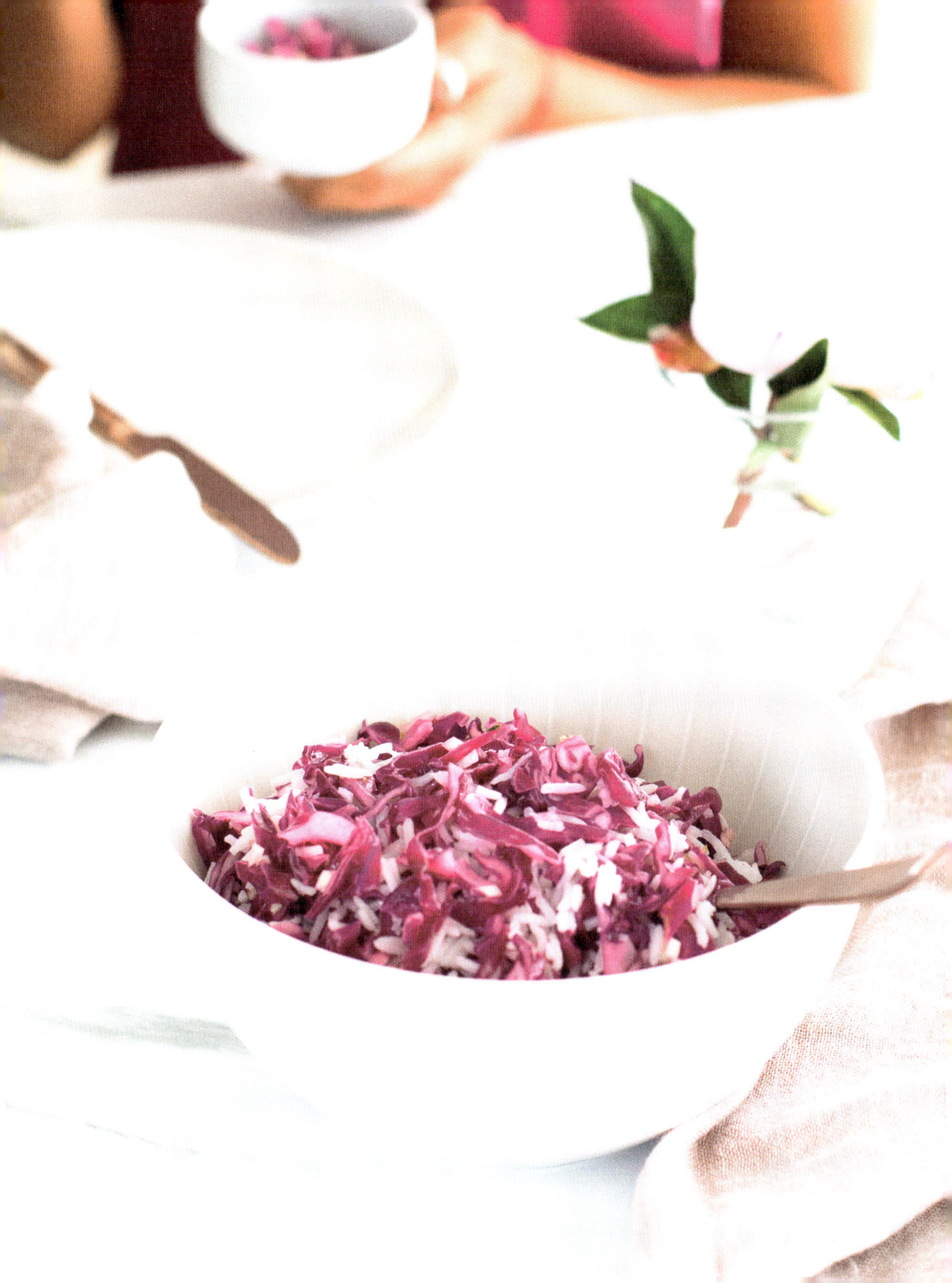

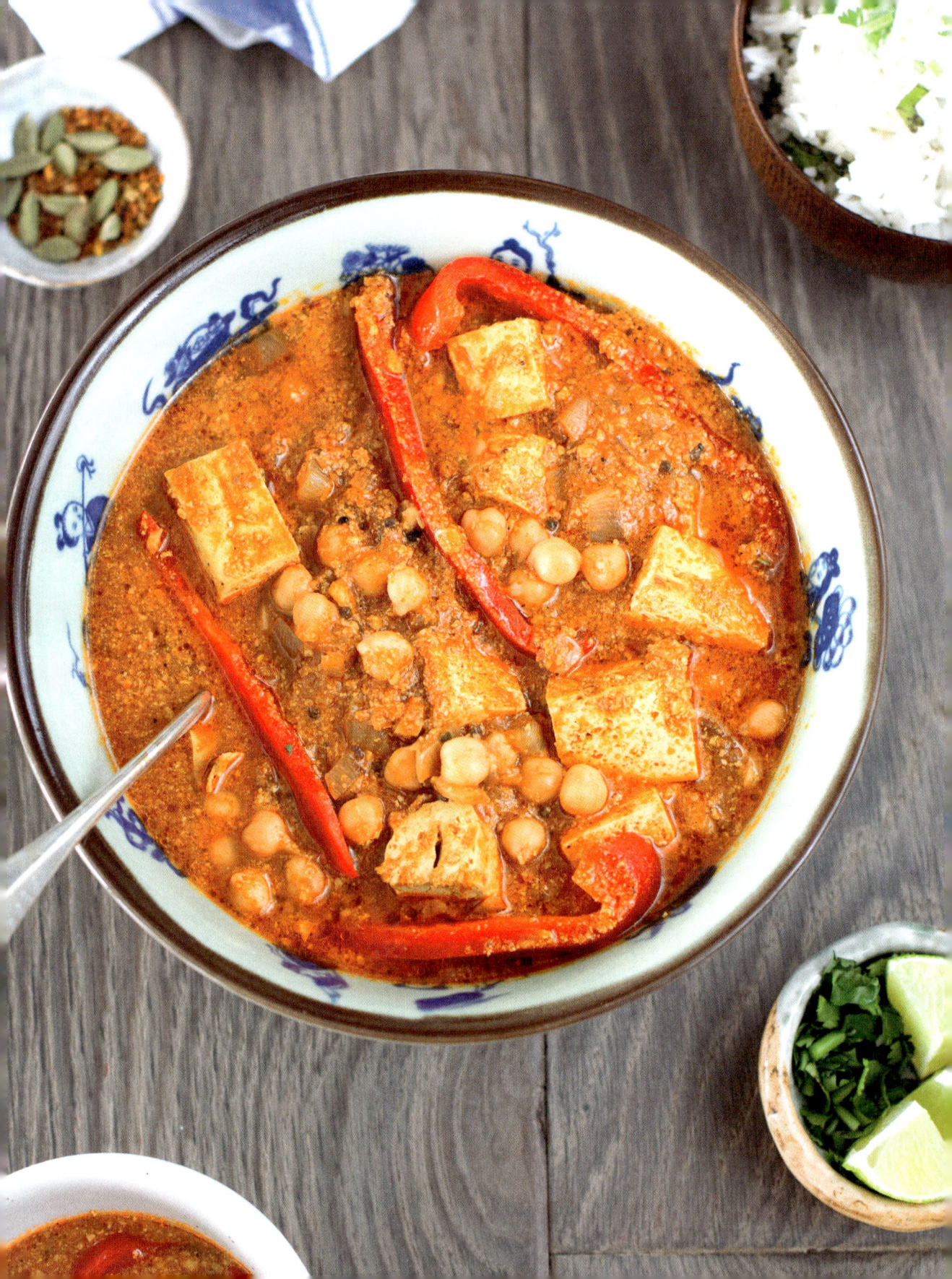

TOFU-TIKKA-MASALA „MY WAY"

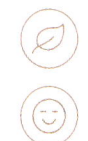

Wenn Liebe durch den Magen geht ... Für Dinnerabende bereite ich hiervon meistens gleich einen großen Topf zu. Bei meiner Familie und Freunden ist es inzwischen ein allseits beliebter Klassiker, auf den sich jeder freut. Dieses Rezept benötigt ein wenig Zeit, ich finde jedoch, dass es genau das ist, was es am Ende geschmacklich ausmacht. Durch das Marinieren entfalten die vielen Gewürze ihr volles Aroma. Ein herrlicher Duft, der sich in der ganzen Küche verteilt.

FÜR 4–6 PORTIONEN

Für die Marinade

4–6 Knoblauchzehen
1 daumengroßes Stück Ingwer
2 Chilis
3 EL Kokosöl
1 EL Senfsaat
2 EL Kreuzkümmelpulver
1 EL Paprikapulver
3 EL Garam Masala
1 TL Kurkumapulver

Für das Curry

400 g Tofu, natur
200 g Natur- oder Kokosjoghurt
1 große Zwiebel
1 frische rote Paprika
2–3 EL Kokosöl
2 EL Tomatenmark
je 1 Handvoll gemahlene Mandeln
  und Cashewkerne
1 Glas (400 g) Kichererbsen
1 Prise Meersalz
Pfeffer
je 1 EL Petersilie und Koriander
1 EL Limettensaft

❶ Knoblauch und Ingwer schälen, auf der Küchenreibe fein reiben und in eine Schüssel geben. Chilischoten entkernen, fein hacken und zur Knoblauch-Ingwer-Mischung geben.

❷ Kokosöl in der Pfanne erhitzen. Senfsaat hinzufügen. Sobald die Senfkörner aufplatzen, Kreuzkümmel, Paprikapulver, Garam Masala und Kurkuma hinzufügen und miteinander verrühren. Die Gewürzmischung zur Knoblauch-Ingwer-Mischung geben und mischen.

❸ Tofu würfeln, in eine Schüssel geben. Die Hälfte der Gewürzmischung mit Joghurt und Tofuwürfeln vermengen und alles ca. 30 Minuten marinieren.

❹ Zwiebel schälen und würfeln, Paprika putzen und in Streifen schneiden.

❺ Einen großen Topf mit etwas Kokosöl erhitzen. Zwiebeln glasig dünsten und übrige Knoblauch-Ingwer-Gewürzmischung, Tomatenmark, gemahlene Nüsse, Paprikastreifen und Kichererbsen zufügen. Alles mit 400 ml Wasser ablöschen und ca. 10 Minuten einköcheln lassen, sodass die Sauce leicht andickt.

❻ Marinierte Tofuwürfel in einer Pfanne anbraten und anschließend zum Curry geben. Sobald die Sauce fertig ist, diese mit Salz, Pfeffer, Petersilie, Koriander und Limettensaft abschmecken.

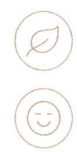

FEEL-GOOD-TOFFEES

Normalerweise bin nicht so sehr der Dessert-Typ, aber an manchen Tagen muss einfach etwas Schokoladiges her. Schokolade macht erwiesenermaßen glücklich. Genau für diese Tage sind die Toffees gedacht. Sie schmecken himmlisch fein und die Verbindung von tryptophanhaltigen Lebensmitteln wie Cashewkernen, Rohkakao und Datteln befeuert unseren Feel-Good-Modus auf natürliche Weise. Noch einfacher und schöner kann achtsam essen und gesund genießen nicht funktionieren.

ZUTATEN FÜR 8–10 MUFFINFÖRMCHEN

Für den Boden

8 Medjoul-Datteln
2 TL Kokosöl
100 g Haferflocken
50 g Kokosflocken
1 EL Ahornsirup
1 Prise Vanillepulver

Für die Toffee-Creme

100 g Cashewkerne
400 ml Kokosmilch
1 TL Ahornsirup
1 TL Zimt
1 TL Vanillepulver
1 EL Rohkakao
1 EL flüssiges Kokosöl

Zum Servieren

1 Handvoll Kakaonibs
1 EL Rohkakao

❶ Cashewkerne für die Creme ca. 3–4 Stunden in Wasser einweichen.

❷ Für den Boden die Datteln einige Minuten in etwas warmem Wasser einweichen. Wasser abgießen.

❸ Kokosöl erwärmen. Kokosöl mit den übrigen Zutaten für den Boden in den Mixer geben und so lange mixen, bis alles miteinander vermengt ist. Der Teig sollte eine feste, aber saftige Konsistenz haben und beim Zusammendrücken gut aneinanderhaften.

❹ Nun ein Muffinblech mit Papierförmchen auslegen. Zuerst die Masse (1–2 TL) für den Boden in die Papierform füllen, gut andrücken und in den Kühlschrank stellen.

❺ Für die Creme: Cashewkerne unter fließendem Wasser abspülen. Alle Zutaten für die Creme in den Mixer geben und so lange mixen, bis eine cremige Masse entsteht. Anschließend die Förmchen mit der Toffee-Creme auffüllen und alles ca. 1 Stunde (besser über Nacht) ins Gefrierfach stellen. Die Toffees ca. 30 Minuten vor dem Verzehr aus dem Eisfach holen, langsam antauen und mit Kakaonibs und Rohkakao bestreuen.

Naturally Good

Serotonin sorgt für Lebensfreude, guten Schlaf und Ausgeglichenheit. Allerdings werden für die Synthese von Serotonin unter anderem L-Tryptophan-haltige Lebensmittel benötigt. Feel-Good-Nahrungsmittel, die reich an L-Tryptophan sind, sind u.a. Datteln, Cashewkerne und Kakaonibs.

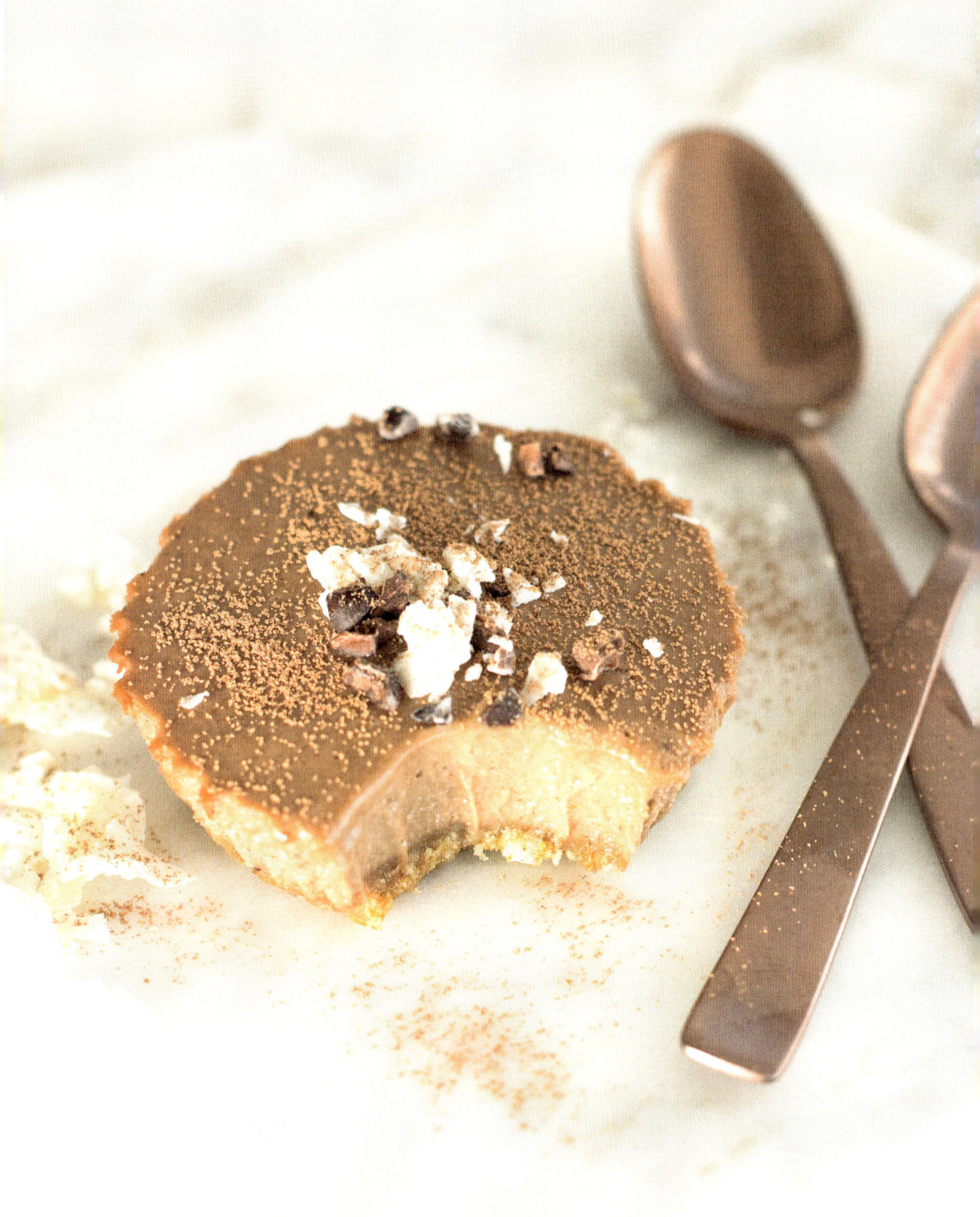

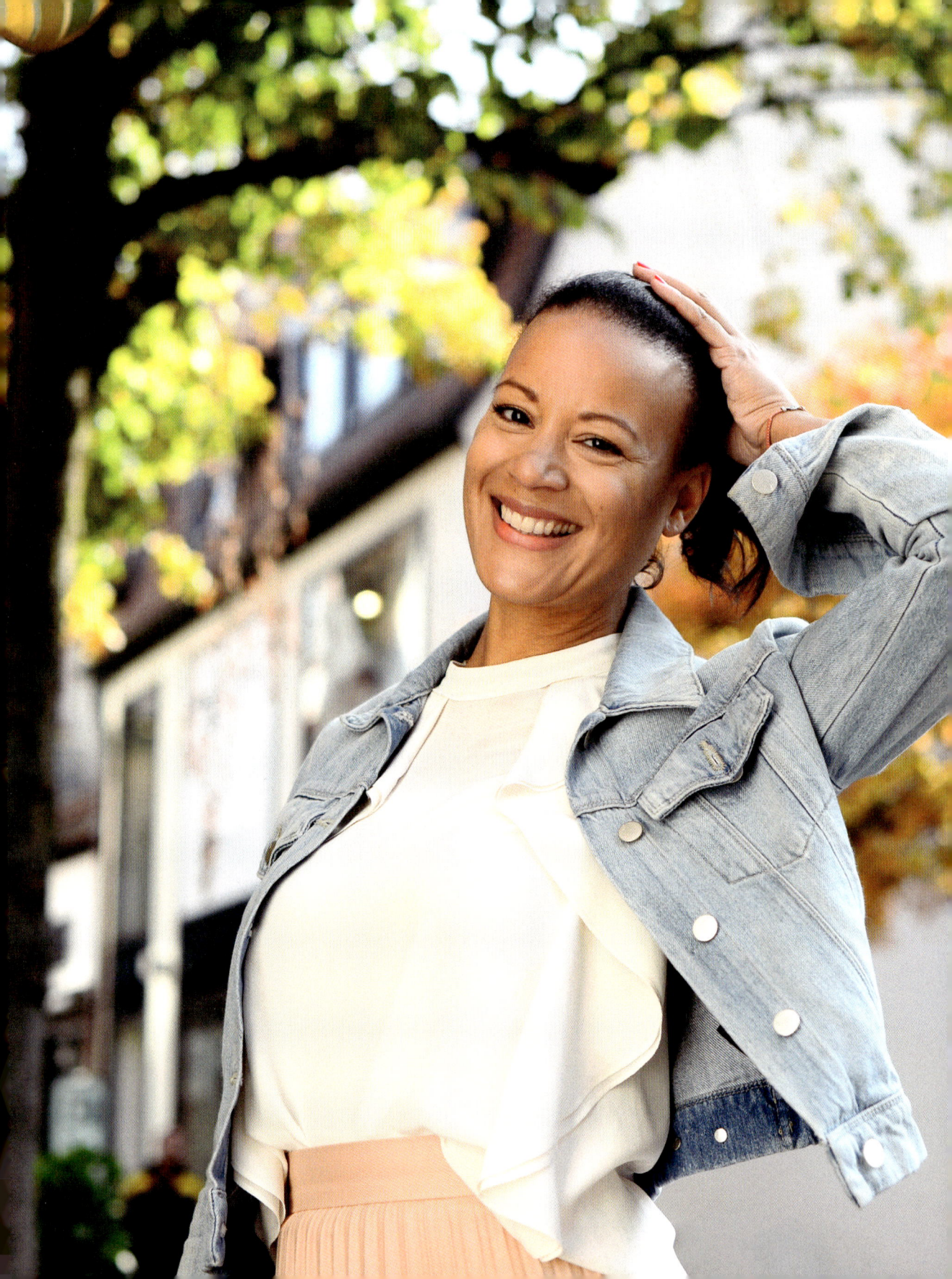

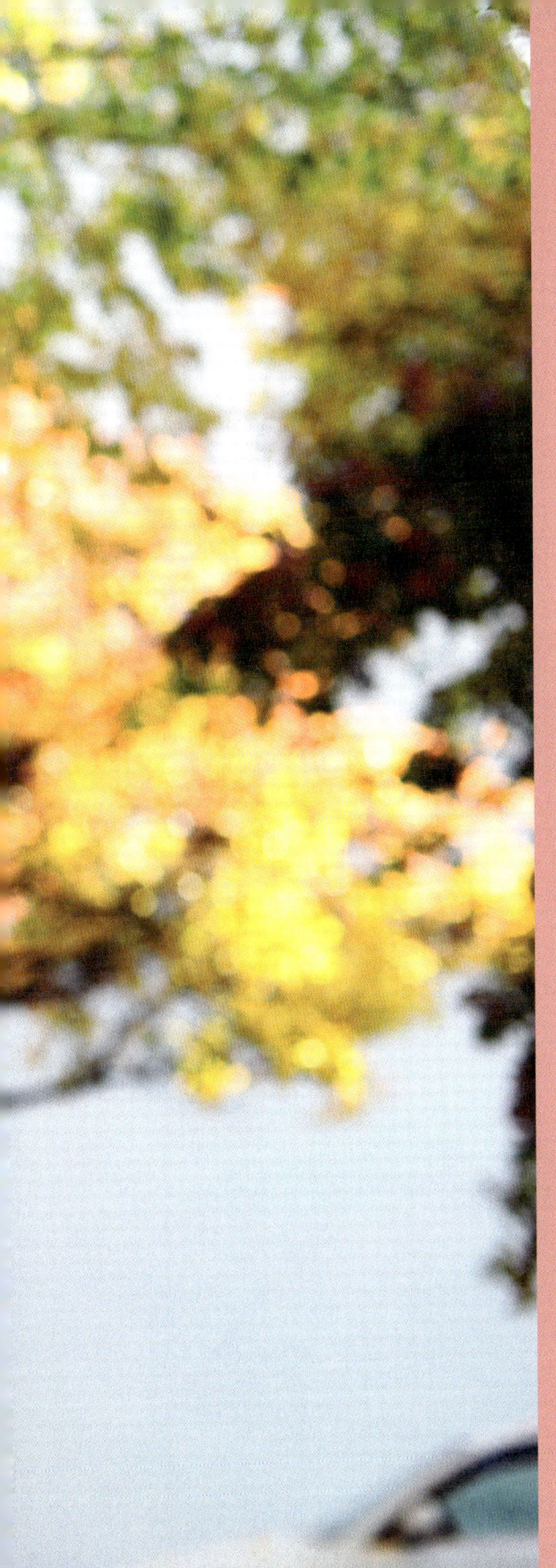

Entspannt, gesund & glücklich leben

Erst wenn wir es schaffen, uns selbst glücklich zu machen, und die Verantwortung für uns und unser Leben übernehmen, können wir dieses Glück auch mit anderen teilen und auf andere Lebensbereiche übertragen. Eine gesunde Beziehung zu dir selbst legt daher die Grundlage für dein glückliches und entspanntes Leben.

GLÜCKLICH IN DEN TAG

Wir alle kennen das Gefühl, dem Alltag mit seinen Anforderungen nicht gerecht zu werden. Zeit innezuhalten und zu reflektieren bzw. unsere Bedürfnisse in den Fokus zu stellen bleibt da selten. Oftmals funktionieren wir nur noch – manchmal sogar ausschließlich für andere. Zu einem gesunden und glücklichen Leben in Balance gehört jedoch weitaus mehr als eine ausgewogene Ernährung. Leider sind wir oftmals so besessen davon, unsere Ernährung umzustellen oder endlich abzunehmen, dass wir den Blick fürs Wesentliche – nämlich uns selbst – verlieren. Um positive Veränderung in deinem Leben anzustoßen, ist es jedoch wichtig, die Perspektive zu wechseln und deinen Blick nach innen zu richten. Setze deinen Fokus auf dich und deine Bedürfnisse und schiebe deine Gedanken weg von Essen und Sport. Es schenkt dir Raum für Wachstum. Du wirst erstaunt sein, was du dabei über dich alles entdeckst.

*Ganzheitlich gesund und glücklich leben,
heißt bewusst leben.*

Gesund leben ist eine Entscheidung, die im Kopf beginnt, und sie ist nichts Kurzfristiges, sondern ein langfristiger und lebenslanger Prozess. Mach diese Einstellung zu deinem Lebensgefühl. Du wirst auf allen Ebenen davon profitieren und deine persönlichen Ziele entspannt erreichen.

Zeit für dich

Regelmäßige Auszeiten unterstützen dich darin, im Moment und im Hier und Jetzt zu leben. Und dafür braucht es oftmals gar nicht viel. Dich an der frischen Luft zu bewegen, ein leckeres nahrhaftes Essen zu kochen und anschließend mit den Lieben zu genießen, der Plausch mit einem Lieblingsmenschen, der Besuch auf dem Wochenmarkt oder einfach nur den Duft frischer Beeren wahrnehmen und dich daran erfreuen... Vielleicht ist dir schon mal aufgefallen, dass du in besonders schönen Situationen versuchst, jede Sekunde aufzusaugen, bewusst zu genießen und wahrzunehmen? Diese Momente schenken dir eine tiefe innere Zufriedenheit und stellen die nötige Balance zwischen Körper, Geist und Seele her. Aus diesen Momenten schöpfen wir unsere Kraft für Neues und Veränderung. Sie sind unsere Energiequellen. Ich gönne sie mir ganz bewusst regelmäßig und bin dankbar dafür, denn sie helfen mir im Alltag fokussiert und gelassen zu bleiben. Es sind Momente, in denen ich mich mit mir besonders verbunden fühle. Sie sind unglaublich kostbar und wertvoll, weil sie mein Leben noch lebenswerter machen. Diese Selfcare-Momente sind mir heilig und ich pflege sie ganz bewusst.

Der Schlüssel zu mehr ganzheitlicher Gesundheit und innerer Zufriedenheit liegt darin, im „Rad des Lebens" nicht nur mitzuschwingen, sondern regelmäßig innezuhalten, Zeit für dich und die kleinen Glücksmomente zu finden. Wir laufen sonst Gefahr, das eigene Selbst aus dem Blick zu verlieren.

Erst wenn wir es schaffen, uns selbst glücklich zu machen und Verantwortung für uns und unser Leben zu übernehmen, können wir dieses Glück auch im Außen mit anderen teilen. Eine gesunde Beziehung zu dir selbst legt daher immer die Grundlage für dein Leben in Balance, denn deine innere Welt erschafft immer deine äußere Welt. Das Schöne daran: Du kannst dich jeden Tag aufs Neue bewusst dafür entscheiden, wie du den kleinen und großen Herausforderungen des Alltags begegnen möchtest.

Warte nicht auf das große Glück oder darauf, dass dein Leben und deine Entscheidungen in Bezug auf deine Gesundheit oder was auch immer jemand anderer für dich in die Hand nimmt. Denn das wird nicht passieren. Warte nicht darauf, dass das Glück dich findet, sondern entscheide dich täglich dafür, glücklich zu sein.

Ich werde oft gefragt, was ein ganzheitlich gesundes und glückliches Leben ausmacht. Meine Antwort: Glück ist kein Zufall, sondern eine bewusste Entscheidung. Wie du deinen Tag beginnst, hat einen großen Einfluss darauf, wie er am Ende verläuft. Ich entscheide mich täglich dafür, glücklich zu sein, das Beste daraus zu machen und mein volles Potenzial zu leben, um mir das Leben zu erschaffen, das ich wirklich leben möchte.

Mein wertvollster Rat vor vielen Jahren an mich selbst war es, eine Morgenroutine zu entwickeln. Mir morgens Zeit für mich zu nehmen, schenkt mir die Freiheit, den Tag selbstbestimmt und gestaltend zu starten. Diese Zeit nehme ich mir täglich und ganz bewusst, um meine Akkus aufladen und mich besser auf mich zu fokussieren. Letztendlich bleibe ich dadurch entspannter und gelassener und kann auch viel mehr geben. Ich kann dich nur darin ermutigen, auch eine Morgenroutine für dich zu entwickeln. Am Morgen sind wir unglaublich aufnahmefähig und klar. Deshalb ist dies auch die beste Möglichkeit, um bewusst in dich zu gehen und deine Ziele zu formulieren.

Ich werde immer wieder nach meiner Morgenroutine gefragt. Ich teile sie sehr gerne mit dir, muss allerdings dazusagen, dass es nicht die *eine* Morgenroutine gibt, die für alle greift. Wir alle sind unterschiedlich und haben unterschiedliche Vorlieben. Letztendlich musst du selbst herausfinden, was für dich am besten funktioniert. Es hilft, wenn du dir dabei folgende Fragen beantwortest:

→ Wie viel Zeit möchtest und kannst du realistisch aufwenden (ohne gestresst zu sein)?
→ Was tut dir gut?
→ Was sollte deine Morgenroutine enthalten?

Dinge, die deine Morgenroutine enthalten kann:
- *Stille*
- *Meditation, Affirmationen*
- *Lesen*
- *Tagebuch schreiben*
- *deinen Tag planen*
- *Sport, Bewegung*

→ Me-Time

Nach dem Aufwachen nehme ich mir noch ein wenig Zeit für mich. Noch bevor ich aufstehe, sammele und sortiere ich meine Gedanken – ohne zu bewerten – und notiere sie in einem kleinen Büchlein (meine Ziele, meine Glücksmomente, wofür bin ich dankbar).

→ Ausreichend Trinken

Nach einer langen Nacht ist der Körper dehydriert. Ich trinke deshalb direkt nach dem Aufstehen ein großes Glas lauwarmes Wasser (ca. 0,5–1 Liter) sowie zusätzlich ein bis zwei Gläser Ingwerwasser oder ein Glas Zitronenwasser mit Apfelessig. Das bringt den Stoffwechsel in Schwung und sorgt für mehr Klarheit.

→ Bewegung

Joggen und Bewegung an der frischen Luft sind ein fester Bestandteil meiner Morgenroutine. Der Wald ist für mich eine der größten Kraftquellen. Für mich hat dieser Part am Morgen etwas Meditatives. Ich sammle meine Gedanken, strukturiere den Tag und verwöhne mich und meinen Organismus mit Sauerstoff. Diese Form der Entschleunigung, in Fachkreisen Waldbaden genannt, wird sogar medizinisch therapeutisch eingesetzt. Waldbaden verbessert nachgewiesenermaßen den Kreislauf, stärkt das Immunsystem und wird zu Depressionsminderung, Puls- und Blutdrucksenkung und Abbau des Stresshormons Cortisol eingesetzt. Mich unterstützt es darin, den Tag entspannt zu starten und hilft mir dabei, den Anforderungen des Alltags gelassener gegenüberzustehen.

→ Ausgewogenes Frühstück

Die erste Mahlzeit des Tages hat für mich eine Sonderstellung. Sie dient dazu, meine leeren Speicher der Nacht zu füllen. Ich wähle sie ausgewogen aus, nehme sie achtsam ein – das kommt meiner Verdauung und meinem allgemeinen Wohlbefinden (Mikrobiom) zugute. Am Morgen nehme ich mir noch mal bewusst Zeit für mich. Hierfür habe ich mir vor vielen Jahren ein kleines Büchlein angelegt, um darin meine Gedanken und Ziele festzuhalten sowie die nächsten möglichen Schritte zu formulieren. Dabei geht es übrigens nicht immer um berufliche oder ganz große Ziele, sondern vor allem darum, welche kleineren Schritte ich bereits heute tun kann, um meinem übergeordnetem Ziel näherzukommen.

Um gesunde Lebensgewohnheiten zu etablieren und langfristig in deinem Leben zu integrieren, ist es wichtig, dein Ziel zu kennen, um deinen Fokus richtig zu setzen. Du wünschst dir eine positive Veränderung in deinem Leben in Bezug auf deine Ernährung, dein Gewicht oder Sport? Was ist dein übergeordnetes Ziel? Vielleicht möchtest du später fit und aktiv sein und dich nicht einschränken müssen oder deine Kinder und deine Enkelkinder erleben und aufwachsen sehen? Es geht also erstmal um dich, um deine Werte und um dein übergeordnetes Ziel.

Was ist dein Ziel und was sind die nächsten Schritte?

Überlege auch, was du dafür tun kannst, um deinem großen Ziel Schritt für Schritt näherzukommen? Es geht nicht darum, alles in einem Ruck zu verändern, denn damit wäre dein System viel zu sehr überfordert, sondern zu erkennen und daran zu glauben, dass du mit deinen eigenen Fähigkeiten und aus eigener Kraft dein Leben selbst in die Hand nehmen, Entscheidungen treffen und Herausforderungen erfolgreich bewältigen kannst. Für deine Gesundheitsziele bedeutet das, dass du selbst entscheiden kannst, wie du lebst, welche Nahrungsmittel du einkaufst, was du deinem Körper in welchem Umfang zuführst, wie aktiv du bist und wie du dem Leben täglich begegnest. Was kannst du also schon heute aktiv tun, um diesem Ziel näherzukommen?

Sieh es nicht als Einschränkung, sondern als Geschenk und Privileg an, denn es gibt dir die Freiheit, selbstbestimmt zu leben. Sei dankbar dafür und überlege welche *kleineren* Schritte im Alltag nötigt sind.

Sei dankbar für das, was bereits da ist.

Das Ritual der Dankbarkeit für mich einen wichtigen Aspekt in meinem Leben. In Nigeria habe ich früh erfahren, dass für uns so natürliche Dinge wie Nahrung, Strom oder fließendes Wasser zu haben, Privilegien sind. Mein Leben habe ich schon als Kind nie als selbstverständlich angesehen. Diese Dankbarkeit gegenüber dem Leben trage ich tief in mir und mache sie mir so oft wie möglich bewusst, indem ich mich bei mir und meinem Leben bedanke für das, was bereits da ist. Gerade dann, wenn du bestimmten Dingen in deinem Leben eine neue Wendung geben möchtest, ist es wichtig, Dankbarkeit zu deiner Gewohnheit zu machen. Indem du den vielen Dingen, die in deinem Leben bereits da sind, mehr Beachtung schenkst, kannst du wieder mehr Glück und Liebe empfinden. Der Plausch mit

einem Herzensmenschen, ein Spaziergang im Wald oder einfach den Blick – ganz ohne Zeitdruck – in die Ferne schweifen lassen, heißt, bewusst zu leben und dafür dankbar zu sein. Dankbarkeit ist eine der wichtigsten Komponenten für ein glückliches Leben. Sie schenkt uns eine Art Grundvertrauen und die Gewissheit, dass das Leben es grundsätzlich gut mit uns meint.

Als kleine Übung, die dir dabei hilft, dich in Dankbarkeit zu üben:

→ *Für was und welchen Moment bist du heute dankbar?*
Schaue nicht auf das, was noch fehlt, sondern konzentriere dich nur auf das Positive (auch wenn mal nicht alles ganz nach Plan läuft).

→ *Notiere, was dich glücklich macht.*
Indem du den Fokus auf das Positive setzt, lenkst du deine Wahrnehmung automatisch auf Dinge, die dich glücklich machen und dir Freude bereiten.

→ *Sei dir über deine Energiequellen bewusst.*
Frage dich in welchen Momenten du pures Glück empfindest. Welches Umfeld, welche Orte, welche Menschen umgeben dich, damit du glücklich bist? Letztendlich geht es darum, aus den Ressourcen zu schöpfen, die deine Energiequellen im Leben bilden, denn hieraus schöpfst du deine tägliche Lebensmotivation, aber auch deine Motivation für eine Veränderung.

Es ist eine einfache, aber sehr kraftvolle Übung, die dich daran erinnert, was im Leben wirklich zählt. Sie schafft Klarheit und hilft dir dabei, deine persönlichen Glücks-Momente bewusster zu leben. Sie unterstützt dich aber auch darin, deine Ressourcen zu aktivieren und für deine Ziele in die Umsetzung zu kommen.

Vertraue in dich und liebe dich so, wie du bist.

Eine lebensbejahende Einstellung zu dir, Selbstliebe und Selbstakzeptanz sind der Schlüssel zu einem gesunden und glücklichen Leben. Vertraue darauf, dass du dein Leben selbst gestalten und in die Hand nehmen kannst und habe Mut zur Veränderung, auch wenn es anfangs erst mal unbequem ist. Vertraue in deine Fähigkeiten und liebe dich so, wie du bist – auch wenn die Dinge mal nicht nach Plan laufen. Das gehört im Leben dazu und ist völlig o.k. Der Fokus liegt deshalb nicht nur auf den glücklichen Lebens-

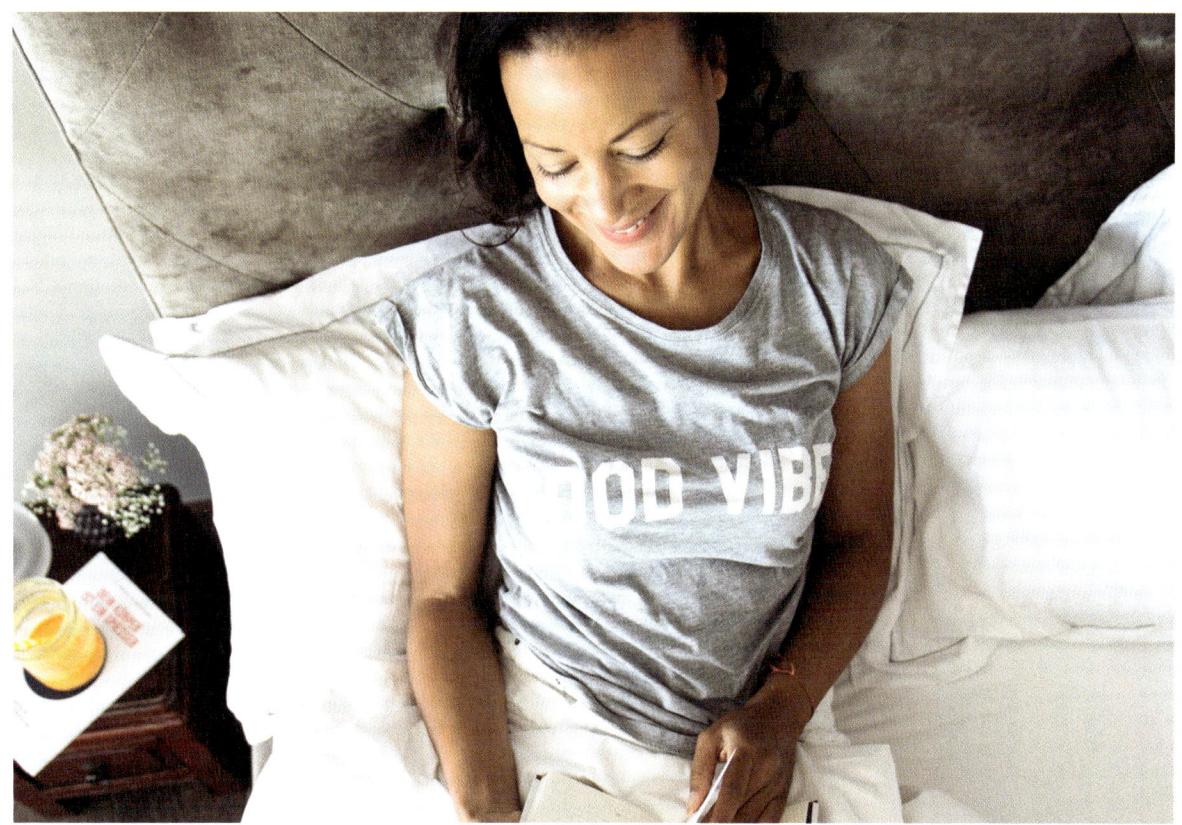

momenten, sondern auf allem, was du erlebst. Wichtig ist, hinzufühlen und auch diese Momente anzunehmen.

Mein Wunsch für dich

Sieh dein Leben und deine Gesundheit nicht als etwas Selbstverständliches an oder handle erst, wenn es (fast) zu spät ist. Gesundheit ist dein wichtigstes Gut. Sie ist kostbar, ein Geschenk und unglaublich wertvoll. Ein gesundes glückliches und zufriedenes Leben zu leben, ist eine Entscheidung, die nur du für dich treffen und in die Hand nehmen kannst. Sieh sie als deine Pflicht, aber auch als ein wunderbares Privileg an. Zu entscheiden, wie du lebst und dir selbst begegnest, welche Nahrungsmittel du einkaufst und was du deinem Körper zuführst, schenkt dir Freiheit selbstbestimmt zu leben. Dieses Geschenk ist nicht jedem gegeben.

Bleibe achtsam in Bezug auf deine Gesundheitsziele, denn ein glückliches Leben wird niemals ausschließlich an deiner Ernährung gemessen. Es geht immer darum, die gesunde Balance und den achtsamen Umgang auf allen Ebenen zu finden. Hast du das erst einmal verinnerlicht und bist

dir dessen bewusst, dann wirst du automatisch deine Ernährungs- und Lebensgewohnheiten anpassen. Denn so hart es klingt: Hast du heute keine Zeit, dich um deine Bedürfnisse und deine Gesundheit zu kümmern, wirst du wohl später zwangsläufig mehr Zeit für Krankheiten aufbringen müssen.

Das Leben ist kostbar, sei dir dessen bewusst und achte auf dich. Wir haben nur diesen einen Körper und dieses eine Leben. Sei dankbar für alles, was dir bereits gegeben ist. Halte daran fest und pass gut darauf auf. Lass dein Leben nicht an dir vorbeiziehen, sondern lebe – und zwar im Hier und Jetzt.

Alles, was du sein kannst und dazu brauchst, ist bereits in dir. Ich wünsche mir für dich, dass du dir einen achtsamen und entspannten Zugang zu deinen persönlichen Gesundheitszielen beibehältst und dich gleichzeitig immer an dein oberstes Ziel erinnerst:

Gesund zu sein, um ein glückliches und entspanntes Leben in Liebe und Fülle zu leben.

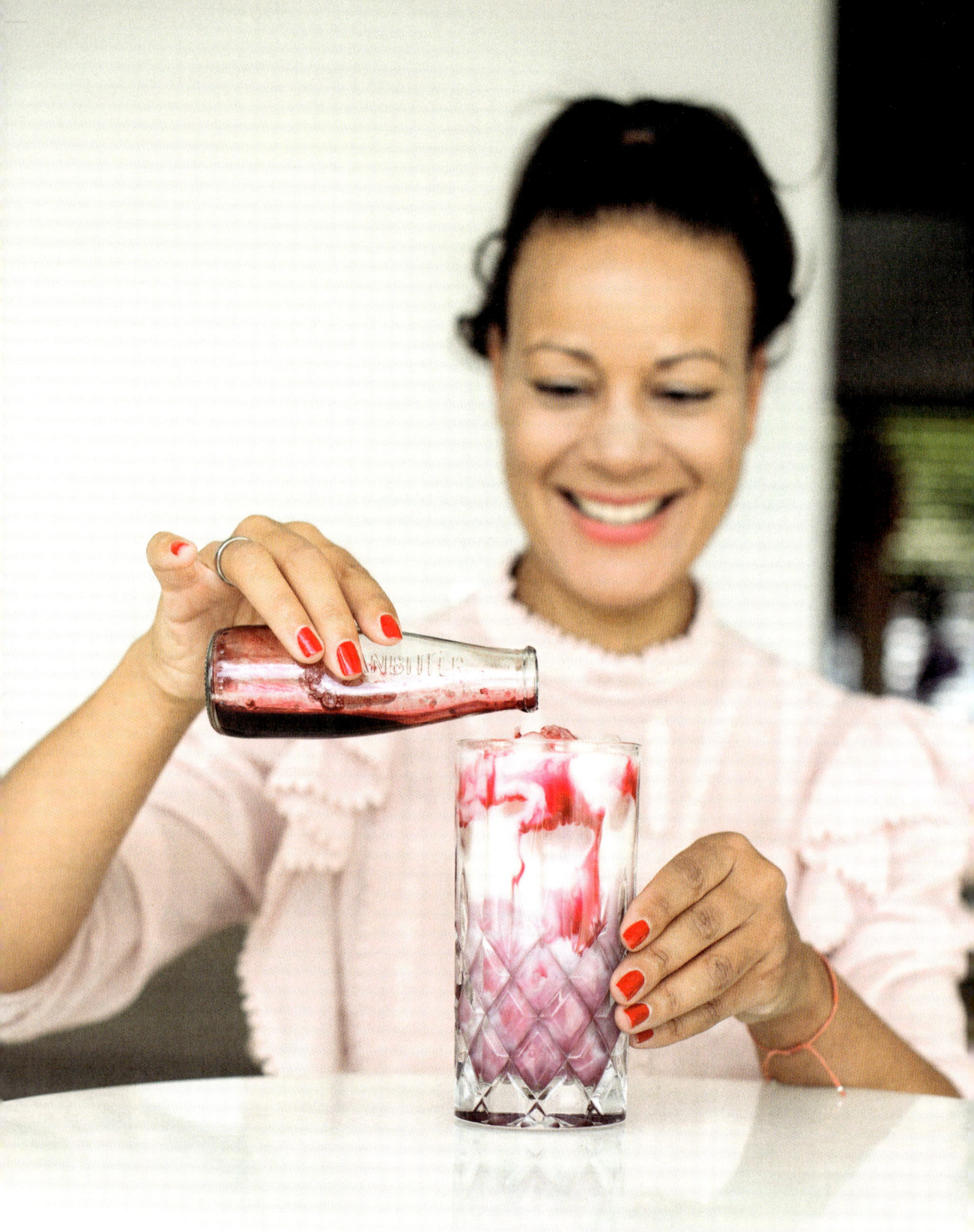

ICED LATTE
mit Roter Bete

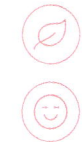

Dieser Shake hat mich geschmacklich von Anfang an zu 100 Prozent überzeugt. Er sieht nicht nur farblich schön aus, sondern schmeckt auch richtig köstlich. Ich mag ihn am liebsten in der „Iced"-Variante. Theoretisch kannst du ihn aber auch warm, ähnlich wie meinen Kurkuma Sunshine, zubereiten. Für mich ist dies der ultimative Sommer-Shake an warmen Tagen.

FÜR 1 PORTION

1 kleine Rote Bete
1 daumengroßes Stück Ingwer
1 Dattel
1 Prise Vanille
½ TL Rise & Shine Mix
   (Rezept siehe Seite 179)
350 ml Mandelmilch
Eiswürfel

❶ Die Rote Bete waschen und entsaften. Kleiner Tipp: Ich entsafte die Knolle immer mit Schale, da unter dieser hochwertige Vitamine stecken. Allerdings muss sie dafür bio sein und gründlich gewaschen werden.

❷ Ungeschälten Ingwer, Dattel, Vanille und Rise & Shine Mix in den Mixer geben und mixen. Mandelmilch mit ein paar Eiswürfeln in ein Glas geben und den Rote-Bete-Saft in die Mandelmilch einfüllen.

Naturally Good

Rote Bete fördert die Bildung von Mitochondrien (Kraftwerke unserer Zellen), wodurch wir leistungsfähiger sind. Ein regelmäßiger Konsum kann den Fettstoffwechsel verbessern, die Muskulatur und Bindegewebestrukturen besser versorgen, was nach dem Sport z.B. die Erholung fördert. Für Smoothies verwende ich gerne Rote-Bete-Blätter, da in diesen die meisten Vitamine enthalten sind. Im Blattgrün steckt z.B. die siebenfache Kalziummenge der Knolle, die dreifache Magnesiummenge, die sechsfache Vitamin-C-Menge, die mehr als zweihundertfache Vitamin-A-Menge und die zweitausendfache Menge an Vitamin K. Aber auch die Knolle der Roten Bete kann sich im Vergleich zu anderen Gemüsearten mehr als sehen lassen, denn mit fast 90 Prozent Wassergehalt und den vielen löslichen Ballaststoffen ist sie ein wahrer Figurschmeichler.

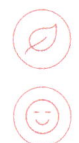

ANTIOX-BEAUTY-SMOOTHIE

Wahre Schönheit kommt von innen ... Das, was wir täglich über die Nahrung aufnehmen, hat einen großen Einfluss auf unser Wohlbefinden, aber auch auf unsere Haut und den damit verbundenem Alterungsprozess. Über eine gezielte Nahrungsmittelauswahl können wir viel für ein gesundes Hautbild tun, um auf natürliche Weise von innen heraus zu leuchten. Dieser Smoothie enthält alles, was deine Hautgesundheit von innen stärkt.

300 ml Kokoswasser oder Wasser
250 g Beeren nach Wahl
1 TL Acai-Pulver
1–2 Datteln
1 Prise Zimt

Alle Zutaten gemeinsam zu einem Smoothie mixen.

Naturally Good

Skin-Foods sind Nahrungsmittel mit hohem Antioxidantien-Anteil und einem hohen Gehalt an Mineralstoffen, Enzymen und Ballaststoffen. Sie dienen als Radikalfänger und schützen deine Haut vor Zellschäden und dem damit verbundenen frühzeitigen Alterungsprozess. Diese Nahrungsmittel wirken auf unsere Haut wie Booster und Energiepakete von innen. Unsere Haut dankt uns dies mit einem klaren, strahlend schönen, straffen und leuchtenden Hautbild. Und das Beste: Über bioaktive Substanzen nimmst du die Nährstoffe automatisch über die Auswahl deiner Nahrung auf.

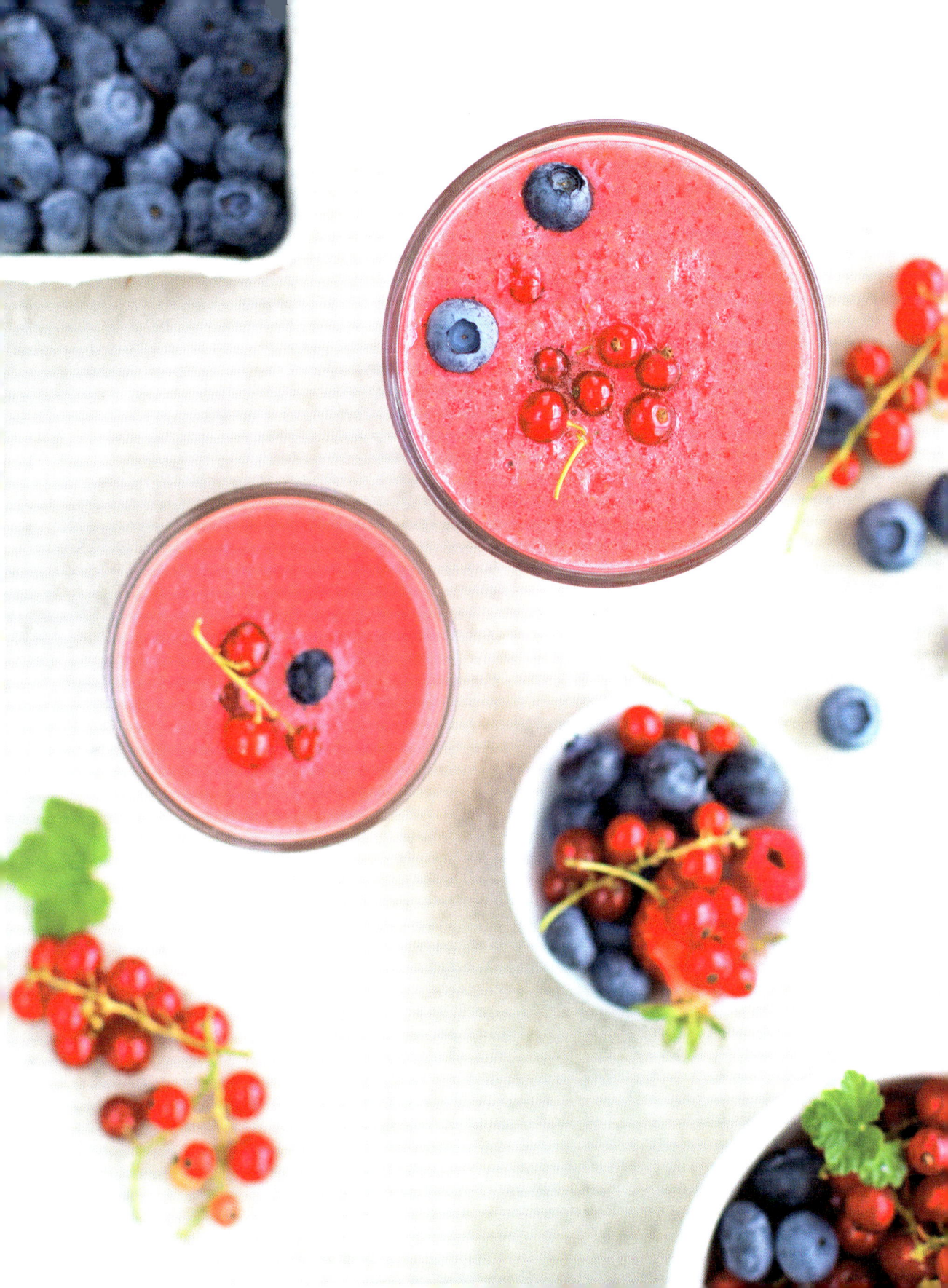

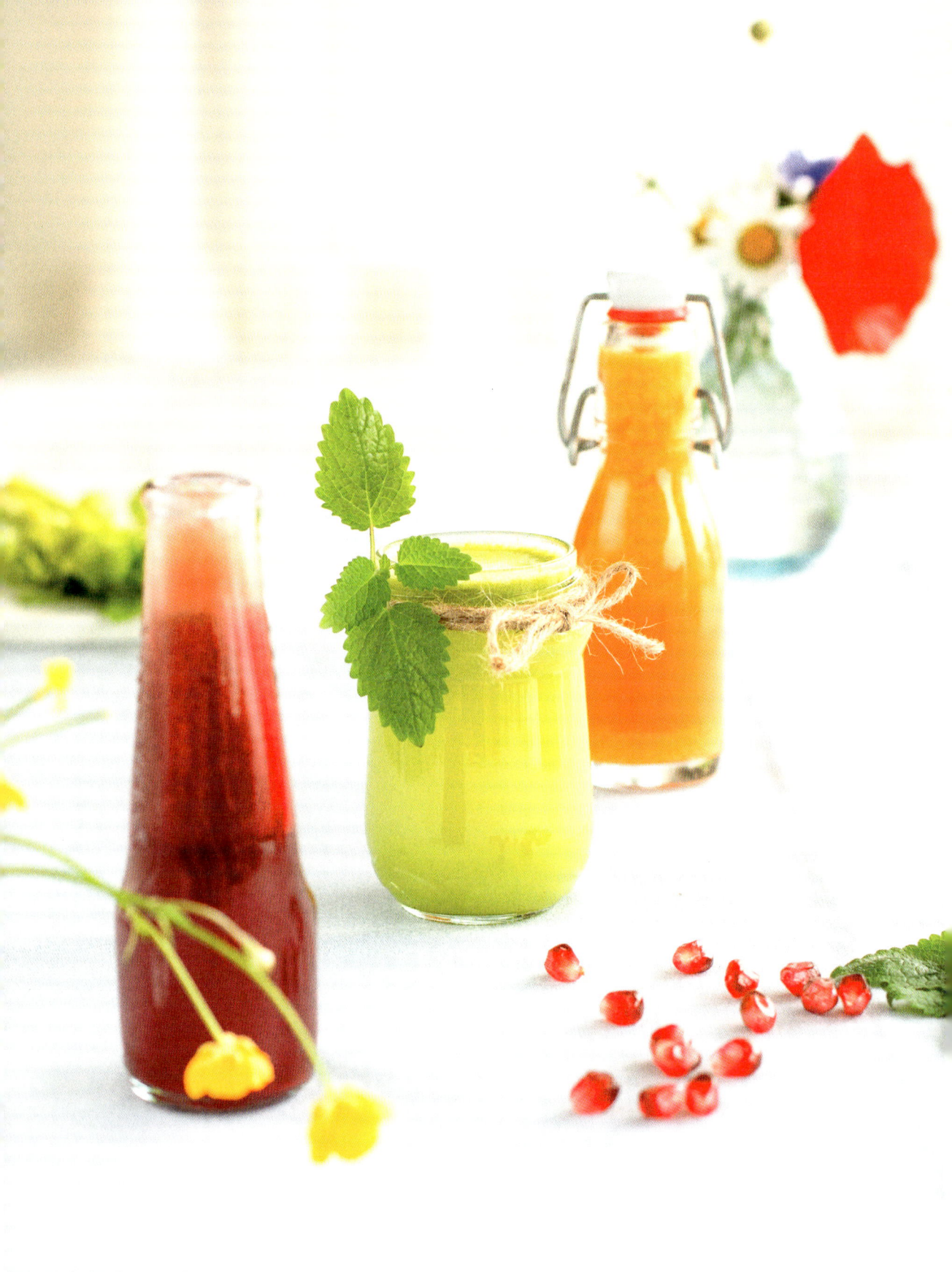

FRISCH GEPRESSTE SÄFTE

Meine liebsten Rezepte

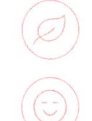

Ich liebe es, meinen Tag mit einem frisch gepressten Saft zu starten. Seit vielen Jahren bilden sie einen festen Bestandteil meiner Morgenroutine. Die Vorstellung, meinem Körper gleich morgens als Erstes etwas Gutes zu tun und ihn mit wertvollen Nährstoffen zu versorgen, finde ich wunderbar. Vor allem am Morgen finde ich Säfte äußerst bekömmlich. Aufgrund der fehlenden Ballaststoffe sind sie besonders wohltuend und besitzen dennoch eine hohe Vitamin- und Mineralstoffdichte. Für mich sind sie immer wieder eine schöne Ergänzung im Alltag, um meine Gesundheit auf natürliche Weise stärken.

Was gibt es bei der Zubereitung zu beachten:

Bei der Zusammenstellung deiner Zutaten sind dir keinerlei Grenzen gesetzt. Jedoch habe ich ein paar einfache Tipps für dich, wie du noch mehr von den vielen gesundheitlichen Vorteilen profitieren kannst.

1. Achte auf eine frische Zubereitung.

Bereite deinen Saft, wann immer möglich, frisch zu und trinke möglichst zeitnah. Durch den Kontakt mit der Luft beginnen die wertvollen Vitamine und Enzyme zu oxidieren. Falls der Saft vorbereitet und erst später getrunken wird, empfehle ich diesen in ein verschließbares Glasgefäß möglichst bis zum Rand zu füllen und fest zu verschließen. So kann unnötiger Kontakt mit der Luft verhindert werden.

2. Trinke den Saft nach Möglichkeit auf nüchternen Magen.

Dadurch können die wichtigsten Nährstoffe direkt von deinem Körper aufgenommen und verwertet werden. Zusätzlich bringt er deinen Stoffwechsel ins Rollen. Ganz nach Belieben variiere ich immer wieder zwischen Ingwershots, Zitronenwasser mit Apfelessig, Kombucha und frischem Saft.

3. Achte auf einen ausgewogenen Obst- und Gemüseanteil.

Zu viel Fruchtzucker aus Obst kann sich negativ auf deinen Blutzuckerspiegel auswirken und treibt diesen nach oben. Ich versuche immer, eine gute Balance aus einem Obst- und Gemüseanteil zu bekommen, und halte mich an die Regel ⅓ Obst zu ⅔ Gemüse. (Gleiches gilt übrigens auch für Smoothies.)

4. Probiere unterschiedliche Gemüsesorten aus.

Genauso wie bei Smoothies sind deiner Fantasie in der Zusammenstellung eines Saftes keine Grenzen gesetzt. Es gibt zwar Gemüsesorten, die sich für Säfte aufgrund des hohen Nährstoffwertes besonders gut eignen – dazu gehören zum Beispiel Grünkohl, Sellerie und Spinat – probiere aber unbedingt auch andere Gemüsesorten aus. Säfte können so vielseitig sein. Ich liebe zum Beispiel auch Saftkreationen mit Roter Bete, Süßkartoffel oder Rotkohl.

Green Cleanse

Sellerie hilft, überschüssiges Wasser aus dem Gewebe zu entfernen. Als eines der kalorienärmsten Gemüse wirkt Stangensellerie unterstützend bei der Gewichtsabnahme. Da Sellerie zu 90 Prozent aus Wasser besteht, stecken in 100 g gerade mal 15 Kalorien. Außerdem ist Sellerie eine hervorragende Antioxidantienquelle. Die enthaltenen Polysaccharide schützen den Magen und Verdauungstrakt. Zudem kräftigt Sellerie das Herz-Kreislauf-System durch seine antientzündlichen Eigenschaften und kann sich entspannend auf die Muskulatur der Blutgefäße auswirken, was zur Folge hat, dass der Blutdruck sinken kann.

ZUTATEN FÜR 1 GLAS

3 Stangen Sellerie
½ Bund Petersilie
½ Gurke
2 Äpfel
½ Bio-Zitrone mit Schale

Die Zutaten grob schneiden und in den Entsafter geben. Falls du keinen Entsafter besitzt: Zerkleinere und mixe das Gemüse oder Obst mit dem Pürierstab und gib die Masse anschließend durch ein feines Sieb, um den Saft aufzufangen.

The Beauty Elixier

Süßkartoffeln eignen sich hervorragend zum Entsaften. In der Süßkartoffel steckt ein Stoff namens Caiapo, der Studien zufolge Blutarmut, Diabetes und Bluthochdruck entgegenwirkt. Außerdem enthält die Süßkartoffel Anthocyane – hochwirksame Antioxidantien, die freie Radikale neutralisieren und somit über eine hohe antientzündliche und antioxidative Wirkung verfügen. Wegen des hohen Vitamin-C- sowie Betacarotin-Gehalts leistet das Gemüse zudem einen hervorragenden Beitrag, um das Immunsystem und deine Hautgesundheit zu stärken.

ZUTATEN FÜR 1 GLAS

3 Bio-Orangen
1 kleine-Bio-Süßkartoffel
1 daumengroßes Stück Kurkuma
1 daumengroßes Stück Ingwer
1 Karotte

Die Orangen schälen. Die Zutaten grob schneiden und in den Entsafter geben oder wie oben beschrieben pürieren.

Beet it

Rote Bete ist eine richtige Mineralstoff-Bombe und enthält eine endlose Liste an Mineralstoffen, wie Kalzium, Eisen, Magnesium, Zink, Kupfer, Selen, Mangan, Natrium, Phosphor und Jod sowie Folsäure und eine hohe Dosis an Vitamin C, welches das Immunsystem stärkt und als hochwirksames Antioxidans gegen freie Radikale kämpft. Auch Vitamin A und B-Komplexe sind im pinken Saft der Rüben zu finden. Rote Bete eignet sich hervorragend zum Entsaften. Am liebsten trinke ich sie mit Apfel und Fenchel.

ZUTATEN FÜR 1 GLAS

1 Granatapfel
1 kleine Rote Bete
2 Äpfel
1 frische Fenchelknolle
2 Bio-Limetten

Granatapfelkerne vorsichtig herauslösen. Die übrigen Zutaten grob schneiden und zusammen mit den Granatapfelkernen in den Entsafter geben oder wie oben beschrieben pürieren.

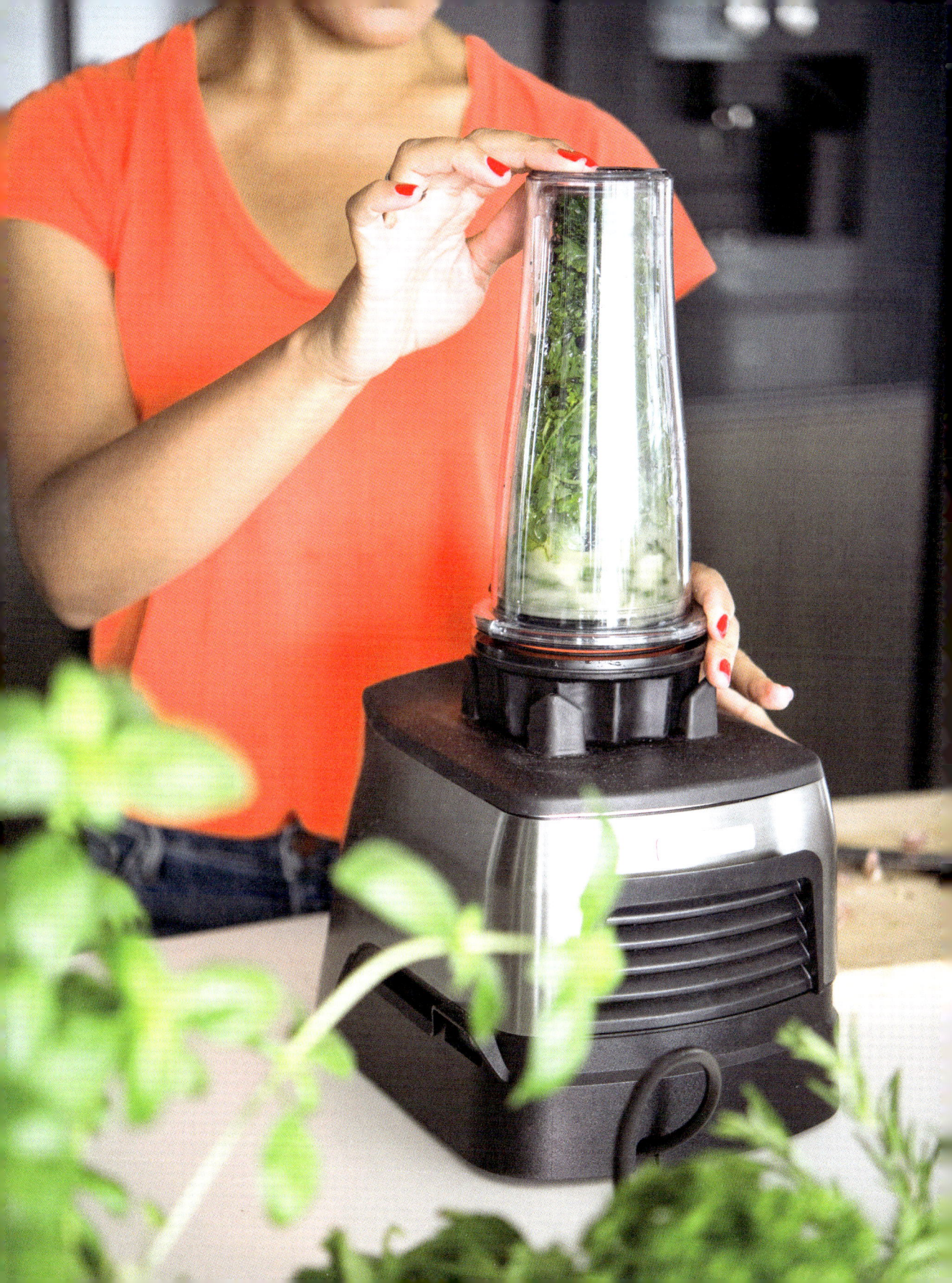

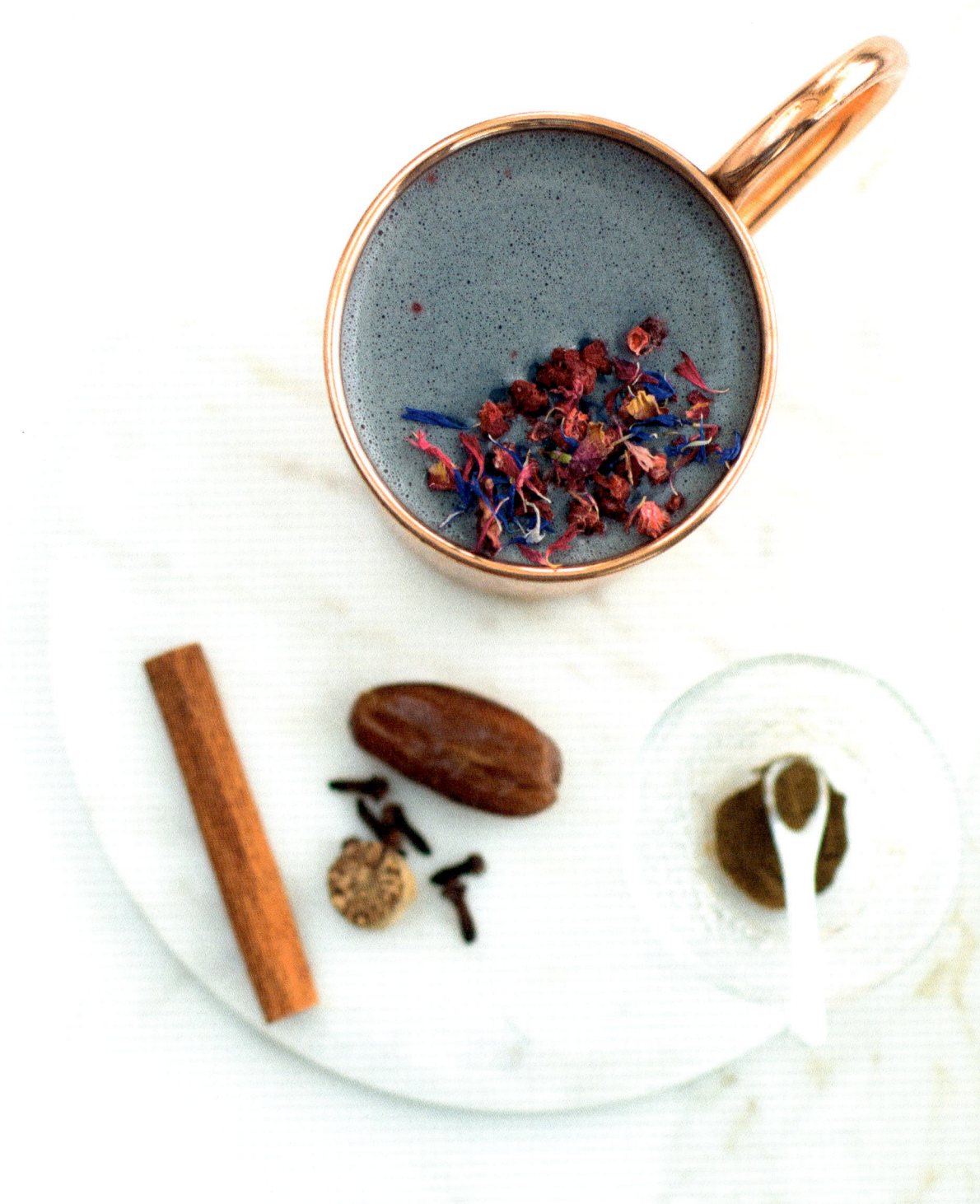

BLAUE MOON MILK
für eine himmlische Nacht

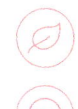

Dieses Getränk versuche ich, wann immer möglich, fest in meine Abendroutine mit einzubauen. Die blaue Milch ist dank der Zugabe von Spirulina-Algen nicht nur unglaublich hübsch anzusehen, sie schmeckt auch himmlisch und ist besonders wohltuend vor dem Schlafengehen. Die Moon Milk ist zusätzlich mit schlaffördernden und ausgleichenden Adaptogenen, der sogenannten Schlafbeere zubereitet.
Adaptogene sind Heilpflanzen, die eine stark regulierende Wirkung auf unseren Körper besitzen. Sie wirken ausgleichend auf unsere physische und psychische Verfassung. Fühlen wir uns schlapp, können sie eine anregende Wirkung auf uns haben.
Sind wir gestresst, dann können sie im umgekehrten Fall für eine natürliche innere Ruhe sorgen, indem sie Erschöpfungsphasen hinauszögern oder diese im besten Fall sogar ganz vermeiden.

ZUTATEN FÜR 1 GLAS
200 ml Mandelmilch
1 Prise Zimt
1 Prise Muskatnuss
1 Dattel
¼ TL Schlafbeere Ashwagandha
1 TL Spirulina
Honig nach Geschmack

Milch mit den Gewürzen erwärmen. Die warme Milch anschließend mit den übrigen Zutaten in den Mixer geben und fein pürieren.

Naturally Good

Das Tryptophan, z.B. aus Datteln, hilft dir beim Einschlafen. Dein Körper wandelt es um in das Schlafhormon Melatonin, das ihm Müdigkeit signalisiert. Die Alge gibt dem Trunk eine himmlisch blaue Farbe und soll nebenbei noch wertvolle Mineralstoffe liefern, die eine zellschützende Wirkung haben, vor nächtlichen Heißhungerattacken schützen und den Darm und damit gleichzeitig dein Immunsystem stärken.

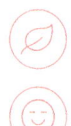

PHO – VIETNAMESISCHE GEMÜSESUPPE

Nach einer wunderbaren Vietnam-Reise vor ein paar Jahren war es um mich geschehen: Ich habe mich geschmacklich wahnsinnig in diese leckere Gewürz-Nudelsuppe verliebt und koche sie seither regelmäßig. Pho ist eine vietnamesische Kraftbrühe, die mit vielen leckeren Gewürzen und Kräutern eingekocht wird und der abschließend eine sättigende Einlage aus Reisnudeln und, je nach Belieben, Tofu oder Hühnchen zugefügt wird. Aufgrund ihrer vielen gesundheitsfördernden, heilenden Gewürze, wie Zimt, Kardamom, Sternanis und Ingwer, werden ihr übrigens magische und heilende Kräfte zugesprochen.

ZUTATEN FÜR 2–4 PORTIONEN (CA. 2 LITER)

Für die Gemüsebrühe

½ Stange Lauch
1 Fenchelknolle
2 Möhren
1 Zwiebel
1 kleines Stück Ingwer
80 g Shiitakepilze
Kokosöl
1 Zimtstange
1 Lorbeerblatt
1 Prise Kardamom
1 Sternanis
1 EL Sojasauce

Für die Suppen-Einlage

150 g Mungobohnensprossen
Minze
Korianderblätter
1 Chili
250 g Reisnudeln
Sojasauce
Saft von 1 Limette

❶ Für die Suppe das Gemüse für die Brühe waschen, ggf. schälen und grob schneiden. Nun das Kokosöl in einem großen Topf erhitzen und das Gemüse, bis auf Ingwer und Pilze, bei starker Hitze kurz anbraten. Mit ca. 2 l Wasser ablöschen, die restlichen Zutaten und Gewürze zufügen und zugedeckt bei mittlerer Hitze ca. 1 Stunde köcheln lassen. Die Gemüsebrühe durch ein feinmaschiges Sieb geben und das Gemüse auffangen.

❷ Für die Einlage: Die Sprossen waschen und abtropfen lassen. Minze und Koriander waschen und Blättchen abzupfen. Chili waschen und in feine Scheiben schneiden. Die Nudeln zubereiten. Nun die Gemüsebrühe in eine Schüssel geben und mit den Sprossen, Reisnudeln, Minz- und Korianderblättchen und Chilischeiben toppen. Zum Schluss mit Sojasauce und Limettensaft abschmecken.

MEIN TIPP: Wer mag, kann die Suppe noch mit einer Scheibe Tofu oder gedünsteter Hähnchenbrust aufpeppen. Dazu den Tofu bzw. die Hähnchenbrust zum Ende des Garvorgangs zur Brühe geben und ein paar Minuten mitköcheln lassen.

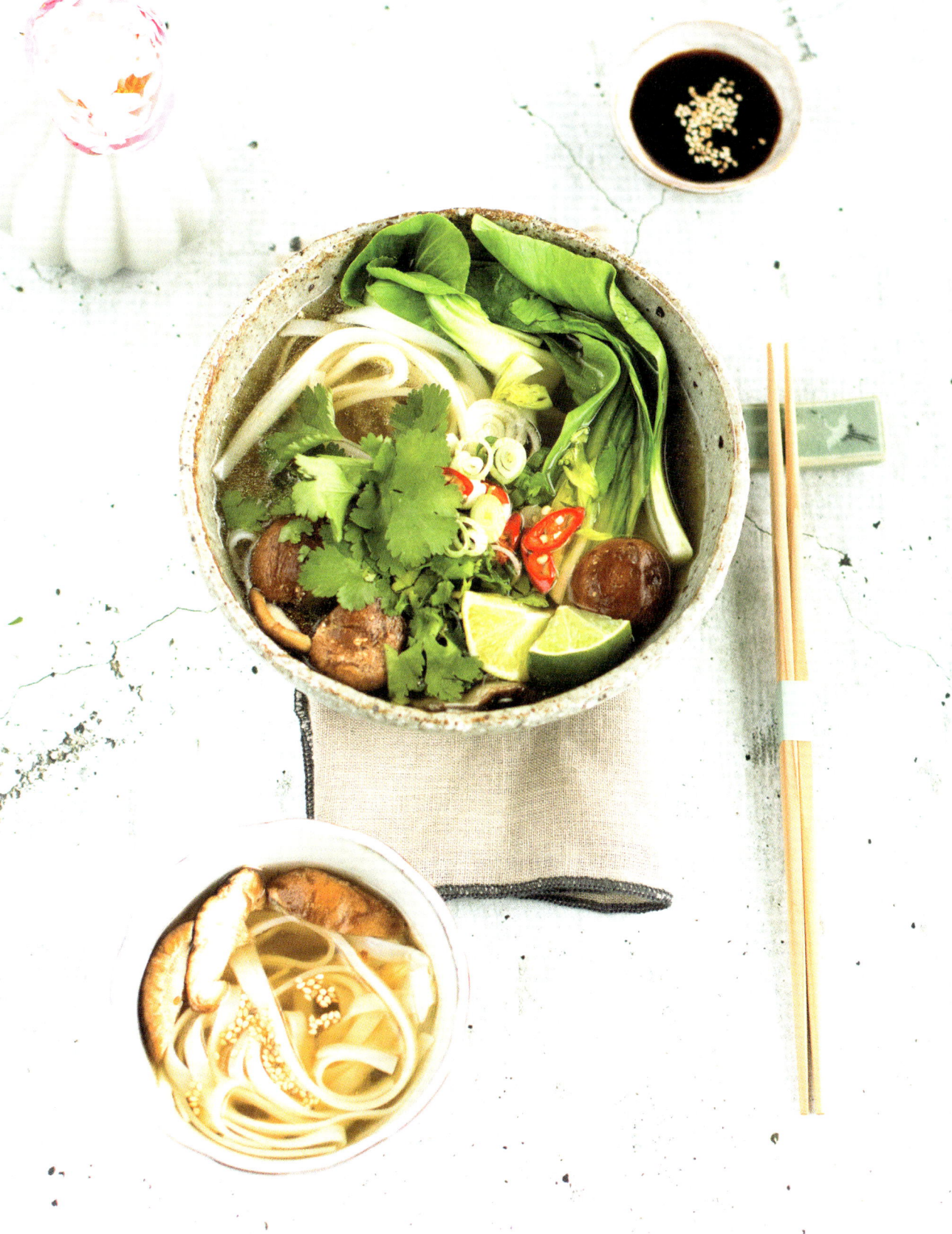

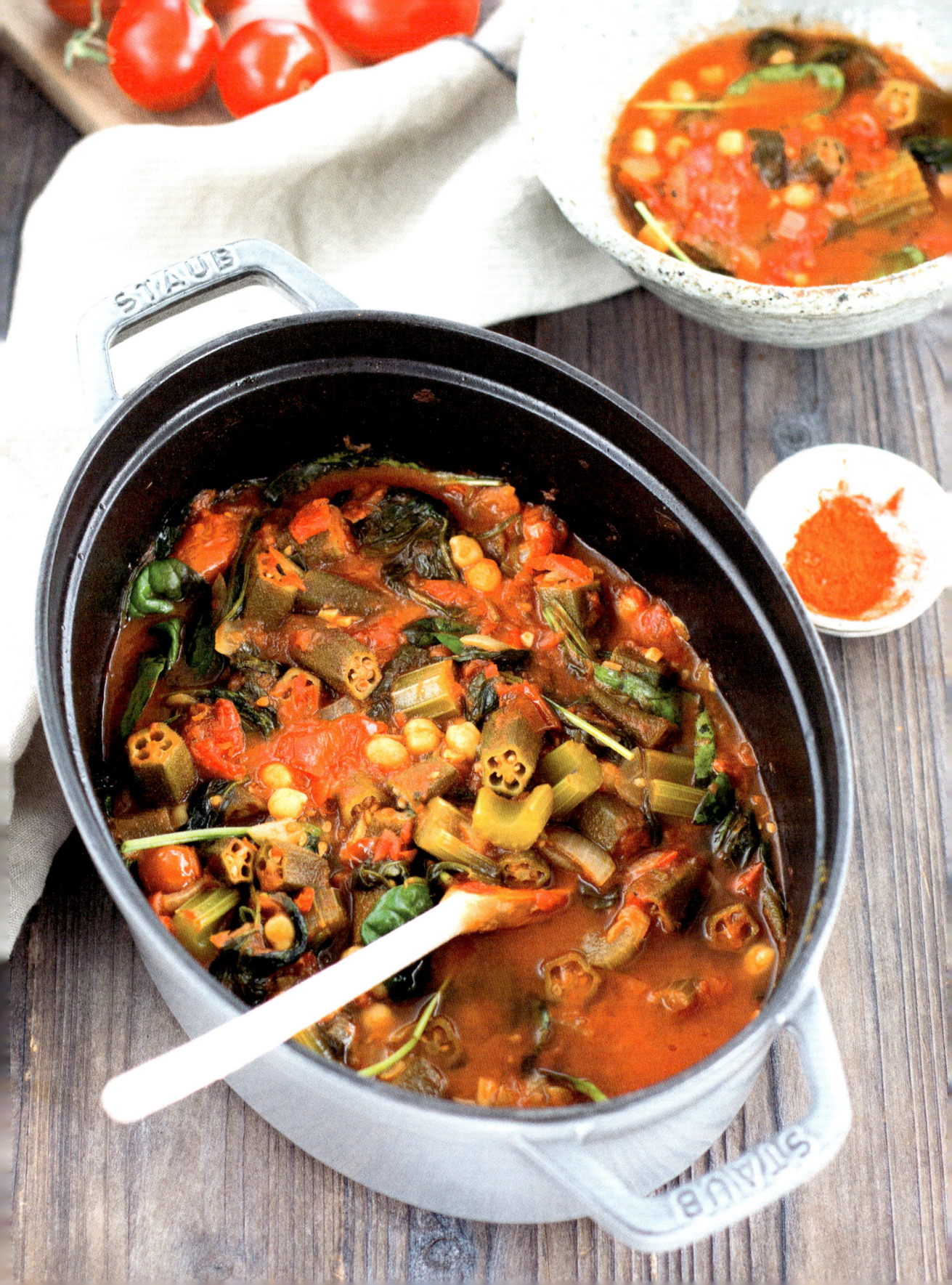

OKRA-STEW
gesunder Eintopf aus Nigeria

Obwohl sich die nigerianische von der deutschen Küche gänzlich unterscheidet, was die Auswahl der Zutaten betrifft, haben sie dennoch eines gemein: Eintopf-Rezepte sind in Nigeria ein großes Thema und ein Nationalgericht. Vorzugsweise werden sie mit einer Beilage z. B. aus gestampfter Yamswurzel oder Maniok gegessen. Beides sind Superfoods für sich, ebenso wie die Okraschoten, die ich für die Zubereitung dieses Eintopfs verwendet habe. Ich bin von klein auf mit den Einflüssen aus beiden Küchen aufgewachsen. Vielleicht rührt meine große Liebe zu Eintöpfen auch genau hiervon.

ZUTATEN FÜR 6 PORTIONEN

900 g frische Tomaten oder
  aus dem Glas
100 g Blattspinat
500 g Okraschoten
3 Stangen Staudensellerie
1 große Zwiebel
4 Knoblauchzehen
1 EL Kokosöl
750 ml Gemüsebrühe
2–3 getrocknete Tomaten
2 TL Kurkuma
1 TL Cayennepfeffer
1 EL Paprikapulver
getrockneter Oregano
1 Lorbeerblatt
350 g Kichererbsen aus dem Glas
Salz und Pfeffer
Petersilie zum Garnieren

1 Den Strunk der Tomaten und die äußere Schale entfernen.
MEIN TIPP: Die Tomaten leicht einritzen und mit kochendem Wasser übergießen. Danach löst sich die Schale fast von selbst.

2 Spinat waschen, putzen und grob hacken. Okraschoten und Sellerie waschen und in Scheiben schneiden.

3 Zwiebel und Knoblauchzehen schälen und fein hacken. Kokosöl in einem Topf erwärmen und Zwiebel, Knoblauchzehen und Staudensellerie andünsten. Mit der Gemüsebrühe ablöschen. Die getrockneten Tomaten hacken. Gewürze, Tomaten, getrocknete Tomaten und Kichererbsen zugeben und alles 15 Minuten köcheln lassen.

4 Zum Schluss Okraschoten und Spinat zufügen und weitere 10–15 Minuten auf niedriger Hitze köcheln lassen. Den Eintopf mit Salz und Pfeffer abschmecken und mit Petersilie garnieren.

MEIN TIPP: Falls du keine Okraschoten erhälst, dann verwende stattdessen frische Bohnen.

Naturally Good

In Okraschoten stecken viele wichtige Nährstoffe: Vor allem ihr hoher Anteil an Ballaststoffen tragen zur Reinigung und Gesunderhaltung des Dickdarms bei. Die in Okra enthaltenen Schleimstoffe sorgen für ausreichend Nährboden und nützliche Mikroorganismen im Darm. Das enthaltene Chlorophyll wirkt als Antioxidans und steigert die Bildung roter Blutkörperchen. Ihr hoher Gehalt an Antioxidantien und Vitamin C (35 mg pro 100 g) macht die zarte Schote zum absoluten Superfood.

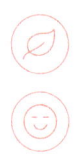

ZUCCHINI-LASAGNE

Für eine gute Lasagne braucht es eine noch bessere Bolognese-Sauce als Grundlage. Diese ist rein pflanzlich und mit Linsen zubereitet und hat schon so manchen Familienfeiern und Kindergeburtstagen standgehalten. Im Laufe der Jahre habe ich es dennoch immer wieder ein wenig verfeinert. So finden sich heute neben vielen Gewürzen und Kräutern zusätzlich immer eine Prise Zimt und ganz viel frisches Gemüse in der Sauce wieder. Ich verwende die Sauce auch als Basis für meine Spaghetti-Bolognese.

ZUTATEN FÜR 4 PORTIONEN

Für die Sauce

2 Zwiebeln
1 Knoblauchzehe
300 g Karotten
2 Stangen Sellerie
Olivenöl
150 g Belugalinsen, über Nacht
  eingeweicht
1 Prise Zimt
2 EL Tomatenmark
200 ml trockener Rotwein
400 g geschälte Tomaten im Glas
1 EL Kokosblütenzucker
1 Rosmarinzweig
1 Lorbeerblatt
½ Bund Petersilie
etwas frischer Basilikum
1 Prise Kurkuma

Für die Lasagne

500 g Zucchini
Salz
200 ml Cashewsahne mit 1 Prise
  Muskatnuss verfeinert
100 g gehackte Mandelkerne

❶ Zwiebeln und Knoblauch schälen und klein schneiden. Karotten grob hacken, Stangensellerie in feine Streifen schneiden.

❷ Einen großen Topf erwärmen. Olivenöl zufügen. Zwiebeln und Knoblauch in Olivenöl glasig dünsten. Nun 1 Prise Zimt, Karotten und Sellerie hinzufügen und weitere 5–6 Minuten anbraten. Tomatenmark hinzufügen und kurz anrösten. Anschließend alles mit Rotwein ablöschen und Linsen hinzufügen.

❸ Geschälte Tomaten, Kokosblütenzucker, Kräuter und Kurkuma zufügen und ca. 30 Minuten einköcheln lassen.

❹ Die Zucchini halbieren und mit einem Messer der Länge nach in dünne Lasagne-Scheiben schneiden. Mit etwas Salz bestreuen und beiseitelegen.

❺ Backofen auf 175 °C Ober-/Unterhitze vorheizen. Einen Löffel Lasagnesauce in eine Auflaufform geben, glatt streichen. Zucchinischeiben abtupfen und leicht überlappend in der Form verteilen. Anschließend mit etwas Cashewsahne beträufeln. Diesen Vorgang so lange wiederholen, bis alle Scheiben und die Sauce verbraucht sind.

❻ Zum Schluss mit Mandeln bestreuen und ca. 15–20 Minuten im Backofen backen.

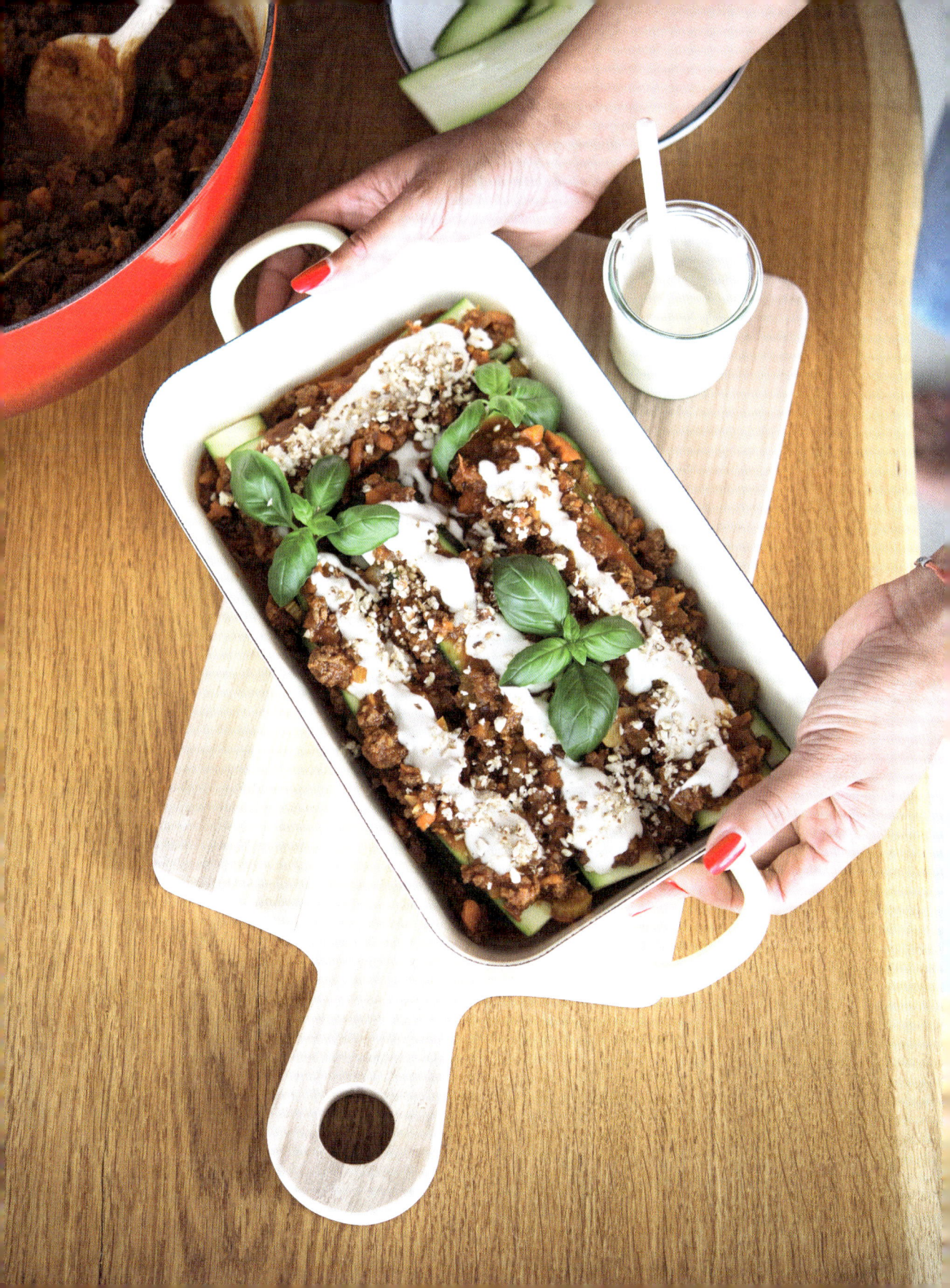

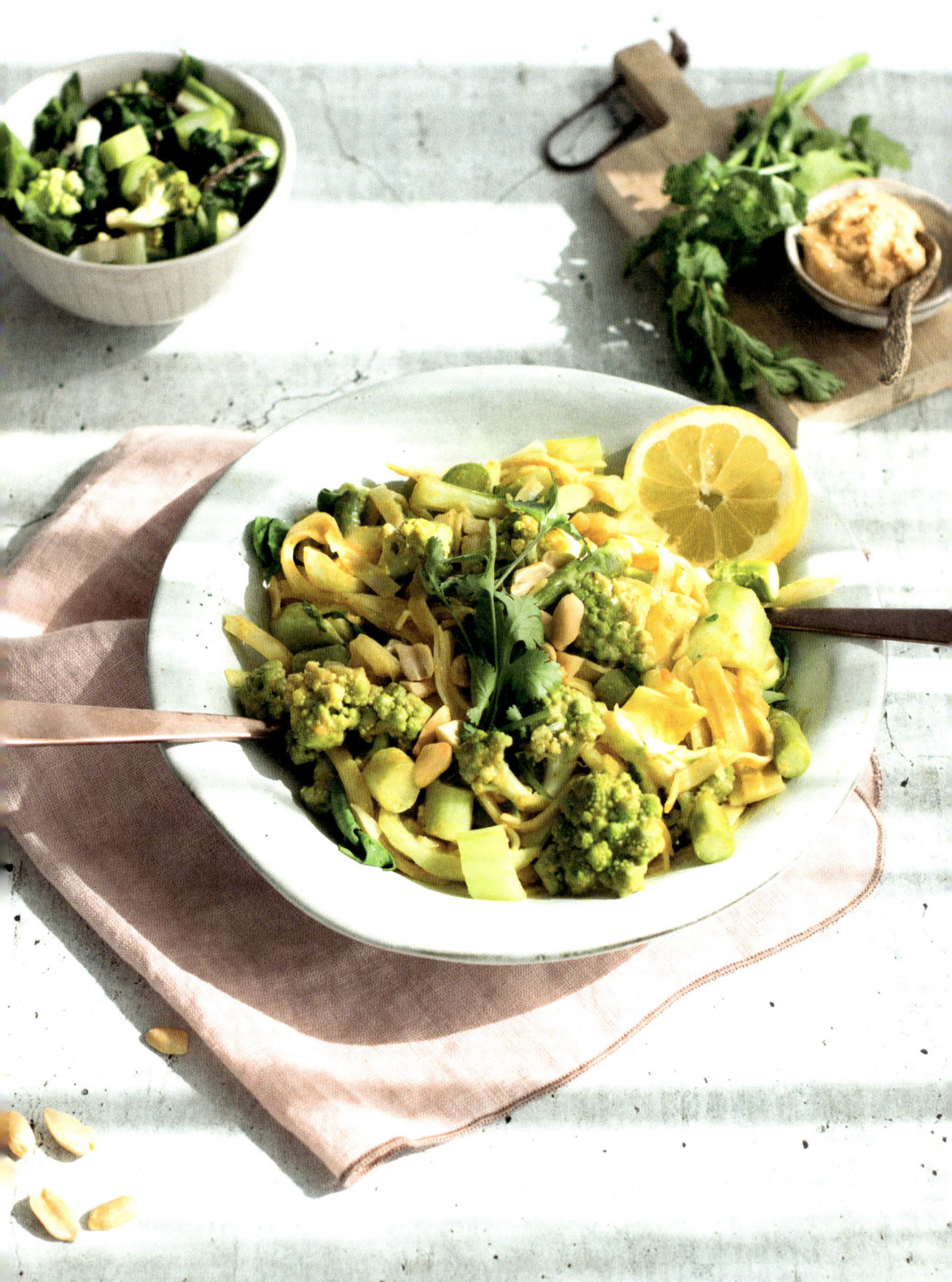

GLOW BOWL

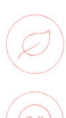

Ich mag den Bowl-Trend sehr. In Kombination mit leckerem Gemüse der Saison entsteht daraus im Nu eine vollwertige Mahlzeit, die der ganzen Familie schmeckt. Das zaubert allen ein Lächeln ins Gesicht. Dank entzündungshemmender Gewürze wie Kurkuma und Koriander findet in dieser Schüssel auch alles seinen Platz, was dich von innen heraus leuchten lässt.

ZUTATEN FÜR 1–2 PORTIONEN

30 ml Tamari (Sojasauce)
1 ½ TL Ahornsirup
1 TL Sesamöl
Saft von einer Zitrone
250 g Reisnudeln
5–7 Mangoldblätter mit Strunk
2–3 Knoblauchzehen
1 kleiner Brokkoli
3 EL Kokosöl
1 TL Kurkumapulver
70 g gehackte Erdnüsse
150 ml Mandelmilch
½ Bund Koriander
Salz und Pfeffer
Erdnüsse zum Garnieren

❶ Tamari, Ahornsirup, Sesamöl und Zitronensaft nach Geschmack zu einer Marinade verrühren. Die Reisnudeln nach Packungsanleitung zubereiten und beiseitestellen.

❷ Mangold waschen, die Blätter in Streifen schneiden. Stielenden in 1–2 cm breite Stücke schneiden. Knoblauch schälen und in dünne Scheiben schneiden. Brokkoli putzen und kleine Röschen abtrennen.

❸ Kokosöl im Wok erwärmen. Kurkuma und Knoblauch zufügen und diesen glasig dünsten. Brokkoli und Mangoldstiele zufügen. Alles bei mittlerer Hitze ca. 5–6 Minuten gar dünsten. Die Nudeln und Mangoldblätter unterheben. Marinade zufügen und alles vorsichtig miteinander vermengen.

❹ Erdnüsse und Mandelmilch zufügen und unter die Nudel-Gemüsemischung heben. Den Koriander hacken. Die Bowl mit Zitronensaft, Salz und Pfeffer abschmecken und mit Koriander und Erdnüssen garnieren.

Naturally Good

Die Kombination aus Brokkoli und Mangold macht dieses Rezept zum richtigen Immun-Booster. Das Beta-Karotin im Mangold wird im Körper in Vitamin A umgewandelt, was unter anderem für das Sehen von Bedeutung ist. Daneben kommen B-Vitamine, Kalium und Kalzium im Mangold vor. Kalzium ist zum Beispiel wichtig für die Knochen. Zudem steckt im Mangold Eisen und Vitamin C. Brokkoli enthält Polyphenole (sekundäre Pflanzenstoffe), die vom Körper in Krebs bekämpfende Substanzen umgewandelt werden und dabei die Zellgesundheit stärken.

BEAUTIFUL BLISS

Dieses Eis ist nicht nur wahnsinnig farbenfroh und schnell gemacht, es schmeckt auch himmlisch, enthält lediglich ein Minimum an natürlicher Süße und tut gleichzeitig ganz viel für deine natürliche Schönheit von innen. Himbeeren gehören zu unseren heimischen Superfoods mit der höchsten Antioxidantiendichte und besitzen im Vergleich zu anderen Lebensmitteln einen ausgesprochen hohen ORAC-Wert (siehe unten). In Kombination mit Roter Bete wird dieses Eis deshalb zum wahren Beauty-Booster.

ZUTATEN FÜR 12 KLEINE EIS AM STIEL

½ rohe Rote Bete
400 g frische Himbeeren (oder gefrorene)
400 ml Kokosmilch
3 EL Ahornsirup
1 TL Chiasamen
1 Prise gemahlene Vanille
12 Holzstiele

❶ Die Rote Bete schälen. Alle Zutaten in den Mixer geben und zu einer cremigen Masse mixen.
❷ Die Masse in Eisförmchen füllen und die Holzspieße in die Mitte setzen. Für 3–4 Stunden (oder über Nacht) gefrieren lassen.

Naturally Good

Anhand der ORAC-Werte (Oxygen Radical Absorbance Capacity) lässt sich ablesen, wie stark eine Substanz in der Lage ist, freie Radikale zu neutralisieren. Je höher der Wert, desto besser die antioxidative Kapazität des Lebensmittels, sprich: umso mehr freie Radikale können abgewehrt werden. Ein empfohlener Tagesbedarf an ORAC wird mit 5.000 bis 7.000 Einheiten angegeben. Beispiele für den ORAC-Wert von Obst/Gemüse je 100 g:

Himbeeren → 1500
Johannisbeeren → 1400
Erdbeeren → 1000
Paprika → 840
Rote Bete → 300
Kirschen → 290

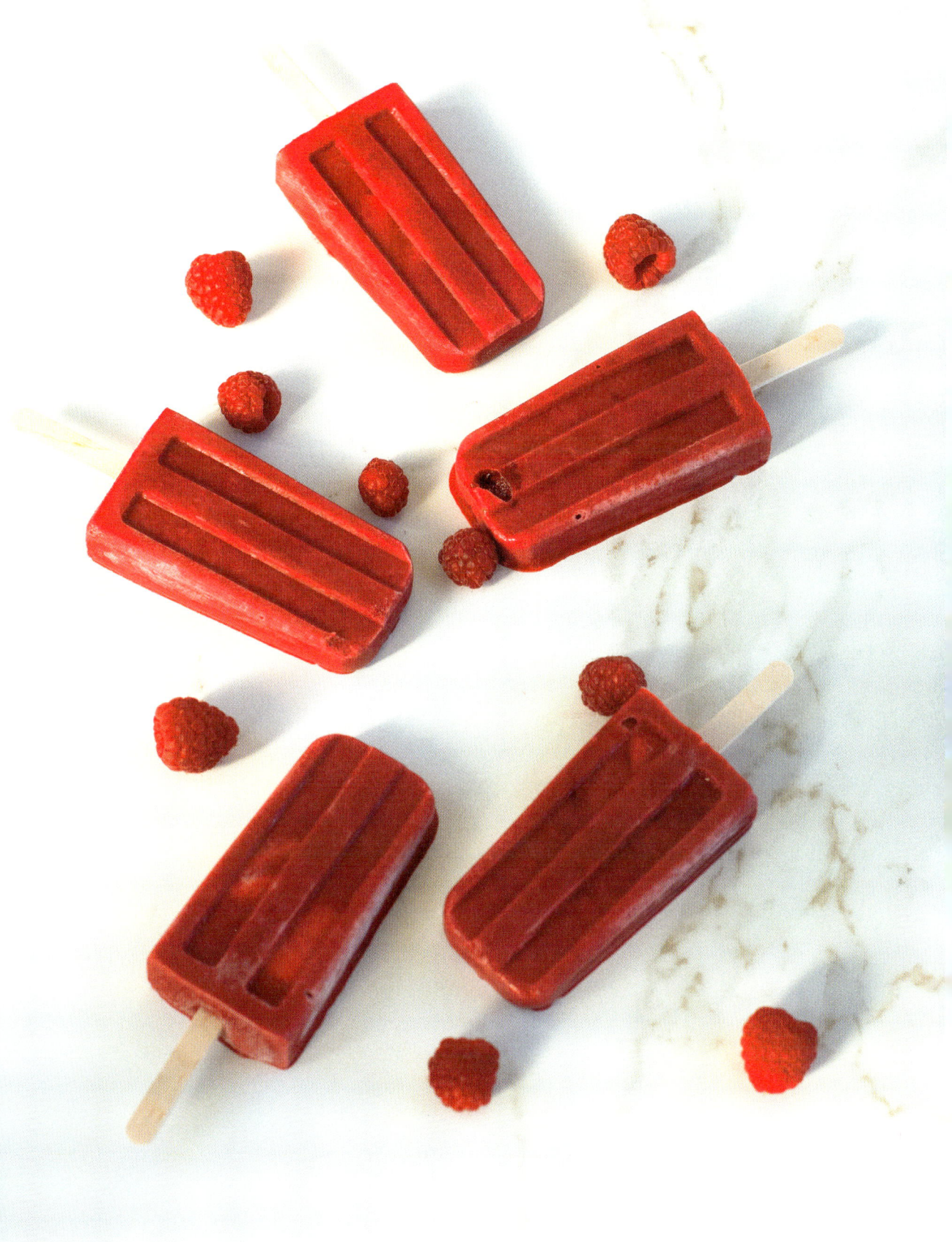

DIE NATURALLY-GOOD-KUREN ZUM (WIEDER-)EINSTIEG IN DEINE GESUNDE LEBENSWEISE

So sehr der Wille auch da ist, bei uns allen gibt es Phasen im Leben, in denen wir unsere Ernährung und gesunde Lebensweise vernachlässigen oder aus den Augen verlieren. Wenn du dich wieder nach mehr Balance und Konsequenz sehnst, aber nicht weißt, wie du den richtigen (Wieder-)Einstieg findest, um zurück zu einer ausgewogenen Ernährung und gesunden Lebensweise zu finden, sind die Naturally-Good-Kuren genau richtig für dich.

Das 7-Tage-Reset-Cleanse-Programm

Das siebentägige Reset-Cleanse-Programm ist wie ein Frühjahrsputz für Körper und Seele. Es geht darum, deinem Körper die geballte Ladung an Vitaminen und Mineralstoffen zuzuführen, die er braucht, um ordentlich fit zu werden. Das stärkt dein Immunsystem und entlastet gleichzeitig deinen Organismus auf ganz natürliche Weise. Dieses Programm schenkt dir Klarheit und Leichtigkeit, und es unterstützt dich darin, wieder zu deiner Mitte zu finden. Für mehr Entlastung setzt das Programm hauptsächlich auf Shakes am Morgen, leichte Mittags- und Abendmahlzeiten sowie auf Suppen. Nach der Woche wirst du dich energiegeladen, fit und gestärkt fühlen und den Einstieg in deine gesunde Lebensweise gefunden haben. Für die einfache Umsetzung im (Berufs-)Alltag sind die Mahlzeiten so aufgebaut, dass sie sich mühelos (innerhalb von ca. 30 Minuten) kochen, vorkochen und am nächsten Tag neu kombinieren lassen. Durch das Vorbereiten von kleineren Arbeiten (Meal Prep) lässt sich die Vorbereitungszeit am nächsten Tag zusätzlich verkürzen. Die Meal-Prep-Tipps für den nächsten Tag sind jeweils im Wochenplan markiert.

Das 21-Tage-Natural-Glow-Programm

Mit dem 21-Tage-Natural-Glow-Programm werden deine körpereigenen Puffersysteme, die durch Stress, eine ungesunde Ernährung und zu wenig Bewegung aus dem Gleichgewicht geraten sein können, aktiviert. Der Fokus während dieses Programms liegt deshalb auf deinem Darm. Ein gesundes Darmorgan ist ein achtsamer Wächter und übernimmt wichtige Schutzfunktionen.

Das Programm setzt auf eine bioaktive Ernährung mit Fokus auf deinem Mikrobiom, was deine Darmgesundheit fördert und positiv unterstützt. Es bevorzugt vor allem ballaststoffreiche, und fermentierte Nahrungsmittel, um deine Darmflora zu stärken und ins Gleichgewicht zu bringen. Von diesem Plus an Lebensenergie wirst du auf allen Ebenen – im Innen und Außen – profitieren. Es ist der Schlüssel zu mehr Balance und ganzheitlicher Gesundheit, was dir deinen Natural Glow zurückbringt.

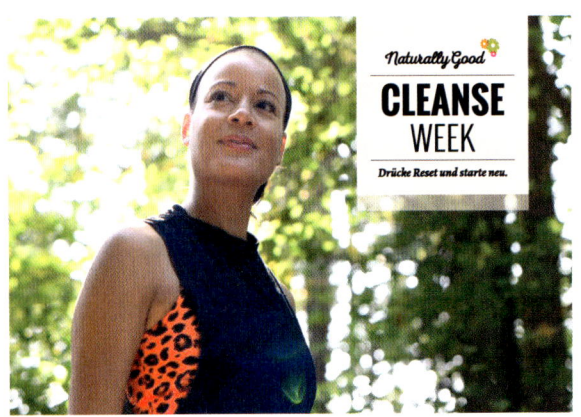

	Frühstück	Mittagessen	Abendessen	→ *Meal Prep Tipp*
Montag	Good Morning Smoothie (Seite 44)	Quinoa-Kiwi-Salat mit Tsatsiki (Seite 84)	Leichte Erbsen-Suppe (Seite 59)	→ *Gemüsebrühe für Dienstagabend vorkochen (Seite 17)*
Dienstag	Smoothie-Bowl (Seite 107)	Gemüse-Spaghetti mit Terriyaki-Lachsspieß (Seite 63)	Pho – Vietnamesische Gemüsesuppe (Seite 214)	→ *Eiweißpulver für Smoothies zubereiten (Seite 159)*
Mittwoch	Blaubeer-Smoothie* (Seite 159)	Warmer Buchweizen-Salat mit Spargel und Erdbeeren (Seite 87)	Karotten-Kurkuma-Suppe mit Pistazien (Seite 95)	→ *Rotkohl-Pickles für Rotkohlsalat und Nori-Gemüse-Rollen zubereiten (Seite 25)*
Donnerstag	Glowing Green Smoothie (Seite 77)	Rotkohl-Reissalat (Seite 192)	Moon Milk für eine himmlische Nacht (Seite 213)	
Freitag	Good Morning Smoothie (Seite 44)	Gebratener Blumen-kohlreis (Seite 188)	Zucchini-Puffer mit Cashew-Kräuter-Dip (Seite 64)	→ *mehr Hirse für Zucchini-Puffer und Nori-Gemüse-Rollen kochen*
Samstag	Antiox-Beeren-Smoothie* (Seite 206)	Nori-Gemüse-Rollen (Seite 191)	Kabeljau in Chili-Honig-Marinade (Seite 100)	
Sonntag	Kurkuma-Sunshine* (Seite 176)	Shakshuka – Versunkene Eier in Tomatensauce (Seite 155)	Rote-Bete-Spinat-Falafeln mit Minz-Dip (Seite 120)	

*mit selbst gemachten Proteinpulver

BEGLEITENDE EMPFEHLUNGEN

→ Nach dem Aufwachen: täglich 1 Glas Zitronenwasser mit Apfelessig am Morgen nach dem Aufwachen

→ Tägliche Bewegungseinheiten (mindestens 30 Minuten)

	Frühstück	Mittagessen	Abendessen	→ *Meal Prep Tipp*
Montag	Good Morning Smoothie (Seite 44)	Quinoa-Kiwi-Salat mit Tsatsiki (Seite 84)	Leichte Erbsen-Suppe (Seite 59)	→ *Rotkohl fermentieren, Nori Rollen + Reissalat*
Dienstag	Smoothie-Bowl (Seite 107)	Gemüse-Spaghetti mit Terriyaki-Lachsspieß (Seite 63)	Pho - Vietnamesische Gemüsesuppe (Seite 214)	→ *Selbst gemachtes Eiweißpulver vorbereiten (Seite 159)*
Mittwoch	Kurkuma-Sunshine* (Seite 176)	Warmer Buchweizen-Salat mit Spargel und Erdbeeren (Seite 87)	Karotten-Kurkuma-Suppe mit Pistazien (Seite 95)	→ *Hirse für Gemüse-röllchen abkochen*
Donnerstag	Glowing Green Smoothie (Seite 77)	Nori-Gemüse-Rollen (Seite 191)	Moon Milk für eine himmlische Nacht (Seite 213)	→ *Overnight Oats und zusätzliche Cashewkerne für den Kräuter-Dip einweichen*
Freitag	Overnight Oats (Seite 81)	Gebratener Blumenkohlreis (Seite 188)	Zucchini-Puffer mit Cashew-Kräuter-Dip (Seite 64)	→ *Reis abkochen und Rotkohl vorbereiten (Seite 192)*
Samstag	Antiox-Beeren-Smoothie* (Seite 206)	Rotkohl-Reissalat (Seite 192)	Lachs-Sommerrollen (Seite 163)	→ *Tomatensauce für Sonntag vorbereiten (Seite 18)*
Sonntag	Blaubeer-Smoothie* (Seite 159)	Shakshuka - Versunkene Eier in Tomatensauce (Seite 155)	Rote-Bete-Spinat-Falafeln mit Minz-Dip (Seite 88)	
Montag	Hirsebrei mit Erdbeer-Kompott (Seite 48)	Lachs-Sommerrollen (Seite 163)	Okra-Stew (Seite 217)	→ *Hirse für Dienstagmit-tag vorkochen und Chia-Pudding vorbereiten*
Dienstag	Kokos-Chia-Pudding mit Erdbeeren (Seite 78)	Hirse-Erbsen-Salat (Seite 56)	Karotten-Kurkuma-Suppe mit Pistazien (Seite 95)	→ *Doppelte Menge Buch-weizen für Mittwoch-mittag und Donnerstag-morgen zubereiten*
Mittwoch	Good Morning Smoothie (Seite 44)	Warmer Buchweizen-Salat mit Spargel und Erdbeeren (Seite 87)	Gebratener Blumenkohlreis (Seite 188)	
Donnerstag	Buchweizen-Porridge mit Beeren (Seite 183)	Kabeljau in Chili-Honig-Marinade (Seite 100)	Moon Milk für eine himmlische Nacht (Seite 213)	→ *Quinoa in größerer Menge für Freitag und Samstag zubereiten*
Freitag	Antiox-Beeren-Smoothie* (Seite 206)	Quinoa-Kiwi-Salat mit Tsatsiki (Seite 84)	Blumenkohl und Ofengemüse mit Kurkuma-Würzpaste (Seite 91)	→ *Hirse für Porridge und Gemüserollen einweichen*
Samstag	Blaubeer-Smoothie* (Seite 159)	Süßkartoffel-Curry-Bratlinge (Seite 131)	Chili sin Carne mit Ofen-Kartoffel (Seite 99)	→ *Overnight Oats einweichen*
Sonntag	Overnight Oats (Seite 81)	Zucchini-Puffer mit Cashew-Kräuter-Dip (Seite 64)	Leichte Erbsen-Suppe (Seite 59)	→ *Doppelte Menge Erbsen-Suppe für Montagabend kochen*

	Frühstück	Mittagessen	Abendessen	→ *Meal Prep Tipp*
Montag	Good Morning Smoothie (Seite 44)	Rotkohl-Reissalat (Seite 192)	Leichte Erbsen-Suppe (Seite 59)	→ *Bolognese-Sauce für Dienstag vorkochen (Seite 218)*
Dienstag	Glowing Green Smoothie (Seite 77)	Zucchini-Lasagne (Seite 218)	Karotten-Kurkuma-Suppe mit Pistazien (Seite 95)	→ *Kokos-Curry vorbereiten (Seite 164)*
Mittwoch	Smoothie-Bowl (Seite 107)	Sonniges Kokos-Curry (Seite 164)	Moon Milk für eine himmlische Nacht (Seite 213)	→ *Chiasamen für Pudding einweichen*
Donnerstag	Kokos-Chia-Pudding mit Erdbeeren (Seite 78)	Leichter Kartoffel-Bohnen-Salat (Seite 184)	Shakshuka – Versunkene Eier in Tomatensauce (Seite 155)	→ *Gemüsebrühe vorkochen (Seite 17)*
Freitag	Balanced-Matcha* (Seite 176)	Gebratener Blumenkohlreis (Seite 188)	Pho - Vietnamesische Gemüsesuppe (Seite 214)	→ *Belugalinsen für Samstag- und Sonntag-mittag einweichen*
Samstag	Antiox-Beeren-Smoothie* (Seite 208)	Brokkoli asiatisch mit Belugalinsen (Seite 96)	Blumenkohl-Pizza (Seite 128)	→ *Chiasamen für Pudding einweichen*
Sonntag	Kokos-Chia-Pudding mit Erdbeeren (Seite 78)	Gefüllte Linsen-Paprika (Seite 60)	Pochiertes Ei mit Mangold (Seite 160)	

*mit selbst gemachten Proteinpulver

BEGLEITENDE EMPFEHLUNGEN

→ Nach dem Aufwachen: täglich 1 Glas Zitronenwasser mit Apfelessig am Morgen (Zubereitung: 2 EL naturtrüben Bio-Apfelessig, 1 Glas Wasser, 1 Spritzer frische Zitrone, Honig und/oder Ingwer mischen.)

→ Am Vormittag: 1 Glas (150 ml) Kombucha (Seite 47)

→ Am Nachmittag: 1 Ingwershot (Seite 43)

→ Tägliche Bewegungseinheiten (mindestens 30 Minuten)

→ Mindestens 2-3 Liter Mineralwasser oder ungesüßten Tee über den Tag verteilt trinken

→ Außreichende Schlaf- und Ruhephasen

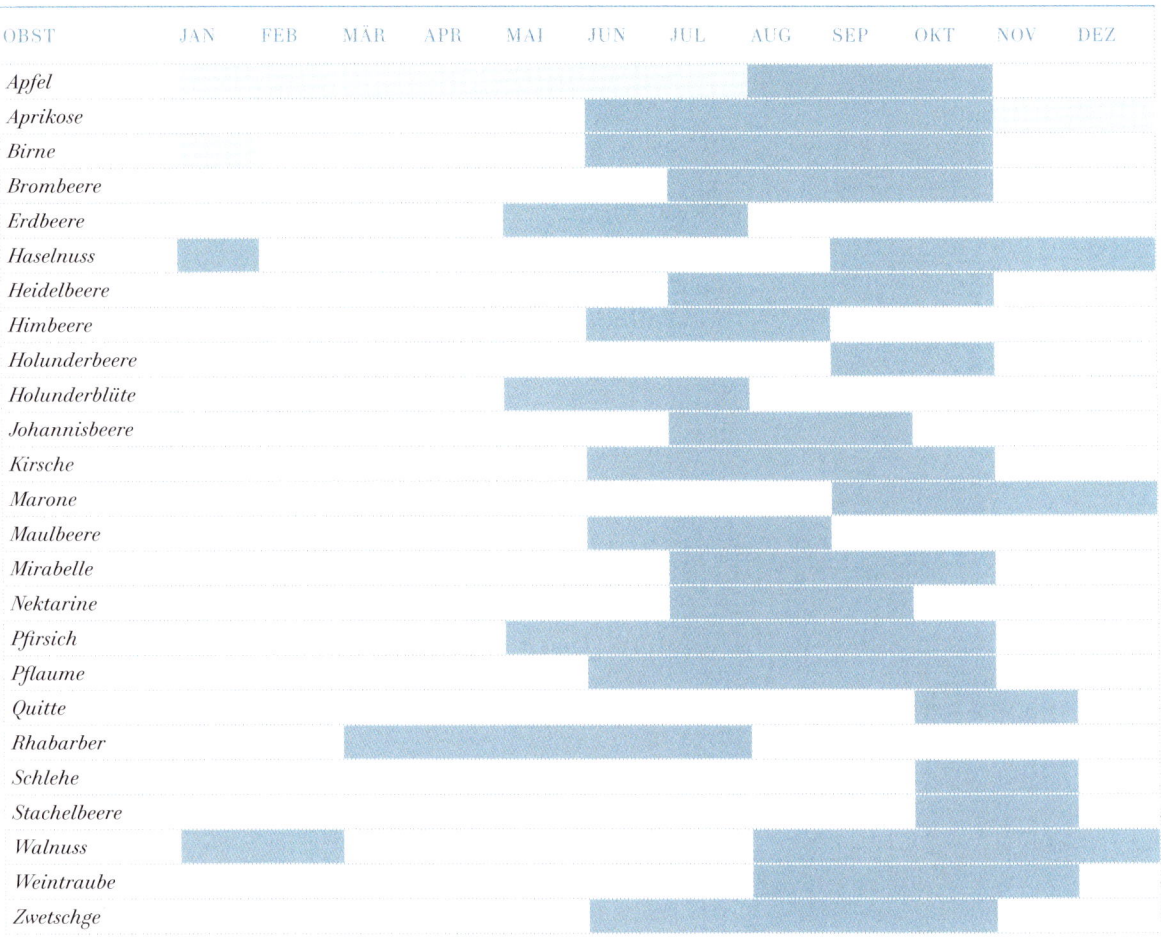

OBST	JAN	FEB	MÄR	APR	MAI	JUN	JUL	AUG	SEP	OKT	NOV	DEZ
Apfel												
Aprikose												
Birne												
Brombeere												
Erdbeere												
Haselnuss												
Heidelbeere												
Himbeere												
Holunderbeere												
Holunderblüte												
Johannisbeere												
Kirsche												
Marone												
Maulbeere												
Mirabelle												
Nektarine												
Pfirsich												
Pflaume												
Quitte												
Rhabarber												
Schlehe												
Stachelbeere												
Walnuss												
Weintraube												
Zwetschge												

Lagerware
Freilandhaltung

228

GEMÜSE	JAN	FEB	MÄR	APR	MAI	JUN	JUL	AUG	SEP	OKT	NOV	DEZ
Artischocke					■	■	■	■	■	■		
Aubergine						■	■	■	■	■	■	
Blumenkohl						■	■	■	■	■	■	
Bohnen, Dicke						■	■	■	■			
Bohnen, grün						■	■	■	■	■		
Brokkoli						■	■	■	■	■		
Butternut-Kürbis								■	■	■	■	
Champignons	■	■	■	■	■	■	■	■	■	■	■	■
Chinakohl	■	■	■	■	■					■	■	■
Erbsen						■	■	■	■			
Fenchel					■	■	■	■	■	■		
Frühlingszwiebel					■	■	■	■	■	■		
Grünkohl	■	■									■	■
Hokkaido									■	■	■	■
Kartoffel						■	■	■	■	■		
Knollensellerie				■	■	■	■	■	■			
Kohlrabi				■	■	■	■	■	■			
Kürbis								■	■	■		
Mangold					■	■	■	■	■	■		
Meerrettich	■	■	■							■	■	■
Möhre						■	■	■	■	■		
Pak Choi				■	■	■	■	■	■			
Paprikaschote							■	■	■	■		
Pastinake							■	■	■			
Porree/Lauch								■	■	■	■	■
Portulak					■	■	■	■	■			
Radieschen				■	■	■	■	■				
Rote Bete	■	■	■	■			■	■	■	■	■	■
Rotkohl	■	■	■	■			■	■	■	■	■	■
Salatgurke					■	■	■	■	■			
Spargel				■	■	■						
Spinat				■	■	■	■	■	■			
Staudensellerie							■	■	■	■		
Steinpilze							■	■	■			
Tomate						■	■	■	■	■		
Weißkohl	■	■	■	■								
Wirsing	■					■	■	■	■	■	■	■
Zucchini						■	■	■	■	■		
Zuckerschoten					■	■	■					

Lagerware
Freilandhaltung

Blaubeeren

Blaubeeren gelten als kleine Schwester der exotischen Acai-beere und sind wahre Energiepakete. Sie bringen unser Gehirn in Schwung, verbessern die Motorik und geistige Leistungsfähigkeit und stechen zusätzlich durch eine Fülle an Antioxidantien hervor, was uns wiederum vor freien Radikalen schützt. Weil Blaubeeren reich an Vitamin C und E sind, regen sie zusätzlich die Collagenbildung auf natürliche Weise an und schenken uns ein frisches Hautbild. Die Anthocyane, die für die tiefblaue Farbe der Blaubeeren verantwortlich sind, sollen auch Krebs- und Herzerkrankungen vorbeugen. Da Blaubeeren fast zu 90 Prozent aus Wasser bestehen und kaum Fruchtzucker enthalten, sind sie wahre Figurschmeichler.

Himbeeren

Wie in allen Beerenfrüchten stecken auch in Himbeeren zahlreiche Antioxidantien, die unser Herz-Kreislauf-System unterstützen. Himbeeren enthalten neben vielen B-Vitaminen vor allem Mineralstoffe und Spurenelemente wie Eisen, Kalzium, Kalium und Magnesium, was sich positiv auf unsere Knochengesundheit auswirkt. Auch Himbeeren haben einen besonders hohen Wassergehalt. Mit fast 90 Prozent Wassergehalt enthalten 100 g Himbeeren nur ca. 34 Kalorien.

Erdbeeren

Erdbeeren enthalten vor allem jede Menge Vitamin K, Folsäure und Biotin. Besonders hervorzuheben ist aber der hohe Vitamin-C-Gehalt, der in den Früchten steckt. Pro 100 g Erdbeeren sind 65 mg Vitamin C enthalten. Mit diesem hohen Vitamin-C-Wert liegt die Erdbeere sogar noch weit vor der Orange oder Zitrone. Da Erdbeeren ebenfalls zu über 90 Prozent aus Wasser bestehen, regulieren sie unter anderem die Nierentätigkeit. Beim Entschlacken und Entwässern oder bei einer Detox-Kur passen Erdbeeren daher wunderbar auf den Speiseplan.

Johannisbeeren

Egal ob rote oder schwarze Johannisbeeren: Beide haben für unsere Gesundheit jede Menge zu bieten. In der Frucht steckt nämlich nicht nur reichlich Vitamin C (schon 100 g decken unseren täglichen Bedarf ab). Johannisbeeren wirken auch blutdrucksenkend, da sie aufgrund des hohen Kaliumgehalts überschüssiges Wasser aus dem Körper schwemmen. Durch ihre Anthocyane wehren vor allem die schwarzen Johannisbeeren zellschädigende Stoffe ab und unterstützen die Durchblutung. Gleichzeitig wirken sie entzündungshemmend, was bei rheumatischen Erkrankungen oder Gelenkbeschwerden positiv ist.

Spinat

Spinat ist reich an Vitamin A, C und D. In Spinat stecken zahlreiche Vitamine, Mineralstoffe, Antioxidantien und sekundäre Pflanzenstoffe. All das macht fit und stärkt das Immunsystem. Die enthaltenen Vitamine C und E, Folsäure, Selen und Betacarotin schützen vor Infektionen und gelten gleichzeitig als Schönheitsvitamine. So kann Spinat Heißhungerattacken reduzieren, beim Entschlacken helfen und sorgt durch seinen Anti-Aging-Effekt für ein strahlendes Hautbild.

Grünkohl

Aufgrund seines hohen Gehalts an wertvollen Inhaltsstoffen wird er als der König unter den Kohlsorten bezeichnet. Bereits 100 g Grünkohl genügen, um uns mit mehr als den täglich empfohlenen 100 mg Vitamin C zu versorgen! Das stärkt unser Immunsystem auf natürliche Weise. Grünkohl ist mit seinem hohen Nährstoffgehalt besonders antioxidantienreich. Vor allem der hohe Vitamin-A-und -E-Gehalt gilt als Schutz vor freien Radikalen.

Walnüsse

Walnüsse sind der perfekte Beauty-Snack für zwischendurch. Sie liefern wertvolles Vitamin E, welches als Antioxidans der Spitzenklasse gilt. Eine ausreichende Versorgung mit Vitamin E kurbelt die Kollagenproduktion an und verleiht der Haut ein frisches, jüngeres Aussehen. Vitamin E hat auch einen positiven Effekt auf die Gesundheit der Haare. Die Haare wachsen schneller, wirken kräftiger und glänzender.

Hülsenfrüchte, Nüsse und Samen

Hülsenfrüchte, Nüsse und Samen enthalten viele Nährstoffe, die für den Zellstoffwechsel und damit für ein klares Hautbild günstig sind. Wer ein pralleres und frisches Hautbild haben möchte, sollte sie als zusätzliche Add-Ons bei der täglichen Ernährung sehen, denn sie sind ein echter Beauty-Cocktail für die Haut. Sonnenblumen- und Kürbiskerne stecken zum Beispiel voller Zink, sind förderlich für unser Zellwachstum und regulieren die Talgproduktion unserer Haut. Mandeln, Hanfsamen, Linsen, Erbsen und Bohnen haben beruhigende und entzündungshemmende Eigenschaften für deine Haut. Das in ihnen enthaltene Eiweiß, Zink und Magnesium trägt zur aktiven Zellerneuerung bei. Vitamin B3 und B5 helfen bei rissiger Haut.

Basics

Cashewsahne 18
Fermentierter Rotkohl 25
Gemüsebrühe 17
Gemüsepaste 17
Gemüse-Pickles 25
Mandelmilch-Basisrezept 30
Tomatensauce Grundrezept 18

Frühstück

Avocado-Rote-Bete-Aufstrich 55
Belgische (Linsen-)Waffeln mit
    warmer Heidelbeersauce 156
Buchweizen-Pancakes mit
    Tahini-Schokocreme 119
Buchweizen-Porridge
    mit Beeren 183
Frühstücks-Kirsch-Muffins 152
Hirsebrei mit Erdbeer-Kompott 48
Karotten-Kurkuma-Aufstrich 55
Kokos-Chia-Pudding
    mit Erdbeeren 78
Nuss-Karotten-Fitness-Brot 52
Overnight Oats mit Aprikosen-
    Kompott 81
Schokoladen-Orangen-Granola 51
Selbst gemachtes (Eiweiß-)
    Nusspulver 159
Shakshuka – Versunkene Eier
    in Tomatensauce 155
Smoothie-Bowl 107
Walnuss-Himbeer-Aufstrich 55

Getränke

Antiox-Beauty-Smoothie 206
Balanced Matcha 176
Beet it 210
Blaue Moon Milk für eine
    himmlische Nacht 213
Frisch gepresste Säfte –
    meine liebsten Rezepte 209
Frische Beeren-Limonade 180
Glowing Green – Zwei grüne
    Smoothie-Rezepte 77
Good Morning Smoothie 44
Green Cleanse 210
Grünkohl-Trauben-Smoothie 77
Iced Latte mit Roter Bete 205
Infused Water 151
Ingwer-Kurkuma Shot 43

Ingwershot klassisch 43
Kombucha mit Matcha 47
Kurkuma-Sunshine 176
Spinat-Avocado-Smoothie 77
The Beauty Elixier 210

Gesunde Naschereien

Beautiful Bliss 222
Cremiger Superfood-
    Schokopudding 103
Erdnussbutter-Schoko-Traum 141
Feel-Good-Toffees 196
Gesunde Rhabarber-Erdbeer-
    Marmelade 29
Himmlische Erdbeer-Creme-
    Törtchen 135
Kichererbsen-Blondies 167
Kirsch-Schokoladen-
    Knusperriegel 82
Leichter Aprikosenkuchen 139
Schokoladen-Karamell-
    Eis am Stiel 136
Schokoladen-Torte
    mit Erdbeer-Creme 142
Superfood-Pralinés 168
Sweet Banana Cake 132
Zitronen-Kokos-Konfekt 104

Hauptgerichte

Blumenkohl und Ofengemüse
    mit Kurkuma-Würzpaste 91
Blumenkohl-Pizza 128
Blumenkohlreis 26
Brokkoli asiatisch
    mit Belugalinsen 96
Chili sin Carne
    mit Ofen-Kartoffel 99
Cremige Pilzpfanne 127
Dukkah-Hähnchen-Sticks 124
Gebratener Blumenkohlreis 188
Gefüllte Paprika mit Linsen 60
Gemüsenudeln mit Teriyaki-
    Lachsspieß 63
Glow Bowl 221
Kabeljau in Chili-Honig-
    Marinade 100
Leichte Sommerrollen
    mit Lachs und Sesam-
    Tamari-Dip 163
Nori-Gemüse-Rollen 191

Oma Dorles „Salat-Durcheinander"
    mit Pilzgulasch 92
Pochiertes Ei auf
    buntem Mangold-Gemüse 160
Rote-Bete-Burger 120
Rote-Bete-Spinat-Falafeln mit
    Minz-Dip 88
Sonniges Kokos-Curry 164
Süßkartoffel-Curry-Bratlinge 131
Tofu-Tikka-Masala „my way" 195
Zucchini-Lasagne 218
Zucchini-Puffer mit Cashew-
    Kräuter-Dip 64

Salate

Leichter Kartoffel-Bohnen-
    Salat 184
Quinoa-Kiwi-Salat mit
    Tsatsiki 84
Rotkohl-Reis-Salat 192
Warmer Hirse-Erbsen-Salat 56
Warmer Buchweizen-Salat
    mit Spargel und Erdbeeren 87

Saucen & Dips

Ananas-Chili-Zitronengras-
    Sauce 123
Avocado-Limetten-Koriander-
    Mayonnaise 123
Cashew-Tomaten-Creme 22
Fruchtige Barbacue-Sauce 123
Fruchtiges Himbeer-
    Dressing 21
Kichererbsen-Kurkuma-Mayo 22
Orangen-Sesam-Dressing 21
Petersilien-Kräuter-
    Vinaigrette 21

Suppen & Eintöpfe

Karotten-Kurkuma-Suppe mit
    Pistazien 95
Leichte Erbsen-Suppe 59
Okra-Stew – gesunder Eintopf aus
    Nigeria 217
Pho – vietnamesische Gemüse-
    suppe 214
„Soulfood"-Linseneintopf 187

Dieses Buch zu schreiben, wäre ohne die Unterstützung von wundervollen Menschen, die diesen Prozess während der ganzen Zeit liebevoll begleitet haben, niemals möglich gewesen. Ein ganz besonderer Dank gilt meiner Familie. Danke aus tiefstem Herzen an dich, Christian. Du hast von der ersten Minute an mich und Naturally Good geglaubt und mich immer darin unterstützt und ermutigt, meinen Weg zu gehen. Danke, dass du immer für mich da bist und meinen Traum und meine Vision voller Liebe, Inspiration und Stolz mit mir teilst. Danke, dass es dich für mich gibt und wir als Familie ein wunderbares Team sind. Ich danke meinen Kindern Leonard und Emilia. Danke für eure Wärme und Liebe, dafür, dass ihr während jeder Phase dieses Projektes ein großes Herz, viel Verständnis und Geduld für mich hattet. Ihr seid meine Inspiration und ich bin sehr stolz auf euch.

Ich danke meinen Eltern aus tiefsten Herzen. Danke für eure bedingungslose Liebe, euer großes Herz und dafür, dass ich bei euch einfach ich sein kann. Danke, dass ich mich von euch immer geliebt fühle und ihr mich durch unseren Umzug nach Nigeria früh gelehrt habt, über den Tellerrand zu schauen und das Leben nicht als selbstverständlich zu nehmen. Ihr habt mir die Werte fürs Leben mitgegeben, die wirklich zählen – achtsam und mit offenen Augen durchs Leben zu gehen, dankbar zu sein, zu lieben und zu leben. Ihr seid meine Vorbilder. Ich danke meinen Geschwistern Obi, Marc und meiner Lieblingsschwester Iko. Du kennst mich fast so lange, wie ich mich selbst, und bist meine beste Freundin. Danke für dein warmes Herz, dein offenes Ohr, unsere wunderbaren Gespräche. Danke, dass du mich immer und in jeder Phase meines Lebens unterstützt und für mich da bist.

Ich möchte mich bei meinen wunderbaren Freunden bedanken. Danke für euer großes Verständnis, eure Wärme, ehrliche Freude und Unterstützung. Ich bin unglaublich dankbar, euch in meinem Leben zu haben. Ihr seid die authentische Erinnerung an meine Energie- und Kraftquellen. Danke, dass es jeden einzelnen von euch für mich gibt (ihr wisst, wer gemeint ist).

Danke an Maria Schiffer, meine wunderbare Fotografin und Freundin, die mit Witz, Spontaneität und ihrer unkomplizierten Art die schönsten Momente von mir fotografisch eingefangen hat. Ich liebe deine Bilder und bin dankbar dafür, dass sich unsere Wege gekreuzt haben. Ich glaube nicht an Zufälle, sondern an Begegnungen. Du bist eine dieser Begegnungen und mit deinem wunderbaren Herzensprojekt „Eating with Africa" eine große Inspiration für mich. Danke für unseren wertvollen Austausch, die

großartige Arbeit und die wunderbare Unterstützung bei meinem Buch.

Ich danke meiner Lektorin, Dr. Janina Drostel. Danke für dein gewissenhaftes Lektorat und dafür, dass du von Anfang an an dieses Projekt geglaubt und mir die Freiheit gewährt hast, ich selbst zu sein.

Danke an Mimi Kirk. Du hast mich damals sehr darin bestärkt, meiner Passion zu folgen, und warst für mich da, als ich selbst noch nicht an mich geglaubt habe. Du bist eine wunderbare Seele und ein großes Vorbild – in jeder Hinsicht.

Danke an das wunderbare Naturally-Good-Team, das mit mir an meiner Vision arbeitet und mich darin unterstützt, diese nach außen zu tragen.

Mein innigster Dank geht an meine wundervollen Leser, Workshop- und Retreat-Teilnehmer aus der Naturally-Good-Community. Danke, dass ihr von Anfang an und seit so vielen Jahren an meiner Seite seid und mich dazu inspiriert habt, ein Buch zu schreiben. Ohne euch wäre dieses Buch niemals entstanden.

DIE AUTORIN

Adaeze Wolf ist ganzheitliche Ernährungsberaterin und zertifizierter Health & Life Coach. Als Healthy-Lifestyle-Bloggerin ist sie das Gesicht hinter Naturally Good (www.naturallygood.de). Dort setzt sie sich mit den Fragen rund um die Themen Ernährung, Well-Being, Natural Beauty und Anti-Aging auseinander. Offline hält sie Vorträge, veranstaltet Koch- und Health-Food-Workshops und gibt Retreats in Deutschland und auf Mallorca zum Thema „ganzheitlich gesund leben". Adaeze Wolf lebt mit zwei Kindern und ihrem Mann in der Nähe von Heidelberg.

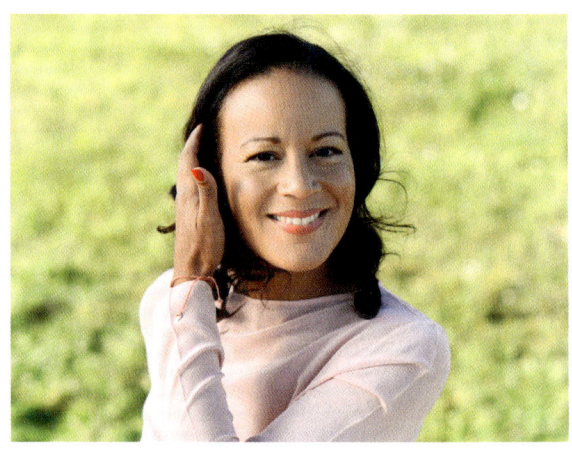